当直で 外来で もう困らない！

症候からみる神経内科

診断のコツ 治療のポイント

編集 ● 鈴木則宏

中山書店

■編集

鈴木則宏　慶應義塾大学医学部神経内科

■執筆者（五十音順）

伊東大介	慶應義塾大学医学部神経内科
伊藤義彰	大阪市立大学大学院医学研究科老年内科・神経内科
小堺有史	けいゆう病院神経内科
柴田　護	慶應義塾大学医学部神経内科
清水利彦	慶應義塾大学医学部神経内科
鈴木重明	慶應義塾大学医学部神経内科
関　守信	慶應義塾大学医学部神経内科
髙橋愼一	慶應義塾大学医学部神経内科
中原　仁	慶應義塾大学医学部神経内科
星野晴彦	東京都済生会中央病院内科・神経内科・脳卒中センター
安富大祐	国立病院機構東京医療センター神経内科

刊行にあたって

　神経内科疾患に対する一般的イメージとしては，おそらく神経難病をはじめとする慢性疾患がまず思い浮かぶことと思う．そこから生まれるのは「動作の緩慢」「筋肉の萎縮」「手のふるえ」などの，ある程度定型的な「訴え」あるいは「症候」であろう．しかし，いかなる慢性神経疾患においても，発症時には，それまで健常であった患者が経験したことがないような異常体験に起因する「主訴」が必ず存在する．

　「神経内科」はきわめて広い守備範囲を持つ．神経内科があつかう患者の主訴は，たとえば，「ものが二重に見える」「手がしびれる」「顔の半分が痛む」「激しい頭痛がする」などの感覚障害，「片側の手足が動かない」「ふらついて歩きにくい」「呂律が回らない」「ものが飲み込みにくい」「手がふるえる」などの運動障害，「今朝食べたものを思い出せない」「(自分の家族が)誰だかわからない」などの認知機能障害，「いくら呼んでも目を覚まさない」「よく気を失う」などの意識障害など，さらには救急車で搬送されるような「激しい回転性めまい」「全身が痙攣してとまらない」などの救急症状まで多岐にわたる．これらの多彩でかつ一般的な「主訴」と「症候」から神経内科特有の疾患を鑑別し，診断するのが神経内科である．

　本書は，神経内科の診療のアプローチとしてその入り口にあたる「主訴」と「症候」に着目して，そこから神経内科の診療を進める過程を示すことにより，初期研修医から専修医そして神経内科専門医を目指す若い医師たちの神経内科の診療の実践に役立てたい，という願望から生まれた．「診断のコツ」編と「治療のポイント」編の2部構成で，「診断のコツ」編では「主訴」と「症候」の対比と解釈を，そして「治療のポイント」編では代表的神経内科疾患の基本的治療を具体的な方法とともに解説した．

　本書を臨床現場で携帯し活用することにより，「主訴」と「症候」からの神経内科疾患へのアプローチが円滑にできるようになり，「神経内科」の研修がより実りの多いものとなることを期待してやまない．

最後に，本書の企画から校正まで一貫して粉骨砕身努力していただいた慶應義塾大学医学部神経内科専任講師・清水利彦先生に心から感謝する．

2014年4月

慶應義塾大学医学部神経内科
鈴木則宏

CONTENTS

診断のコツ

| 主訴 | 呼びかけても反応しない | 星野晴彦 | 3 |

症候 意識障害

| 主訴 | 手足がけいれんする | 中原　仁 | 27 |

症候 痙攣

| 主訴 | 頭がいたい | 清水利彦 | 43 |

症候 頭痛

| 主訴 | めまいがする | 小堺有史 | 63 |

症候 めまい

| 主訴 | しびれ | 伊藤義彰 | 81 |

症候 感覚障害

| 主訴 | ものが見えにくい | 髙橋愼一 | 103 |

症候 視覚障害

| 主訴 | 力がはいらない | 鈴木重明 | 115 |

症候 運動麻痺・筋力低下，筋萎縮

| 主訴 | 手がふるえる，勝手に手足が動く | 安富大祐 | 135 |

症候 不随意運動

| 主訴 | ふらつく | 関　守信 | 159 |

症候 運動失調

| 主訴 | つっぱる | 関　守信 | 167 |

症候 痙性麻痺

| 主訴 | 動作がおそい | 関　守信 | 173 |

症候 錐体外路症状

| 主訴 | 歩きにくい | 関　守信 | 189 |

症候 歩行障害

| 主訴 | しゃべりにくい　むせる | 柴田　護 | 197 |

症候 構音障害　嚥下障害

| 主訴 | もの忘れ | 伊東大介 | 219 |

症候 記憶障害

CONTENTS

治療のポイント

脳血管障害 ———— 伊藤義彰 240
　脳梗塞　240
　脳出血　245
　一過性脳虚血発作　246
　一過性全健忘　247
　脳静脈血栓症　248
　内頸動脈海綿静脈洞瘻　250
　くも膜下出血および脳動脈瘤　250
　慢性硬膜下血腫　251

認知症 ———— 伊東大介 253
　アルツハイマー病　253
　前頭側頭葉変性症　257
　正常圧水頭症　257

パーキンソン病関連疾患 ———— 関　守信 259
　パーキンソン病　259
　進行性核上性麻痺　275
　大脳皮質基底核変性症　276
　レビー小体型認知症　277

脊髄小脳変性症 ———— 関　守信 279

運動ニューロン疾患 ———— 関　守信 286
　筋萎縮性側索硬化症　286
　脊髄性筋萎縮症　289
　球脊髄性筋萎縮症　290
　痙性対麻痺　291

神経免疫疾患

中枢神経の疾患 ———— 中原　仁 293
　視神経脊髄炎（およびその疑い）　293
　多発性硬化症　296

神経筋接合部・筋疾患，末梢神経疾患 ———— 鈴木重明 298
　自己免疫性重症筋無力症　298
　多発筋炎・皮膚筋炎　302
　ギラン・バレー症候群　304

  慢性炎症性脱髄性多発ニューロパチー　305
  多巣性運動ニューロパチー　307
  腫瘍の遠隔効果による神経障害　307

神経感染症 ———————————————————— 安富大祐　309

  髄膜炎　309
  脳炎　319
  真菌性髄膜脳炎　324
  トキソプラズマ脳炎　329
  神経梅毒　330
  進行性核多巣性白質脳症　333
  ヒトTリンパ球向性ウイルス脊髄症　336
  インフルエンザ（関連）脳症　339

てんかん ———————————————————— 中原　仁　341

  てんかん重積発作　341
  抗てんかん薬の使い方　346

頭痛 ———————————————————— 清水利彦　353

  片頭痛　353
  緊張型頭痛　356
  群発頭痛　357
  三叉神経痛　358
  発作性片側頭痛，持続性片側頭痛　359
  慢性連日性頭痛，薬物乱用頭痛　359

めまい ———————————————————— 小堺有史　360

  良性発作性頭位めまい症　360
  メニエール病　363

しびれ・痛み ———————————————————— 柴田　護　367

  しびれ　367
  疼痛　368

不随意運動 ———————————————————— 安富大祐　376

代謝性疾患 ———————————————————— 小堺有史　381

  水溶性ビタミン欠乏症　381
  肝性脳症　383

顔面神経麻痺 ———————————————————— 小堺有史　386

  ベル麻痺　386

CONTENTS

巻末付録 ··· 389

- Japan Coma Scale　390
- Glasgow Coma Scale　391
- NIH Stroke Scale　392
- UPDRS　394
- Hoehn & Yahr の重症度分類　396
- QMG score　397
- EDSS（Expanded Disability Status Scale）　398

索引 ··· 402

【読者の方々へ】

本書に記載されている診断法・治療法については，出版時の最新の情報に基づいて正確を期するよう最善の努力が払われていますが，医学・医療の進歩からみて，その内容が全て正確かつ完全であることを保証するものではありません．したがって読者ご自身の診療にそれらを応用される場合には，医薬品添付文書や機器の説明書など，常に最新の情報に当たり，十分な注意を払われることを要望いたします．

中山書店

診断のコツ

- ▶呼びかけても反応しない
- ▶手足がけいれんする
- ▶頭がいたい
- ▶めまいがする
- ▶しびれ
- ▶ものが見えにくい
- ▶力がはいらない
- ▶手がふるえる,勝手に手足が動く
- ▶ふらつく
- ▶つっぱる
- ▶動作がおそい
- ▶歩きにくい
- ▶しゃべりにくい
- ▶むせる
- ▶もの忘れ

診断のコツ

- ▶ 意識障害
- ▶ 痙攣
- ▶ 頭痛
- ▶ めまい
- ▶ 感覚障害
- ▶ 視覚障害
- ▶ 運動麻痺・筋力低下, 筋萎縮
- ▶ 不随意運動
- ▶ 運動失調
- ▶ 痙性麻痺
- ▶ 錐体外路症状
- ▶ 歩行障害
- ▶ 構音障害
- ▶ 嚥下障害
- ▶ 記憶障害

●主訴

呼びかけても反応しない

●症候

意識障害

●Step

1. 意識障害が持続性か一過性かで対応が変わる
2. まず，生命維持と緊急処置を的確に行い，意識障害の程度を把握する
3. 一過性意識障害では失神と失神以外の発作を鑑別する

呼びかけても反応しない！

- 意識が清明とは，自分自身と周囲を認識している状態であり，意識障害では，外部からの刺激に対して的確な反応ができない状態となっている．意識障害は覚醒度の異常と意識の内容の異常（せん妄など）に分けられる．
- 意識を正常に司っているのは，上行性網様体賦活系と考えられている．上行性網様体賦活系とは上部橋から中脳の脳幹被蓋から広汎に大脳半球皮質に投射しているネットワークである．
- したがって，意識障害をみたら，①上行性網様体賦活系の発する脳幹の障害（テント下）なのか，②大脳半球の広汎な障害（テント上）なのか，③低血糖などの全身の代謝性障害なのか，④精神的な心因性無反応なのかを鑑別診断する（図1）．
- 意識障害の持続時間によって，一過性か持続性かで考慮すべき疾患が異なってくる．一過性の意識障害では来院時には正常に復している場合が多く，アプローチの仕方が異なるので，分けて概説する．

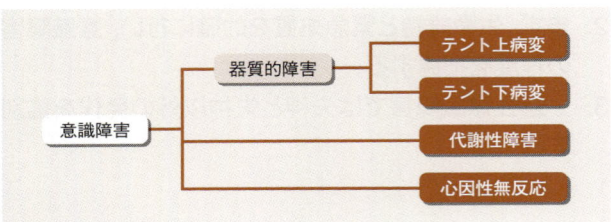

図1　意識障害の鑑別

持続性の意識障害の鑑別

昏睡患者への救急対処（図2）

- 意識障害の鑑別の前にバイタルサインを確認し，生命維持と緊急処置を最初に行う必要がある．
- まずはABCD：
  - A：Airway　　　　気道確保
  - B：Breathing　　　呼吸評価
  - C：Circulation　　循環評価
  - D：Defibrillation　脈が触れなければ心臓マッサージと自動体外式除細動器AED．
  - これらに続いてチアミン100 mg静注し，ブドウ糖50 % 50 mL静注する

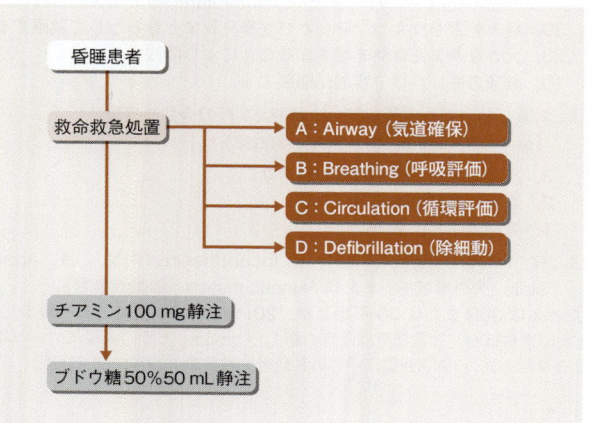

図2　昏睡患者への救急対処

■診断のコツ

意識障害の覚醒度の把握

- 原因の有無にかかわらず，まずは意識障害の程度を把握する．
- 覚醒度の評価としては，Japan Coma Scale（JCS，**表1**）とGlasgow Coma Scale（GCS，**表2**）が広く用いられている．また，JCSを改良したEmergency Coma Scale（ECS，**表3**）も用いられる．挿管中や顔面の外傷で評価が難しい場合にはFull Outline of UnResponsiveness（FOUR）Score（**表4**）が救急の現場で用いられる．

表1　Japan Coma Scale（JCS）

Ⅲ．刺激をしても覚醒しない状態（3桁の点数で表現） （deep coma, coma, semicoma）
300．痛み刺激にまったく反応しない
200．痛み刺激で少し手足を動かしたり顔をしかめる
100．痛み刺激に対し，払いのけるような動作をする

Ⅱ．刺激すると覚醒する状態（2桁の点数で表現） （stupor, lethargy hypersomnia, somnolence, drowsiness）
30．痛み刺激を加えつつ呼びかけを繰り返すとかろうじて開眼する
20．大きな声または体を揺さぶることにより開眼する
10．普通の呼びかけで容易に開眼する

Ⅰ．刺激しないでも覚醒している状態（1桁の点数で表現） （delirium, confusion, senselessness）
3．自分の名前，生年月日が言えない
2．見当識障害がある
1．意識清明とは言えない

注：R：Restlessness（不穏），I：Incontinence（失禁），A：Apallic state（失外套状態）またはAkinetic mutism（無動性無言）
たとえば30Rまたは30不穏とか，20Iまたは20失禁として表す．
（太田富雄ほか．急性期意識障害の新しいgradingとその表現法（いわゆる3-3-9度方式）．第3回脳卒中の外科研究会講演集，1975．pp.61-69）

表2 Glasgow Coma Scale (GCS)

1. 開眼 (eye opening, E)	E
自発的に開眼	4
呼びかけにより開眼	3
痛み刺激により開眼	2
なし	1

2. 最良言語反応 (best verbal response, V)	V
見当識あり	5
混乱した会話	4
不穏当な発語	3
理解不明の音声	2
なし	1

3. 最良運動反応 (best motor response, M)	M
命令に応じて可	6
疼痛部へ	5
逃避反応として	4
異常な屈曲運動	3
伸展反応 (除脳姿勢)	2
なし	1

正常では E, V, M の合計が 15 点, 深昏睡では 3 点となる.
(Teasdale G, Jennett B. *Lancet* 1974 ; 2 : 81-84)

表3 Emergency Coma Scale (ECS)

1桁	覚醒している (自発的な開眼, 発語, または合目的な動作をみる)
1	見当識あり
2	見当識なし

2桁	覚醒できる (刺激による開眼, 発語または従命をみる)
10	呼びかけにより
20	痛み刺激により

3桁	覚醒しない (痛み刺激でも開眼・発語および従命なく運動反射のみをみる)
100L	痛みの部位に四肢を持っていく, 払いのける
100W	引っ込める (脇を開けて) または顔をしかめる
200F	屈曲する (脇を閉めて)
200E	伸展する
300	動きがまったくない

L:Localize, W:Withdraw, F:Flexion, E:Extension
(Takahashi C, et al. *Am J Emerg Med* 2009 ; 27 : 240-243)

■ 診断のコツ

表4 Full Outline of UnResponsiveness (FOUR) Score

眼反応 (Eye response, E)	
E4	開眼させ,指(物)を左右に追視,できなければ,垂直に追視,閉眼を2回口頭で指示
E3	開眼しているが随意的な追視ができない
E2	大声で開眼する
E1	疼痛で開眼する
E0	疼痛に開眼しない

運動反応 (Motor response, M):上肢で判断	
M4	親指を立てる,げんこつを作る,ピースサインをする,のいずれかができる
M3	側頭下顎関節あるいは眼窩上神経の圧迫による疼痛部位に手を持って来れる
M2	疼痛刺激に対して上肢の屈曲反応
M1	伸展姿位
M0	運動反応がないか,ミオクローヌス発作重積

脳幹反射 (Brainstem reflexes, B):瞳孔反射と角膜反射を検査,両方とも反応がないときに挿管吸引	
B4	瞳孔反射と角膜反射が正常反応
B3	片側の瞳孔が散大し反射がない
B2	瞳孔反射か角膜反射のいずれかが出ない
B1	瞳孔反射と角膜反射の両方が消失
B0	瞳孔反射と角膜反射と咳嗽反射(気管吸引)が消滅

呼吸 (Respiration, R)	
R4	挿管なしで,規則正しい呼吸パターン
R3	挿管なしで,チェーン・ストークス呼吸
R2	挿管なしで,不規則な呼吸パターン
R1	人工呼吸器ではあるが,自発呼吸がある
R0	人工呼吸器で,自発呼吸がない

(Wijdicks EFM, et al. *Ann Neurol* 2005;58:585-593)

病歴聴取のポイント

- 本人から聴取できないことが多く，周囲の人，目撃者から聴取することになる．

① 発症時間，発症様式

- 発症時間が特定できるような場合には，脳卒中を中心とした心血管系疾患が強く疑われる．数日にわたって徐々に進行する場合には心血管系疾患ばかりでなく，代謝性疾患も考慮する．意識障害のレベルが動揺する場合には，代謝性疾患の可能性が高い．

② 持続時間

- 一過性の短時間の意識障害が繰り返す場合には，失神を含めた鑑別が必要となる（☞p.16）．

③ 随伴症状

- 意識障害に先行して，頭痛や片麻痺などの局所神経脱落症状や徴候があれば，中枢神経疾患，特に脳卒中が疑われる．
- 発熱等の感染徴候があれば髄膜炎を，頭部打撲等の外傷の既往があれば外傷性脳出血や硬膜下・硬膜外血腫を考える．

④ 既往歴と服薬内容，嗜好

- 肝疾患や腎疾患といった基礎疾患増悪による意識障害，また，服薬内容を確認し，薬剤起因性意識障害の除外をする．
- 同じようなエピソードを繰り返す場合には，飲酒・節酒歴や違法薬物も含めた嗜好を含む生活環境の把握も必要．

一般身体所見診察（図3）

Point 頸部が外傷等で不安定でないことを確認することが重要．確認されるまでは診察時に頸部を動かすような手技は行わない．

① バイタルサイン（血圧，呼吸，体温）

- **血圧と脈拍**：ショック時には末梢血管が収縮するのが通常であるが，敗血症や急性副腎不全では末梢血管が拡張し，いわ

■診断のコツ

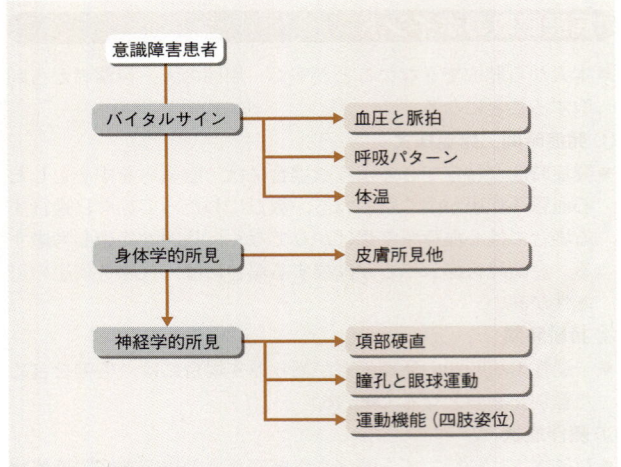

図3 意識障害患者の診療のポイント

ゆる warm shock となる．不整脈の有無をチェック．異常な高血圧は，可逆性後頭葉白質脳症（reversible posterior leukoencephalopathy syndrome），高血圧性脳症，脳圧亢進を考える．
- **呼吸パターン**：規則正しい周期的な呼吸であること，酸素飽和度が保たれていることを確認する．ただし，これだけでCO_2ナルコーシスは否定できない．中枢性過換気，持続性吸息呼吸，群発呼吸，失調性呼吸といった呼吸パターンの変調は中枢障害を考える．
- **体温**：純粋な中枢神経の障害による高体温はきわめて珍しく，通常は感染症等の合併を考える．寒冷被曝による低体温も重要．

② **皮膚所見**
- 皮下出血の有無，発汗，黄疸，注射痕などを確認．眼窩の皮

下出血であるracoon eyesは前部頭蓋底骨折を，乳様突起付近の血腫であるBattle signは頭蓋底から側頭骨乳突部の骨折時に認められる．ただし，典型的な皮下血腫出現までには外傷から数日かかる場合もある．

③ 胸腹部所見
- 胸腹部所見も意識障害の原因となる疾患の診断に重要なばかりでなく，合併症としても全身疾患をチェックする必要がある．

神経学的診察（図3）

- 意識障害があると診察の協力が得られない場合も多いが，瞳孔・眼底・眼球運動所見，四肢運動所見はどんな意識障害でも診察できる．

① 項部硬直
- 髄膜炎，くも膜下出血で有名な所見ではあるが，発症直後は必ずしも認められない．

② 瞳孔の大きさ，左右差と対光反射
- 両眼あるいは片眼の対光反射の異常は脳幹障害か網膜を含めた眼球障害．
- 針先瞳孔（pinpoint pupil）は橋出血で認められ，対光反射は維持される．
- 瞳孔左右差は，片側のホルネル症候群か，対側の動眼神経麻痺を疑う．
- ホルネル症候群では発汗異常，眼裂の狭小化を伴う．
- 片側の対光反射の減弱は，鉤ヘルニアの最初の徴候で認められる．
- アトロピン系および三環系抗うつ薬，リチウム中毒では散大した瞳孔．
- 麻薬，麻酔系では縮小した瞳孔，LSDなどの幻覚剤では散大．
- てんかん発作では一過性の瞳孔左右差を生じることがある．

③ 眼底

 Point 瞳孔所見がわからなくなってしまうため，散瞳薬は用いない．

- 乳頭浮腫は頭蓋内圧亢進を示唆するが，早期には出現しないこともある．
- 網膜出血および視神経乳頭浮腫は高血圧性脳症を疑う．
- 硝子体下出血は重症のくも膜下出血を疑う．
- 網膜梗塞は血管炎，静脈注射常用者，敗血症性塞栓を疑う．

④ 眼裂および角膜反射

- 昏睡では眼裂は睡眠と同様に閉じているのが一般的．
- 眼裂が開いているときは，顔面神経麻痺の可能性がある．
- 眼瞼攣縮は代謝性か後頭蓋窩の病変．
- 自発的なまばたきは橋網様体が障害されていないことを示す．
- 大きな音での瞬きは下部橋が保たれていることを示す．
- 角膜刺激によって両側の眼瞼が閉まることと眼球が上転する場合には，上部中脳から延髄の機能が保たれている．
- 角膜刺激によって眼球上転は起こるが眼裂が閉まらない場合には，顔面神経核あるいは顔面神経の障害がある．
- 角膜刺激によって眼裂も眼球偏倚も起こらない場合には脳幹機能が障害されている．

⑤ 眼球運動

- 眼球偏倚は中枢神経の器質的疾患を示唆する．

ⅰ）持続的な偏倚

- 大脳半球病変では病変側へ共同偏倚する．ただし，視床出血では病変と反対側へ偏倚する場合がある．
- 橋被蓋の片側の障害では，反対側へ偏倚する．
- 大脳半球病変で反対側への偏倚は，てんかん発作の焦点のような興奮性刺激性の病変のときである．
- 上方偏倚は，大脳半球と小脳が障害された低酸素虚血脳症で

認められる．
- 一過性の上方偏倚は向精神薬や他の薬剤の副作用としての眼球回転発作（oculogyric crises）で認められる．
- 下方偏倚は中脳と視床の接合部の障害を示唆する．急性水頭症，内側視床出血，代謝性脳症，特に肝性脳症でみられる．
- 昏睡では睡眠時と同様にわずかな水平性の斜位がみられることがあるが，病的な徴候ではない．
- 外転障害は外転神経麻痺，内転障害は核間性眼筋麻痺か動眼神経麻痺である．
- 垂直性の左右眼の位置のずれは斜偏倚（skew deviation）か滑車神経麻痺である．
- 斜偏倚は前庭耳石系から眼球運動核への投射の障害による．
- 滑車神経麻痺は頭部外傷によるものが多い．
- 眼窩吹き抜け blowout 骨折は垂直性斜視の原因となる．
- 代謝性脳症や薬物中毒は斜偏倚や核間性眼筋麻痺になることはまれであり，これらは脳幹被蓋部の器質的障害を示唆する．

頭位変換眼球反射，Doll head reflex，Caloric テスト（温度眼振検査）

予備知識　迷路眼球反射の検査法であるが，頚部外傷や頚椎不安定例では行ってはならない．異常所見は，一般的には脳幹被蓋障害を示唆するが，重篤な代謝性抑制状態で認められることもある．

Caloric テストでは，意識障害患者では眼振の急速相が消失し，寒冷刺激方向へ眼球が偏倚する．

ⅱ）眼球の自発的な運動

- 眼球彷徨（roving eye movement：REM）は，通常は 4～6/分の水平性の共同あるいは非共同の眼球のゆっくりした動きである．REM が存在するときは，代謝性の意識障害かテント上の器質的障害である．

- 眼球浮き運動（ocular bobbing）は，正中位からの速い下方偏倚とゆっくりとした戻りが特徴である．両側の外転神経麻痺あるいは水平性共同視麻痺を呈する橋内病変患者で認められる．

⑥ 運動機能
- 自発的な運動の左右差で麻痺の有無を診る．自発的な動きが認められないときには，疼痛刺激に対する反応を診る．わずかでも運動があるが，意識障害を認めるときには，非てんかん性てんかん発作を疑う．
- 除皮質硬直は，疼痛刺激などで，上肢は屈曲位，下肢は伸展位をとる．脳幹よりも上位の障害を示唆する．
- 除脳硬直は，疼痛刺激などで，上下肢は伸展位をとる．両側の中脳から橋病変で認められるが，時に代謝性脳症でも認められる．
- 腱反射と足底反射は左右差があると部位診断に役立つ．
- 不随意運動のミオクローヌスは無酸素脳症や代謝性脳症で認められる．

原因精査のためにさらに必要な検査（図4）

① 血液検査
- 来院後，バイタルサインをチェックしながら点滴路確保を行い，同時に採血をする．
  - 血算，生化学的検査（電解質，肝機能，腎機能，血糖，CKを含む）
  - 動脈血ガス分析，甲状腺機能検査，必要により副腎機能検査
  - 薬物中毒を疑うときは，そのスクリーニングと血清浸透圧

② 心電図
③ 頭部画像検査（CT, MR）
- 器質的疾患，特に脳卒中を疑った場合には，頭部画像検査は必須である．

④ 脳波検査

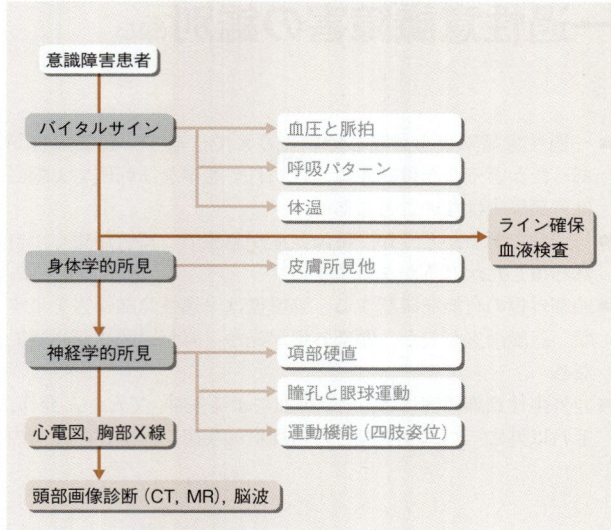

図4 さらに必要な検査

⑤ 髄液検査

- 髄膜炎および画像で診断できないくも膜下出血を疑った場合には髄液検査が必要である．脳ヘルニアの危険性があるため，必ず，腰椎穿刺前には頭部画像検査を行う．

> 緊急を要する他科へのコンサルテーション
> ▶脳神経外科：くも膜下出血および占拠性病変による意識障害患者では脳神経外科へのコンサルトが必要．特に小脳出血のように脳幹圧迫の可能性があるときには早急な対応が必要である．
> ▶各診療科：すべての疾患は重症になれば意識障害を来す．その原因疾患の治療が必要な場合には各診療科のコンサルトを早急に依頼する必要がある．

一過性意識障害の鑑別（図5）

- 一過性意識障害を診断していくうえで，まず，意識障害があったかどうかを確認する．疑われても単なる転倒で実際には意識障害はないこともある．
- 一過性であるかどうか，特に発症が急激で，持続が短く，自然回復したかどうかを確認する．
- 頭部外傷の有無を確認する．脳震盪は一過性意識障害を来すが，意識消失が先か，頭部外傷が先か，詳しい問診が必要になる．
- 非外傷性意識障害には，全脳虚血による失神，てんかん発作，それ以外に，パニックなどの精神科的疾患，一過性の頭蓋内

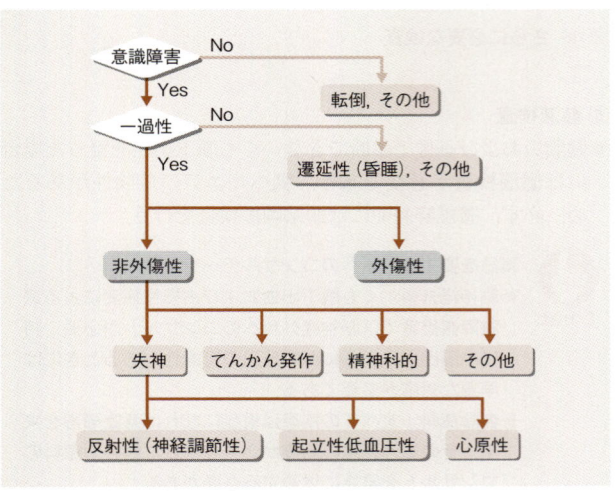

図5　一過性意識障害の鑑別

圧亢進，低血糖，窒息などがある．

Point 失神と失神以外の発作を鑑別することが重要である．

- 失神は，反射性（神経調節性），起立性低血圧，心原性の大きく3つに分けられる．
- 反射性（神経調節性）失神は，血管収縮のトーヌスが保てなくなる血管緊張低下性（vasodepressor）と，徐脈あるいは心停止が主体の心臓抑制性（cardioinhibitory）がある．
- 情動的あるいは起立のストレスで引き起こされる血管迷走神経性失神は失神の原因として最も頻度が高い．頭部ふらふら感，全身筋脱力，くらくら感，霧視，耳鳴り，消化器症状といった症状を伴い，顔面蒼白，冷感，冷や汗が出現し，通常は徐々に意識がなくなる．
- 状況失神は，表5のような特殊な状況で反射性に引き起こされる失神である．
- 頸動脈洞過敏による反射性失神は頸動脈洞の機械的刺激によって誘発される失神であるが，明らかな機械的刺激がなくても起こることがあり，頸動脈洞マッサージによって診断されることもある．
- 非典型例とは，明らかな誘因がなく，他の失神の原因となる疾患が認められず，病歴と傾斜試験（チルトテスト）によって同様の症状が再現されることで診断される．
- 起立性低血圧は，古典的には，起立位で3分以内に収縮期血圧20 mmHg以上，拡張期血圧10 mmHg以上の血圧低下で診断される．中枢神経疾患による自律神経機能不全，薬剤等の二次的なものが含まれる（表5）．
- 心原性は，不整脈によるものと弁膜症等の器質的疾患によるものがある（表5）．
- 一過性脳虚血症状（TIA）は局所神経脱落症状であり，一般に意識消失することはきわめてまれである．

■ 診断のコツ

表5 失神の分類と誘因

反射性（神経調節性）	
血管迷走神経性	情動的な刺激で誘発（恐怖，疼痛，血をみる，など） 起立性ストレスによる
状況失神	咳嗽 胃腸刺激（嚥下，排便，内臓痛） 排尿（排尿後） 運動後 食後 その他（笑い，吹奏演奏，重量挙げ，など）
頸動脈洞過敏	
非典型例	
起立性低血圧	
原発性自律神経機能不全	純粋自律機能不全，多系統萎縮症等の神経変性疾患
二次性自律神経機能不全	糖尿病，アミロイドーシス，尿毒症，脊髄損傷
薬剤による起立性低血圧	アルコール，血管拡張薬，利尿薬，フェノチアジン，抗うつ薬
血液量減少による	出血，下痢，嘔吐など
心原性（心血管性）	
不整脈	徐脈性，頻脈性，薬剤誘発性
器質的疾患	心臓弁膜症，心筋梗塞，心筋症，心腫瘍，肺塞栓，大動脈解離など

病歴聴取のポイント

Point 一過性の場合には，来院時には異常を認めないことが多く，病歴聴取が診断の決め手になる．

- 失神かどうかは，詳しい問診が重要である．以下に該当する場合には失神の可能性が高い．

- ▶ 完全に意識が消失
- ▶ 意識消失は突発し，一過性で，短時間
- ▶ 自然に完全に回復し，後遺症状は残らない
- ▶ 立位保持のトーヌスが失われた
- ●発症直前の状態を確認する．
  - ▶ 体位（臥位，立位，座位）
  - ▶ 活動（安静，立ち上がりなどの体位変換，運動中あるいは運動後，排尿中あるいは直後，排便，咳嗽，嚥下）
  - ▶ 誘因（混雑した暖かい場所，長時間の起立位，食後，など）や引き金となるイベント（恐怖，強度の疼痛，頸部の運動など）
- ●発症時の状態を確認する．
  - ▶ 倒れ方（崩れ落ちるように，あるいは膝が折れるように）
  - ▶ 皮膚所見（顔面蒼白，チアノーゼ，顔面紅潮）
  - ▶ 意識消失の継続時間
  - ▶ 呼吸パターン（いびき）
  - ▶ 全身の動き（強直性，間代性，強直間代性，ミオクローヌス，自動症）
  - ▶ 異常運動の継続時間
  - ▶ 異常運動開始と転倒との関連
  - ▶ 咬舌
- ●意識消失終了時の様子を確認する．
  - ▶ 悪心，嘔吐，発汗，冷感，意識不鮮明，筋肉痛，皮膚所見，外傷，胸痛，動悸，便尿失禁
  - ▶ 片麻痺などの局所神経脱落症状（トッドの麻痺）
- ●背景を確認する．
  - ▶ 突然死や先天性不整脈疾患や失神の家族歴
  - ▶ 心疾患の既往
  - ▶ 神経疾患の既往（パーキンソニズム，てんかん発作，ナルコレプシー）
  - ▶ 代謝性疾患（糖尿病など）
  - ▶ 内服薬（降圧薬，抗狭心症薬，抗うつ薬，抗不整脈薬，利

■ 診断のコツ

表6 失神とてんかん発作

	失神 Syncope	てんかん発作 Seizure
体位との関連	あり	なし
1日の中の発症時間	日中	日中も夜間も
引き金となるイベント	情動, 外傷, 疼痛, 人混み, 暑い, 運動, 恐怖, 脱水, 咳嗽, 排尿, など	睡眠不足, 薬物やアルコール離脱
顔面	蒼白	チアノーゼ, 正常
発汗	あり	まれ
前兆あるいは誘因	長い	短時間
痙攣	まれ	多い
異常運動	軽度の筋単収縮	周期的な律動
外傷	まれ	多い
尿失禁	まれ	多い
咬舌	ない	あり
発作後の意識不鮮明	まれ	多い
発作後頭痛	なし	あることも
局所神経徴候	なし	しばしばあり
心血管徴候	あり（心原性の場合）	なし
脳波異常所見	まれ	あり

尿薬, QTを延長させる薬剤), アルコールを含めたその他の薬
  ▶ 再発例では, 最初の発作からの期間や発作回数, 前回との様相の差など,
- てんかん発作との鑑別は重要である（表6）.

一般身体所見診察および神経学的診察

- 不整脈や心雑音は, 心原性失神の原因となる不整脈や弁膜症などの可能性がある.
- 下肢静脈血栓症, 呼吸困難を伴う場合には, 肺塞栓を考える.

- 末梢動脈疾患，頸部血管雑音は動脈硬化に伴う脳虚血を疑う．

一過性意識障害の原因精査のためにさらに必要な検査（図6）

- 40歳超例では頸動脈洞マッサージ．ただし，TIAや脳梗塞既往例，頸動脈硬化が疑われる場合には行うべきではない．頸動脈洞マッサージにより50 mmHg異常の収縮期血圧低下あるいは3秒間以上の心停止があれば陽性で，頸動脈洞失神と診断される．
- 起立時血圧検査．5分以上の臥位の後に，起立位となり，1分ごとに血圧をチェック．
- 傾斜試験：チルトテーブルを使って血圧変動をみる．傾斜により血圧低下，失神が再現されれば神経調節性失神の可能性が高い．
- 心臓超音波検査：心原性で器質的疾患が疑われるとき．

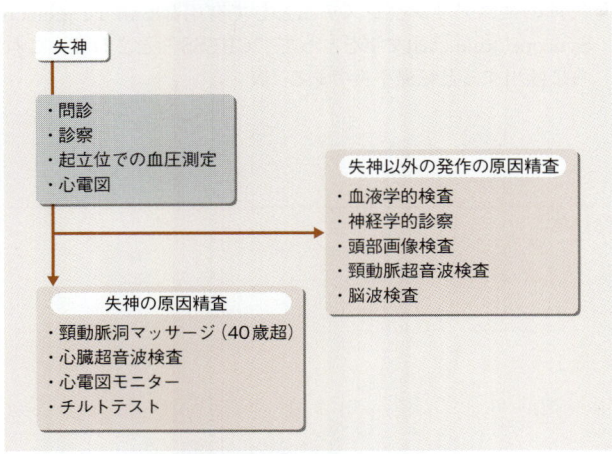

図6 一過性意識障害の原因精査に必要な検査

表7 一過性意識障害の転帰不良となる"CHESS"

C	Congestive heart failure（うっ血性心不全）の既往
H	Hematocrit（ヘマトクリット）＜ 30 %
E	ECG（心電図）異常
S	S：Systolic blood pressure（収縮期血圧）＜ 90mmHg
S	S：Shortness of breath（呼吸困難）

- 心電図モニター：心原性で不整脈が疑われるとき．
- 失神以外のてんかん発作を疑うときには脳波検査を行う．
- TIAで意識消失するのは，脳底動脈高度狭窄/閉塞など例外的な場合が多いが，疑ったら必ず血管病変を含めた頭部画像検査（MRAを含むMR，CTアンギオグラフィーなど）を行う．
- くも膜下出血を疑ったら，頭部画像検査．除外できなければ髄液検査を行う．

転帰予測

- 失神のスコアリングシステムとして有用な San Francisco Syncope Rule は頭文字をとって"CHESS"とされる．これらに該当すると転帰不良である（表7）．

MEMO

STEP UP!
意識障害時に見逃してはいけない鑑別疾患

- 意識障害の鑑別診断として重要なものを表8に示す．AIUE-OTIPSという語呂合わせになっている．主なものを概説する．

脳血管障害

- 急性発症の意識障害では最も多い．くも膜下出血と脳塞栓症では突発完成する．脳血管障害では急性発症であること，くも膜下出血以外では局所神経脱落症状を伴うことが鑑別点として重要．一過性脳虚血発作で意識障害を来すことはきわめて珍しい．急性期脳梗塞の診断にはMR拡散強調画像を依頼する．また，頭蓋内および頸部血管病変の検討も必ず行う．

▶治療を知りたい！◀　➡ 脳血管障害 p.240

脳腫瘍

- 発症は緩徐進行するが，時に急性発症例もある．局所神経脱落症状，脳圧亢進症状を伴うことが多い．

頭部外傷

- 慢性硬膜下血腫では軽い頭部外傷が原因となっており，外傷の既往を自覚していない場合もある．意識障害に加えて局所神経脱落症状を伴うことが多い．頭部外傷では一過性意識障害で一時的に意識が改善した後で，再度意識障害が増悪することがあり，注意が必要．

脳炎，髄膜炎

- 発熱などの炎症反応を伴う場合が多いが，疑ったなら，画像診断と髄液検査を行う必要がある．

▶治療を知りたい！◀　➡ 脳炎 p.319・髄膜炎 p.309

■診断のコツ

表8 意識障害の原因となる疾患・症候"AIUEOTIPS"

A	(Alcohol)	急性アルコール中毒，ビタミンB_1欠乏症（ウェルニッケ脳症）
I	(Insulin)	低血糖，糖尿病性ケトアシドーシス，非ケトン性高浸透圧性昏睡
U	(Uremia)	尿毒症
E	(Encephalopathy)	肝性脳症，高血圧性脳症
E	(Endocrinopathy)	甲状腺クリーゼ，甲状腺機能低下症，副甲状腺クリーゼ，副腎クリーゼ
E	(Electrolytes)	Na, K, Ca, Mgの異常
O	(Opiate/Overdose)	薬物中毒
O	(O_2)	低酸素血症（肺炎，気管支ぜんそく，気胸，心不全，肺塞栓症など），CO中毒，CO_2ナルコーシス
T	(Trauma)	脳挫傷，急性硬膜下血腫，急性硬膜外血腫，慢性硬膜下血腫
T	(Tumor)	脳腫瘍
T	(Temperature)	低体温，高体温
I	(Infection)	脳炎，髄膜炎，脳膿瘍，敗血症
P	(Psychogenic)	精神疾患
S	(Seizure)	てんかん
S	(Stroke)	脳梗塞，脳出血，くも膜下出血，急性大動脈解離
S	(Senile)	老人の循環不全，脱水，感染（肺炎，敗血症），心不全
S	(Shock)	各種ショック
S	(Syncope)	失神

急性散在性脳脊髄炎

- 感染やワクチン接種後などの免疫反応によって，急性に意識障害と神経脱落症状を呈する．

敗血症

- 肺炎をはじめとして敗血症性ショックに伴い意識障害を来す．発熱などの炎症反応を伴うこと，著明な低血圧，全身状態から診断治療を行う必要がある．高齢者などでは発熱が前面に出ないこともある．

心停止蘇生後低酸素血症

- 心肺停止，低酸素血症で全脳虚血が続くと遷延性の意識障害となる．AEDを用いた迅速な心肺蘇生が必要．

痙攣発作後

- 痙攣発作後の意識障害では失神よりも意識回復が不良．失神によっても痙攣を来すことがあり，鑑別が必要．

電解質異常

- 急性副腎不全による低ナトリウム血症をはじめとした電解質異常が意識障害の原因となる．生化学的検査を行う必要がある．急性肝炎，肝不全，肝硬変による肝性脳症，腎不全による尿毒症で意識障害となる．

高血糖，低血糖

- 高血糖による昏睡としては，ケトアシドーシス（DKA）と高血糖性高浸透圧症候群（HHS）がある．1型糖尿病の発症時にはそれまで糖尿病の既往のない状態でいきなりケトアシドーシスによる意識障害を呈する場合がある．
- 低血糖はアルコール多飲者や高度の栄養失調で生じる場合もあるが，最も多いのはインスリンおよび経口血糖降下薬内服中である．低血糖性昏睡は糖分補給により急速に意識障害を改善でき，緊急処置が必要な状態である．

■診断のコツ

ウェルニッケ脳症

- ビタミン B_1 欠乏により，意識障害，眼球運動障害，歩行障害を呈する．早期治療開始がコルサコフ症候群への移行を予防するのに重要である．

▶治療を知りたい！◀　☛ 代謝性疾患 p.381

薬物中毒

- 薬物の種類により，著明な散瞳あるいは縮瞳を呈する．尿検査によるスクリーニングを行う．自殺目的で過量内服した場合には精神科的なサポートが必要となる．

過換気症候群

- 過換気による呼吸性アルカローシス，テタニー発作．精神神経疾患の既往についても問診が必要．

MEMO

● 主訴

手足がけいれんする

● 症候

痙攣

● Step

1. 痙攣発作は持続しているか
   重積状態では精査よりも治療を優先！
2. てんかん性痙攣発作か，非てんかん性痙攣発作か
   病歴聴取，目撃情報が重要！
3. てんかんの診断は慎重に
   非てんかん性痙攣発作の慎重な鑑別が重要！
4. **正確な分類や焦点の予測は治療方針策定に重要！**

「痙攣した」という患者がきた！

- 痙攣とは筋肉の発作的な収縮が不随意に生じること（症候）を示し、病名ではない．一方、てんかんとは大脳神経細胞の過剰興奮による各種症状（痙攣を含む）が慢性・反復性に生じる病気の名称であり、この二者は区別して理解しておくことが重要である（図1）．
- 痙攣は必ずしもてんかんによらず生じ、てんかんの症状は必ずしも痙攣とは限らない．また、てんかんはその定義上、慢性・反復性に生じることが前提であり、したがって初回痙攣発作のみでてんかんと診断することは慎むべきである．

> **Point** 痙攣とてんかんの違いを理解する．

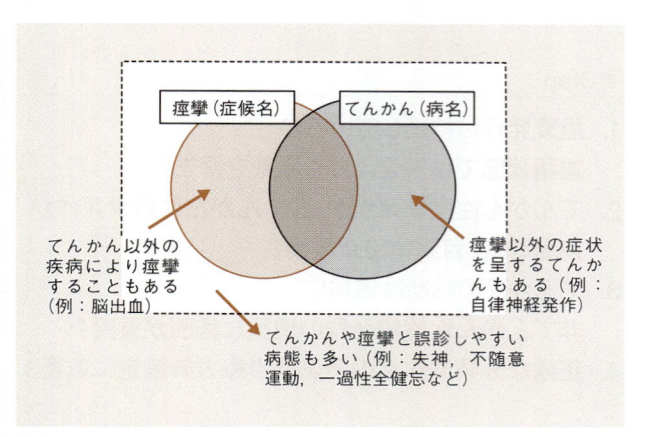

```
      痙攣（症候名）    てんかん（病名）

てんかん以外の                        痙攣以外の症状
疾病により痙攣                        を呈するてんかん
することもある                        もある（例：
（例：脳出血）                        自律神経発作）

          てんかんや痙攣と誤診しやすい
          病態も多い（例：失神、不随意
          運動、一過性全健忘など）
```

図1　痙攣とてんかんの違い

- 通常の痙攣発作は2分以内に治まることがほとんどである．5分以上続く場合や，短い発作が反復して続く場合は痙攣重積発作と判断し，精査よりも治療を優先するべきである（てんかんによる痙攣重積発作の場合，30～45分以上の持続で脳に損傷が生じることが実験的に示されている）．なお，"てんかん重積"という呼称には，痙攣重積発作に加えて，痙攣以外の症候の重積（主に意識障害；非痙攣性てんかん重積と呼ぶ）が含まれている．

▶治療を知りたい!◀ ☞ てんかん重積発作 p.341

- 上述の通り，痙攣発作の持続時間が一般に短いことから，痙攣を主訴に来院する患者は来院時にその現症を確認できないことが多く，症状を丁寧に問診することが不可欠である（表1）．
- 意識障害を伴う痙攣発作であった場合は，本人のみならず周囲の観察者からの情報も診断に重要である．

表1 痙攣性状に関する問診事項

1. 意識障害の有無（有の場合は周囲の観察者からも聴取する）
2. 痙攣の発生時間・持続時間（入眠時か，5分以上続いたか，など）
3. 痙攣が生じた環境や誘引（睡眠不足，過労，光刺激，月経周期，など）
4. 痙攣の起始部位と広がり（四肢のどの部位から始まり，どう広がったか，など）
5. 眼位や頭位の異常はあったか
6. 四肢のつっぱり（強直）やがくがく（間代）はあったか
7. 痙攣の左右差はあったか
8. 痙攣中の顔色（チアノーゼの有無）
9. 痙攣中に流涎や発汗はあったか（自律神経症状の有無）
10. 痙攣後の様子（自動症，頭痛，筋肉痛の有無，など）
11. 合併症の有無（咬舌，外傷，尿失禁など）

急性症候性発作を鑑別する

- 広義の痙攣には表2の疾患群が含まれている．

表2 痙攣を呈する疾患

1. てんかん
2. 急性症候性発作
(1) 全身性疾患
・循環器系：高血圧性脳症（子癇），循環不全（アダムス・ストークス症候群）など ・体温：熱中症など ・自己免疫：SLE（CNSループス），脳血管炎など ・圧力：減圧症，高圧酸素療法後など
(2) 代謝性疾患
・血糖：低血糖，高血糖 ・電解質：低カルシウム血症，低ナトリウム血症，低マグネシウム血症，高ナトリウム血症，透析不均衡症候群など ・その他：アミノ酸尿症，ポルフィリン症など（先天性が多い）
(3) 中毒性疾患
・医療用薬物：免疫抑制剤（ネオーラル®，サンデュミン®，プログラフ®，グラセプター®など），気管支拡張薬（テオドール®など），抗生剤（ニューキノロン系），鎮静性抗ヒスタミン薬（ペリアクチン®，アタラックスP®，ポララミン®など），抗うつ薬，抗精神病薬（特にクロザリル®）など ・離脱症候群：アルコール，麻酔薬，バルビツール酸（フェノバール®，ラボナール®など），ベンゾジアゼピン系（ハルシオン®，レンドルミン®，ベンザリン®，サイレース®，ユーロジン®など）
(4) 中枢神経疾患
・脳血管障害：脳出血，くも膜下出血，塞栓性脳梗塞，脳静脈血栓症など ・外傷：頭蓋骨骨折，頭部穿通性外傷，出生時外傷など ・感染症：AIDS，脳膿瘍，髄膜炎，神経梅毒，狂犬病，ウイルス性脳炎，寄生虫/原虫疾患（マラリア・嚢虫症など），真菌感染症（トキソプラズマなど）など ・腫瘍：脳腫瘍（原発性・転移性），リンパ腫など ・その他：水頭症（脳室閉塞），脳血管奇形など
3. いわゆる不随意運動（ミオクローヌス，チック，バリズム，振戦，ヒョレア，アテトーゼ，ジストニア〈動きの速い順〉）
4. 有痛性筋痙攣（クランプ；いわゆるこむら返り）
5. 顔面/眼瞼痙攣

- いわゆる不随意運動の鑑別には神経内科専門医の診察が必要となることが多い．しばしば遭遇する不随意運動には，振戦やミオクローヌスがある．
- 安静時に生じる振戦の代表例はパーキンソン病である．動作時（姿勢時や運動時）に生じる振戦には若年者にも生じ得る生理的振戦（病的意義は乏しい）や本態性振戦がある．
- ミオクローヌスは筋肉群が瞬間的に収縮するものである（振戦がピク，ピク，ピクなら，ミオクローヌスはピクッ，ピ

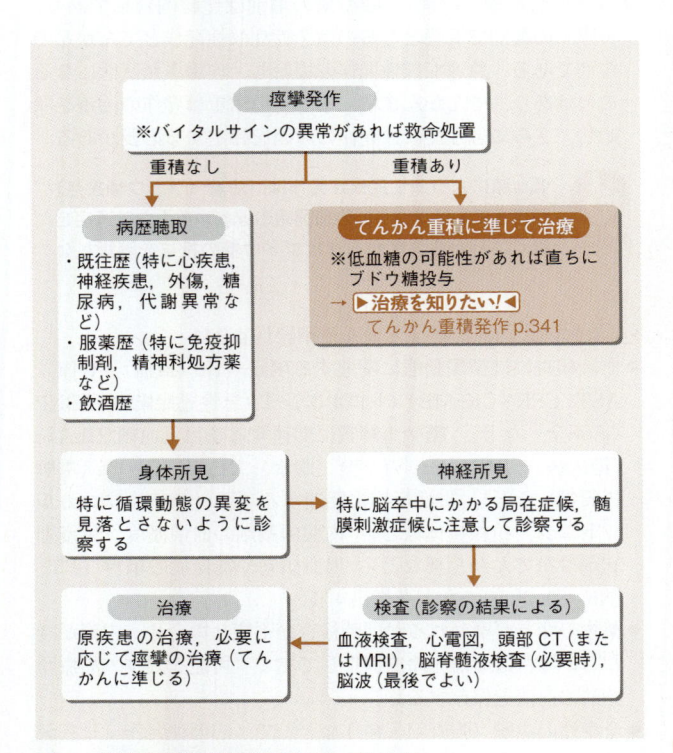

図2 急性症候性発作診療のアルゴリズム

■診断のコツ

クッ，ピクッと表現される）．ミオクローヌスを来し得る疾患は多岐にわたり，脳の広範囲の障害で生じることが多い．俗に「羽ばたき振戦」と呼ばれている肝性脳症の症状はミオクローヌスの一種である（陰性ミオクローヌスと呼ばれ，フッ，フッ，フッと力が抜けるため羽ばたいているように見える）．なお，ミオクローヌスはてんかんによって生じることもあるので注意を要する（この場合，ミオクロニー発作と呼ぶ）．

- 有痛性筋痙攣，顔面/眼瞼痙攣の鑑別は比較的容易であり，実際上の鑑別で問題となるのは急性症候性発作とてんかんの鑑別である．急性症候性発作の場合も，痙攣重積状態になることはあり，てんかん重積に準じて痙攣重積発作の治療を開始し，さらに急性症候性発作の原因を特定する必要がある．

> **Point** 低血糖による急性症候性発作は，治療（ブドウ糖投与）が容易でありながら，治療開始の遅れが重大な後遺症を招くことから，疑わしきはブドウ糖の投与を躊躇しない．

▶治療を知りたい!◀ ☞ てんかん重積発作 p.341

- 血液検査には循環動態に関連する項目（Hb〈貧血〉，WBC/AST/CPK〈CK-MB〉/トロポニンT〈急性冠症候群〉，BNP〈心不全〉など），糖や電解質に関連する項目（血糖/HbA1c〈糖尿病〉，BUN/Cr〈腎不全・脱水〉，Na/K/Cl/Ca〈電解質異常〉など），炎症反応に関連する項目（CRP，プロカルシトニン，抗核抗体など），内服中薬剤の血中濃度（免疫抑制剤や抗てんかん薬など），出血傾向や塞栓症の項目（PT-INR，D-dimer）などを提出する．
- 薬物の関与が疑われるが即時検査が不能な場合や，中毒が疑わしい場合は血清を冷凍保存しておく（可能な限り，治療開始前の血清を保存する）．
- 全身性の痙攣（強直間代発作など）で，心因性発作（ヒステリー）との鑑別が必要な場合には，痙攣発作10～20分後に

血清プロラクチンを検査し，発作 6 時間以上後の血清プロラクチンをベースラインとして，比較してもよい（全身性の痙攣では，ほぼ 100 %にプロラクチンの上昇が認められる，ただし失神でもプロラクチンの上昇が生じ得る）．また全身性の痙攣後の血液検査では CPK，乳酸，アンモニアや AST の上昇を認めることから，これらの血液検査も有用である．

- 中枢神経疾患の鑑別には特に出血性疾患や頭部外傷を除外することが重要であり，原則として全例に頭部 CT を即時撮影するべきである．一方，頭部 MRI は撮影時間を要することから緊急時には不適当であり，必ずしも全例に必要とはいえないが，脳血管奇形，脳腫瘍，塞栓性脳梗塞，脳静脈血栓症などの診断には欠かせず，概して頭部 CT に勝る検出力を有することから，後日にでも撮影することが推奨される（撮影時は急性期梗塞巣を鑑別する拡散強調画像〈DWI〉，血管撮影の MRA〈静脈血栓症を疑う場合は MRV〉，微小な出血をも検出する $T2^*$〈T2-star〉を含む撮影を行う）．
- 髄膜刺激症候を伴う場合は（頭部 CT で出血性変化や腫瘍性病変，頭蓋内圧亢進を否定したうえで）脳脊髄液検査が必須である．一般検査（細胞数，糖，蛋白質）に加えて，培養（一般細菌，抗酸菌），細胞診の提出が望ましい．夜間緊急時などに脳脊髄液を培養用に保管する場合は，冷蔵保存だと髄膜炎菌が死滅してしまうので，保管方法に注意が必要である．
- 脳波検査はてんかん診断には重要であり，可能な限り施行することが望まれるが，急性症候性発作の鑑別に優先されるものではない．当日最後ないし後日に実施する．
- 上記の検査中もてんかん重積に備えてラインキープを行い，ジアゼパム（セルシン® など）がすみやかに投与できるような体制を敷くのが望ましい．

▶治療を知りたい！◀ ☞ てんかん重積発作 p.341

- 急性症候性発作に始まった痙攣発作が慢性化し，いわゆるてんかんに移行することもある（原因によるが 0 ～ 30 %とされる）．

てんかんの診断

- 急性症候性発作などが除外されててんかんが疑われた場合でも，あくまで「慢性・反復性の疾患」であることの証明が必要であることから，原則として初回発作のみではてんかんと診断しない．ただし，ミオクロニー発作・欠神発作・部分発作（単純/複雑）の既往がある患者に，初回となる全般強直間代発作が出現した場合は，この発作を以ててんかんと診断してよいことが本邦のガイドラインに記載されている．
- てんかんは大脳神経細胞の過剰興奮を機序とする症候群であり，同機序を証明するのに最も有用な方法は脳波である．しかしながら脳波検査の感度はしばしば不十分であり，一般的な検査方法では，てんかん患者の約50％で異常が検出されない．したがって，脳波異常がなくともてんかんを除外することはできず，臨床症状からてんかんと診断されることもある．
- 脳波異常の検出率を向上させるには，複数回の脳波検査を試みるほか，睡眠賦活脳波を記録することも有用である．他方，健常人の200人に1人は脳波異常を認めるとされ，臨床的にてんかん発作を裏づけるものがない場合，脳波異常を以ててんかんと診断することはできない．
- てんかんはいわゆるcommon diseaseである．てんかんの成人有病率は約1％であり，一生涯における累積発症率は約3％である（30人に1人は一生涯のうちにてんかんを罹患する）．てんかんの発症率は小児（特に乳幼児）に最多であるが，高齢者においても発症率が高まることに留意する（図3）．

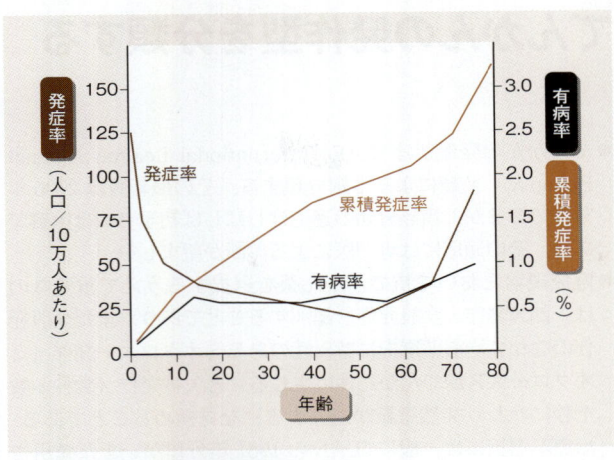

図3 てんかんの年代別発症率
(小島卓也(編著), 知っておきたいてんかんの診断と治療, 真興交易医書出版部, 2000. p93)

MEMO

てんかんの発作型を分類する

- てんかんの発作型はILAE（International League Against Epilepsy）分類によって細分類する．その最新版は2006年分類であるが，当該分類の適応はしばしば初学者には困難であり，その適応には専門医による診断が望ましい．
- 臨床現場において抗てんかん薬を選択するうえで重要なのは，部分発作・全般発作を鑑別することであり，また全般発作のなかで治療薬選択に特異性のあるミオクロニー発作（ミオクローヌスがてんかん性に生じる）と欠神発作（数秒か数十秒にわたり突然意識が消失する）を見極めることである．治療薬選択には一般にILAEの1981年分類がいまだ頻用されている事情をふまえ，以下の記載は1981年分類に準ずる．
- 大分類としては，全般発作と部分発作がある．全般発作とは，両側大脳半球にまたがる広いネットワーク内の一部に発作波が発生し，急峻にネットワーク全般に波及するものを示す．これに対して部分発作とは，一側大脳半球に限局するネットワーク内の一部に発作波が発生したものを指す．

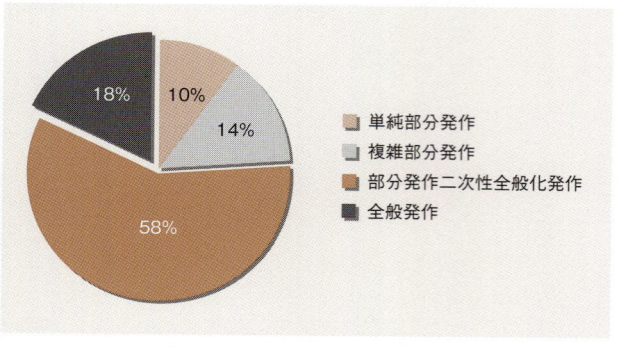

図4　てんかんの分類別発病率（成人）

- 全般発作は全例で意識減損を伴うが，部分発作は意識減損のないもの（単純部分発作）と，意識減損のあるもの（複雑部分発作）に区分される．いずれの部分発作も発生直後は部分発作であったが，時間経過とともに全般発作となることがあり，これを二次性全般化発作と呼ぶ（成人のてんかんではこの発作型が最多である）．
- 25歳以上の成人で初発する全般発作はまれである．
- 成人で初発するてんかんの多くは部分発作である．全般発作に比して，前兆や前駆症状があることが多く，また発作中ないし発作後の自動症を伴うことが多い．多くは二次性に全般化する部分発作であり，全般発作との鑑別には発作時の性状を丁寧に問診する必要がある．また部分発作中の症状（痙攣とは限らない）から障害されている部位が推定できる．

表3　全般発作を示唆する特徴

1. 20歳以下での発症
2. 不眠や飲酒での発作誘発
3. 早朝の強直間代発作やミオクロニー発作
4. 欠神発作
5. 脳波検査時の光刺激による突発性異常の出現
6. 脳波検査における3 Hz 棘徐波複合/多棘徐波複合

表4　部分発作を示唆する特徴

1. 25歳以上での発症
2. 病因となる既往症を有する
3. 前兆/前駆症状（異常感覚，異常視覚，怒りっぽくなる，めまい，頭痛など）
4. 発作中の局在性運動
5. 自動症（口をモグモグさせる，特定の表情をする，意味なく同じ言葉や動きを繰り返すなど：ただし，全般発作の一型である欠神発作でも自動症が生じ得ることに注意）

てんかん部分発作の病巣（焦点）を推測する

- 成人発症てんかんの大部分は部分発作であるが，意識減損を伴わない単純部分発作や，非痙攣性の発作の場合，患者の愁訴のみからてんかん発作を鑑別することはしばしば困難である．病歴から部分発作の病巣（焦点）を推測できれば，発作の有無や鑑別に有用である．

> **Point**
> 患者が発作として認識していないこともあるので，「発作はありませんでしたか」との closed-end question では見落とすことがある．

- 部分発作の病巣で最多を占めるのは側頭葉（側頭葉てんかん）であり，次いで前頭葉てんかんであり，後頭葉てんかんと頭頂葉てんかん（まれ）が次ぐ．ただし，焦点が確定できないことも多い．てんかん焦点の推測には典型例のイメージをつかんでおくとよい．
- 側頭葉てんかんは，多くの場合，胃の不快感や精神的な不安・恐怖などの「発作が起きそうだ」というごく短時間の前兆（単純部分発作）を感じていることが多い．前兆にひき続いてまるで夢の世界にいるような感覚や昔の記憶がよみがえるような感覚（夢様状態〈dreamy state〉：デジャビュー，フラッシュバックなどに類似）が生じ，一点を凝視し意識減損が生じる（複雑部分発作）．その後口をモグモグさせたり，手を動き回したり，あるいは歩いている場合にはそのまま無意識に歩き続ける（赤信号を渡りかねない）自動症が生じる．この後，二次性に全般化することで，強直間代発作が生じる．同発作後はもうろうとした状態（postictal state）になり，次第に回復する．この一連の流れの途中で中断されることもある．
- 側頭葉てんかんで意識減損した状態では，無意識に多種多様

な症状（自動症）が出現することがあり，しばしば発作起始側の推定に役立つ．数十％の頻度で生ずるものは，発語（理解可能な発語の場合は，劣位半球が発作起始側であることが多い），ジストニー肢位（上肢のみが多い：肢位をとる対側が発作起始側であることが多い），鼻を拭う（使用する手の側が発作起始側であることが多い），頭部の回旋（背後を気にして振り向くような動き：発作起始側に回旋することが多い）などである．数％程度の頻度：瞬目（瞬目側が発作起始側であることが多い），嘔吐など．

- 側頭葉てんかんには，深部に位置する扁桃体や海馬を起源とする内側側頭葉てんかんと，側頭葉の大脳皮質を起源とする外側側頭葉てんかんに大別できる．前兆の内容はこの二者の鑑別に役立つ．胃の不快感や恐怖感，嗅覚や味覚に感する前兆で始まるものは，内側側頭葉てんかん（扁桃体・海馬起源）であることが多く，聴覚や視覚に関する前兆で始まるものは外側側頭葉てんかん（大脳皮質起源）であることが多い．比率では内側側頭葉てんかんが圧倒的に多く，難治性てんかんである場合は手術療法（海馬扁桃体摘出術）も考慮されるため，鑑別を考慮しておく必要がある．

表5 側頭葉てんかんの症状と病巣（焦点）

1．前兆から焦点（内側・外側）を推測する
（1）胃の不快感・恐怖感・嗅覚異常・味覚異常 → 内側側頭葉（扁桃体・海馬）
（2）聴覚異常・視覚異常 → 外側側頭葉（大脳皮質）
2．自動症から焦点（左右）を推測する
（1）理解可能な発語 → 劣位半球（一般には右）起源
（2）ジストニー肢位 → 肢位をとる側の反対側が起源（右上肢なら起源は左）
（3）鼻を拭う → 拭う手の同側が起源（右上肢なら起源は右）
（4）頭部の回旋 → 回旋する側が起源（右方向に回旋するなら起源は右）
（5）瞬目 → 瞬目する側が起源（右眼なら起源は右）

診断のコツ

- 内側側頭葉てんかんの場合は，頭部 MRI の冠状断で海馬周辺を FLAIR 画像で精査することで一側海馬の高信号や萎縮を認めることがあり，海馬硬化症と呼ばれる（保険適用のイオマゼニル SPECT や FDG-PET によって病変を示すことも有用である）．海馬硬化症の背景に乳幼児期の熱性痙攣の重積，脳炎，頭部外傷，周産期障害などがあることが多い．
- 側頭葉てんかんに次いで多いのは前頭葉てんかんである．前頭葉てんかんでは前兆を経ずに発作が突如始まることが多い．左を焦点とする前頭葉てんかんの場合，顔を右側へ捻り，右へ共同偏視し，右手を伸展させあたかもフェンシングをしているようなポジションをとる（フェンシングスタイル，ないし向反発作）．また自転車をこぐように下肢を動かしたり，大声を出したりする．発作後は側頭葉てんかんのようなもうろうとした状態になることは少なく，発作内容を明確に記憶していることも多く，また発作後の頭痛の訴えが比較的多い．
- 後頭葉てんかんでは，視覚発作（星くずのような複数個の光や，太陽のような大きな単一の光が動いてみえることが多いが，視野欠損や歪んでみえるなどの症状のこともある）が多い．原則として視覚発作のパターンは決まっている．その発作後に頭痛と悪心が生じる．いわゆる片頭痛（血管性頭痛）と似ているが，片頭痛では前兆が数時間に及ぶことがあるのに対し，後頭葉てんかんでの視覚発作は数分以内である．
- 頭頂葉てんかんはまれであるが，しびれ・痛みなどの感覚に関する症状が多い．身体失認が生じることもある．

表6 てんかん焦点とキーワード

側頭葉てんかん	前兆（夢様状態），自動症，postictal state，海馬硬化症
前頭葉てんかん	前兆なし，フェンシングスタイル，大声を出す，頭痛
後頭葉てんかん	視覚発作（数分以内，長い場合は片頭痛を鑑別），頭痛，悪心
頭頂葉てんかん	しびれ，痛み，身体失認

抗てんかん薬開始の目安

- 1回目の発作の後，5年以内に発作が再発する患者は約35％にすぎないことから，一般に1回目の発作のみで抗てんかん薬は開始しない．
- 2回目の発作が出現した場合は，その後1年間に70％以上に再発を認めることから，一般に2回目の発作を以ててんかんとの診断に至り，かつ抗てんかん薬治療を開始する．
- ただし，65歳以上の患者においては，初回発作後の再発率が若年者に比して有意に高い（約66〜90％）ことから，初回発作後に抗てんかん薬治療を開始することを検討してもよい．
- 治療開始の多少の遅れによって，発作抑制率が大きく低下することはないが，治療開始までに20回を上回る発作があった患者では，抗てんかん薬による発作抑制率が低くなることが指摘されている．

▶治療を知りたい！◀ ☛抗てんかん薬の使い方 p.346

Point
- ▶64歳以下の患者では原則2回目の発作から抗てんかん薬開始を検討する．
- ▶65歳以上の患者では初回発作から抗てんかん薬開始を検討してもよい．

てんかん患者の運転免許

- 原則として,大型免許・第二種免許は取得できない(投薬なしで過去5年間に発作がなく,今後も再発しないと診断できる場合〈すなわち,事実上てんかんが治癒したと判断できる場合〉のみ可能とされている).
- 普通免許の取得/更新については,抗てんかん薬内服有無にかかわらず,表7の4つのうちいずれかの診断書が必要となる.

表7 てんかん患者の普通免許取得/更新に必要な診断内容

1. 過去に5年以上発作がなく,今後発作が起こるおそれがない.
2. 発作が過去2年以内に起こったことがなく,今後,X年であれば発作が起こるおそれがない(この場合,X年後に再度診断書の提出が必要).
3. 1年の経過観察後,発作が意識障害および運動障害を伴わない単純部分発作に限られ,今後,症状の悪化のおそれはない.
4. 2年間の経過観察後,発作が睡眠中に限って起こり,今後,症状の悪化のおそれはない.

- 上記1・2については,今後6か月以内に該当する見込みがある場合,その旨診断書を提示すれば,申請保留ないし免許停止となる.
- 上記に該当しない場合は,原則申請拒否ないし免許取り消しとなる.
運転免許申請/更新の際にてんかんであることを申告しなくとも現状では罰則がないが,近いうちに罰則導入が見込まれている.

● 主訴

頭がいたい

● 症候

頭痛

● Step

1. 主訴から考えられる原因疾患をいくつあげられるか
2. 一次性頭痛・二次性頭痛の鑑別
   二次性頭痛は危険！
3. 危険な頭痛を鑑別したら，さらにていねいな問診・検査へ

「頭がいたい」という患者がきた！

- 頭痛をきたす疾患は国際頭痛学会の頭痛分類第2版（ICHD-2）において**表1**のようにまとめられている．この表は一見親しみにくく見えるが，一次性頭痛については症候論的立場から，二次性頭痛については病因論的立場から頭痛をきたす疾患を表しており，実は実地臨床に即した理解しやすい分類となっている．
- 頭痛をきたす患者が来院した場合，**表1**に記されている疾患が頭の中に浮かぶくらいの基礎知識は必要である．
- まず，生命予後にかかわる二次性頭痛を短時間で正確に鑑別する．

MEMO

表1 頭痛をきたす疾患

一次性頭痛（機能性頭痛）

- 片頭痛
- 緊張型頭痛
- 群発頭痛およびその他の三叉神経・自律神経性頭痛
- その他の一次性頭痛

二次性頭痛（症候性頭痛）

- 頭頸部外傷による頭痛
- 頭頸部血管障害による頭痛
- 非血管性頭蓋内疾患による頭痛
- 物質またはその離脱による頭痛
- 感染症による頭痛
- ホメオスターシスの障害による頭痛
- 頭蓋骨，頸，眼，耳，鼻，副鼻腔，歯，口あるいはその他の顔面・頭蓋の構成組織の障害に起因する頭痛あるいは顔面痛
- 精神疾患による頭痛

頭部神経痛，中枢性・一次性顔面痛およびその他の頭痛

- 頭部神経痛および中枢性顔面痛
- その他の頭痛，頭部神経痛，中枢性あるいは原発性顔面痛

（国際頭痛分類第2版[1]）より，なお2013年に国際頭痛分類第3版β版（ICHD-3 beta）[2]）が出版されたが，表1の分類について大きな変更はない）

MEMO

危険な「二次性頭痛」を正確に鑑別する！

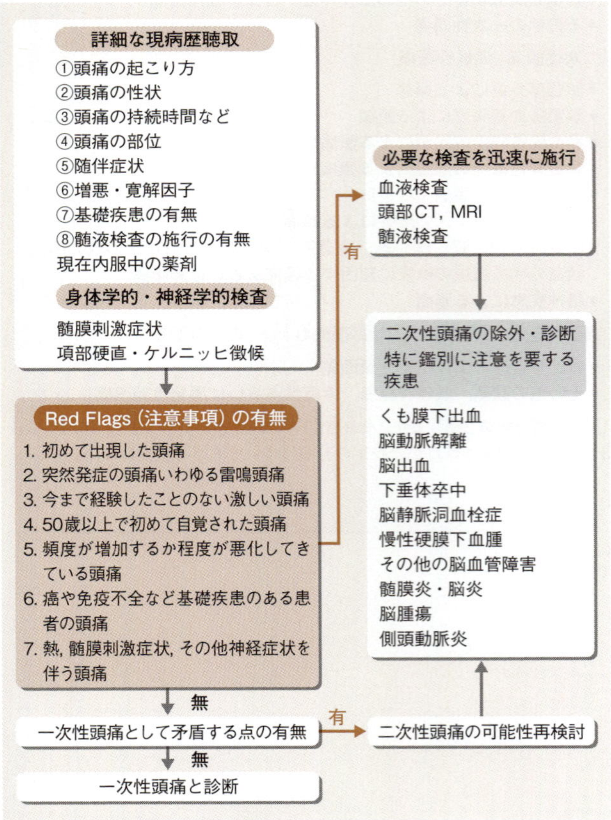

詳細な現病歴聴取
① 頭痛の起こり方
② 頭痛の性状
③ 頭痛の持続時間など
④ 頭痛の部位
⑤ 随伴症状
⑥ 増悪・寛解因子
⑦ 基礎疾患の有無
⑧ 髄液検査の施行の有無
現在内服中の薬剤

身体学的・神経学的検査
髄膜刺激症状
項部硬直・ケルニッヒ徴候

Red Flags（注意事項）の有無
1. 初めて出現した頭痛
2. 突然発症の頭痛いわゆる雷鳴頭痛
3. 今まで経験したことのない激しい頭痛
4. 50歳以上で初めて自覚された頭痛
5. 頻度が増加するか程度が悪化してきている頭痛
6. 癌や免疫不全など基礎疾患のある患者の頭痛
7. 熱, 髄膜刺激症状, その他神経症状を伴う頭痛

必要な検査を迅速に施行
血液検査
頭部CT, MRI
髄液検査

二次性頭痛の除外・診断
特に鑑別に注意を要する疾患

くも膜下出血
脳動脈解離
脳出血
下垂体卒中
脳静脈洞血栓症
慢性硬膜下血腫
その他の脳血管障害
髄膜炎・脳炎
脳腫瘍
側頭動脈炎

一次性頭痛として矛盾する点の有無 —有→ 二次性頭痛の可能性再検討
↓無
一次性頭痛と診断

図1 頭痛鑑別に必要な診療のアルゴリズム
(濱田潤一. 頭痛診療ハンドブック, 2009[3] を参考に作成)

> **Red flags sign**
> ❶ 初めて出現した頭痛
> ❷ 突然発症の頭痛，いわゆる雷鳴頭痛（thunder clap headache）
> ❸ 今まで経験したことのない激しい頭痛
> ❹ 50歳以上で初めて自覚された頭痛
> ❺ 頻度が増加するか程度が悪化してきている頭痛
> ❻ がんや免疫不全など基礎疾患のある患者の頭痛
> ❼ 熱，髄膜刺激症状，その他神経症状を伴う頭痛

> **key word　雷鳴頭痛**
> 雷鳴頭痛は突発性に起こり1分未満で痛みの強さがピークに達する激しい頭痛の総称である．原因疾患として，くも膜下出血のほかに，頸動脈または椎骨動脈の解離，脳内出血，脳梗塞，脳静脈洞血栓症，下垂体卒中，中枢性神経系血管炎，第三脳室コロイド囊胞，低髄液圧，急性副鼻腔炎などがある．

病歴聴取のポイント

① 頭痛の起こり方
- 今まで頭痛を経験したことなどなかったか，それとも，もともと頭痛もちなのか．
- 「何月何日何時から始まった」など頭痛発症時期を正確に答える患者の場合はくも膜下出血や髄膜炎による頭痛の可能性を考える．

② 頭痛の性状
- どんな痛みか
- 今まで経験したことのない強い頭痛，突然後頭部をバットで殴られたような頭痛はくも膜下出血を疑う．
- 拍動性で「ズキンズキンと脈打つような頭痛」—片頭痛
- 締めつけられるような頭痛—緊張型頭痛

③ 頭痛の持続，頻度，出現時間
- 持続性か反復性かを質問する．さらに持続性の場合には頻度が増加するか程度が悪化してきているかを聞く．

④ 頭痛の部位
- 頭痛がどこに出現するか，片側性か両側性か．

⑤ 随伴症状
- 頭痛時に悪心，嘔吐などを伴うか．

⑥ 増悪・寛解因子
- 片頭痛は緊張，空腹，月経，食品などで増悪することがある．

⑦ 基礎疾患の有無
- 悪性腫瘍や免疫不全などの合併の有無を確認．

⑧ その他
- 最近の血管造影や髄液検査の施行の有無．
- 現在内服中の薬剤（ビタミンA，ペニシリン，イブプロフェン，免疫グロブリン投与），アルコール摂取量，多量に内服している薬剤の有無なども確認する．

神経学的診察

- 髄膜刺激症状について特に注意する．

① 項部硬直
- 仰臥位で，枕を外し，患者の後頭部を両手でかかえる．
- ゆっくりと頭部を前屈させ，そのとき受ける抵抗をみる．
- 頭部を前屈させると明らかな抵抗や疼痛がある場合は，項部硬直があると判定する．

② ケルニッヒ徴候
- 仰臥位で片側の股関節，膝関節を90°屈曲させた状態で保持する．
- 徐々に膝関節を伸展させ，135°以上に伸展できない場合は，ケルニッヒ徴候陽性と判定する．

▶①②より疑われる疾患→髄膜炎，脳炎，くも膜下出血など

さらに必要な検査

① 血液検査
- 一般採血のほか，血沈，CRP，抗核抗体，膠原病に関する抗体，下垂体ホルモン，甲状腺ホルモン，副腎ホルモンなど

② 画像検査
- 頭部 CT，頭部 MRI など

③ その他
- 脳波，髄液検査

> **Point**
> - Red flags を認めている症例では頭部 CT あるいは MRI を施行する．
> - 雷鳴頭痛を呈する症例で，くも膜下出血が疑われるが頭部 CT および MRI において異常が認められない症例や，発熱，髄膜刺激症状が認められる症例では髄液検査を施行する．

見逃してはいけない二次性頭痛の原因疾患

くも膜下出血

- 突然バットで殴られたような頭痛と表現されることが多い．患者は救急車で搬送されて来る印象が強いが，最近独歩にて受診するケースも多く認められることが明らかにされている．このような症例は "walking SAH" と呼ばれる．このため，突然発症した頭痛では，くも膜下出血を念頭におかなくてはならない．
- 出血量が少量の場合は頭部 CT での診断が困難なことも多い．このような症例では頭部 MRI-FLAIR 像で出血が高信号域として描出されることもあるが，やはり，腰椎穿刺を施行し，髄液の性状を確認することが重要である．
- MR アンギオグラフィーや 3D-CT アンギオグラフィーで動脈瘤の有無をチェックすることも必要である．

診断のコツ

脳血管障害

- 脳出血，脳動脈解離，椎骨脳底動脈系の塞栓症では，発症時から頭痛を自覚する症例が多い．特に椎骨脳底動脈系の動脈解離では，後頭部から頸部にかけての疼痛に加え，めまい，構音障害，歩行障害などの神経局所症状を認める症例が知られている．

髄膜炎・脳炎

- 通常，後頭部から頭頂全体にかけて生じる両側性の頭痛で，一般的な鎮痛薬で改善がみられないことが多い．症状は発熱のほか悪心・嘔吐，頸部の硬直感，羞明などを呈することが多い．

脳腫瘍

- 腫瘍により頭蓋内圧亢進や水頭症が生じ頭痛が出現する．脳腫瘍による頭痛は早朝起床時に強いとされている．

慢性硬膜下血腫

- 頭部外傷後，数週間から2か月程度で発症することが多いとされている．しかし受傷の既往がはっきりとしない症例も多い．神経局所症状，頭蓋内圧亢進症状を伴うこともあるが，高齢者では認知症のみを呈する症例も多い．

脳静脈洞血栓症

- 静脈洞閉塞により静脈灌流が障害され，頭蓋内圧亢進をきたし頭痛が出現するとされている．神経局所症状，意識障害，痙攣，悪心・嘔吐などを伴うことがある．診断には頭部 MR venography，脳血管造影などの検査を行う．

側頭動脈炎

- 高齢者に発症することが多い．発熱，食思不振，全身倦怠感

などとともに側頭部や後頭部に拍動性・持続性の頭痛を生じる．浅側頭動脈の圧痛，怒張，蛇行，白血球増多，血沈亢進，CRP 陽性などがあれば，側頭動脈炎の可能性が高く，側頭動脈の生検を考慮する．

下垂体卒中

- 急性出血性下垂体梗塞では，非常に強い急性の頭痛が生じる．頭部CTではトルコ鞍内に出血による高吸収値を示すが，MRI のほうが感度が良いとされている．

急性緑内障発作

- 急激な眼痛およびその後部または上部の痛みを呈することが多い．眼周囲の疼痛を伴うため，眼科ではなく内科を受診する症例も多い．結膜の充血，角膜混濁などから急性緑内障発作を疑うことは可能であるが，診断には眼圧を測定する．視神経が障害されて，失明に至る危険性があるため，すみやかに眼科医へのコンサルトが必要である．

MEMO

「一次性頭痛」をさらに詳しく診断する！

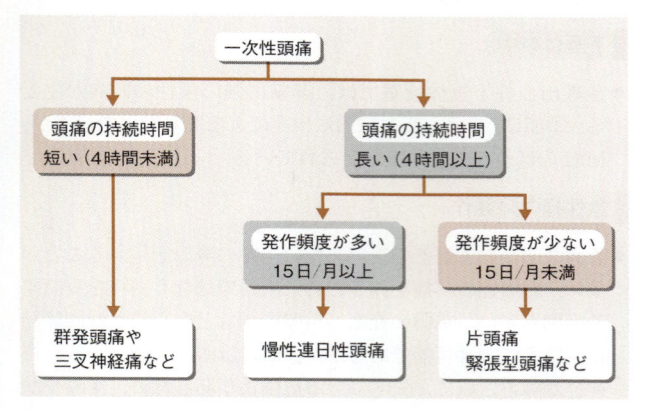

```
                        一次性頭痛
                    ┌──────┴──────┐
            頭痛の持続時間          頭痛の持続時間
            短い（4時間未満）        長い（4時間以上）
                    │            ┌──────┴──────┐
                    │       発作頻度が多い    発作頻度が少ない
                    │       15日/月以上      15日/月未満
                    │            │            │
            群発頭痛や        慢性連日性頭痛    片頭痛
            三叉神経痛など                     緊張型頭痛など
```

図2　一次性頭痛の診断アルゴリズム
（濱田潤一．頭痛診療ハンドブック，2009[3]）を参考に作成）

- 一次性頭痛は片頭痛，緊張型頭痛，群発頭痛などに分類されている．
- 頭痛の発作頻度と発作時間に着目してスクリーニングする．

頭痛の発作頻度

- "episodic" な一次性頭痛は発作頻度が1か月のうち15日未満と考えられている．
- "chronic" な一次性頭痛は発作頻度が1か月のうち15日以上と考えられている．
  ➡ 頭痛発作頻度について1か月のうち15日を境として鑑別の目安とする．

予備知識：「慢性」に注意

片頭痛などの一次性頭痛は頭痛の出現している時期と頭痛が消失している時期との区別がはっきりしており、頭痛の出現している時期を"episodic"（反復性）という言葉で表現する．このような片頭痛を英語で episodic migraine と呼ぶことが多い．いわゆる前兆のない片頭痛などはすべて episodic migraine である．

一部の片頭痛などでは経過中に"episodic"の要素が消失し中等度から重度の頭痛が持続的に認められるようになる．このような状態は"episodic"に対し"chronic"（慢性）と表現される．したがって慢性片頭痛とは発作の出現と消失の区別がなくほぼ毎日のようにだらだらと頭痛が出現する状態をいう．

"episodic"に対する"chronic"「慢性」という表現と、いわゆる一次性頭痛の別称でもある慢性頭痛の「慢性」を混同しないよう注意が必要である．

頭痛の発作時間

- 前兆のない片頭痛の発作時間は診断基準で 4〜72 時間とされる．
- 反復性緊張型頭痛の発作時間は診断基準で 30 分から 7 日間とされる．
- 群発頭痛の発作時間は診断基準で 15〜180 分とされる．
  ➡ 頭痛発作時間について 4 時間を境として鑑別の目安とする．

片頭痛と緊張型頭痛の診断（図3）

- 持続時間が 4 時間以上で発作頻度が 1 か月の半分未満の頭痛は、片頭痛や緊張型頭痛である可能性がある．

▶治療を知りたい！◀
- 片頭痛 p.353
- 緊張型頭痛 p.356

■ 診断のコツ

```
                    ┌─────────────┐
                    │  一次性頭痛  │
                    └──────┬──────┘
              ┌────────────┴────────────┐
              ▼                         ▼
      頭痛の持続時間              頭痛の持続時間
      短い（4時間未満）          長い（4時間以上）
              │               ┌──────────┴──────────┐
              │               ▼                     ▼
              │         発作頻度が多い        発作頻度が少ない
              │         15日/月以上           15日/月未満
              ▼               ▼                     ▼
       群発頭痛や         慢性連日性頭痛          片頭痛
       三叉神経痛など                          緊張型頭痛など
```

拍動性頭痛
悪心・嘔吐
光過敏・音過敏
日常動作による頭痛の増悪

非拍動性頭痛
悪心・嘔吐など随伴症状なし
日常動作による頭痛の増悪なし

前兆 → 緊張型頭痛

なし → 前兆のない片頭痛
あり → 前兆のある片頭痛

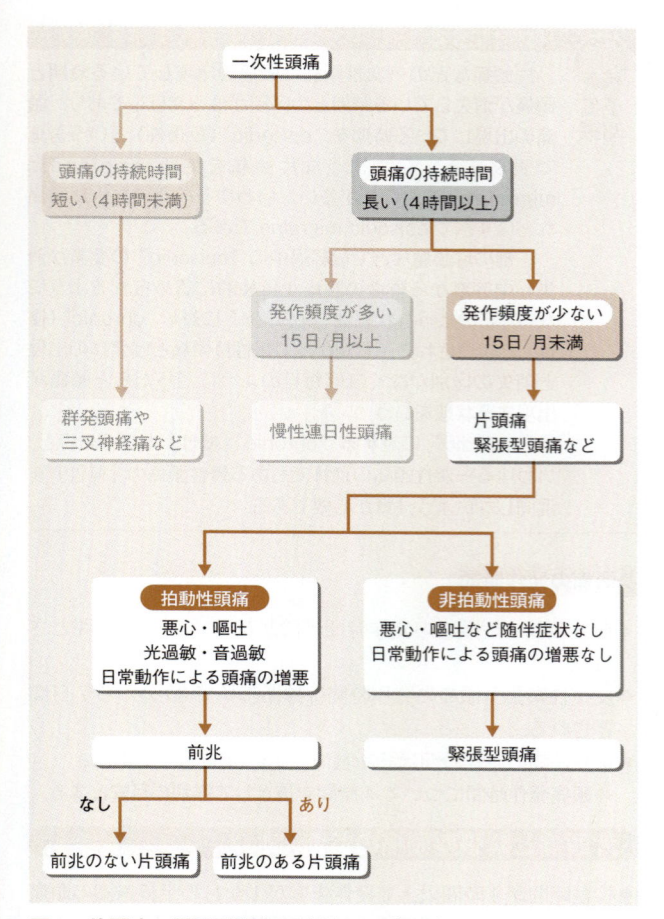

図3　片頭痛と緊張型頭痛の診断アルゴリズム
(濱田潤一．頭痛診療ハンドブック，2009[3])を参考に作成)

慢性連日性頭痛の診断（図4）

- 慢性連日性頭痛は，3か月にわたり1日4時間以上の頭痛が月15日以上（1年間に180日以上）出現する頭痛である．一部に薬物乱用頭痛の要素を含んでいることがあるため，まず薬剤乱用の有無を確認する．
- 慢性連日性頭痛は①慢性片頭痛，②慢性緊張型頭痛，③持続性片側頭痛，④新規発症持続性連日性頭痛に分類される．

▶治療を知りたい!◀ ☞ 慢性連日性頭痛 p.359

三叉神経・自律神経性頭痛などの診断（図5）

- 臨床的特徴から，群発頭痛などの三叉神経・自律神経性頭痛，三叉神経痛や一次性咳嗽性頭痛，一次性労作性頭痛，性行為に伴う一次性頭痛，睡眠時頭痛などを考える．
- 三叉神経・自律神経性頭痛はその発作の持続時間から①群発頭痛（15〜180分），②発作性片側頭痛（2〜30分），③SUNCT（5秒から4分）に分類される．

▶治療を知りたい!◀
☞ 群発頭痛 p.357
☞ 三叉神経痛 p.358
☞ 発作性片側頭痛 p.359

> **Point**　片頭痛と緊張型頭痛の両方を有している患者では，これらのアルゴリズムでの分類は困難であり，診断は片頭痛，緊張型頭痛とする．これらのアルゴリズムのいずれにも分類できない頭痛の場合は，二次性頭痛の可能性を再度考え画像診断などの再施行を考慮する

■診断のコツ

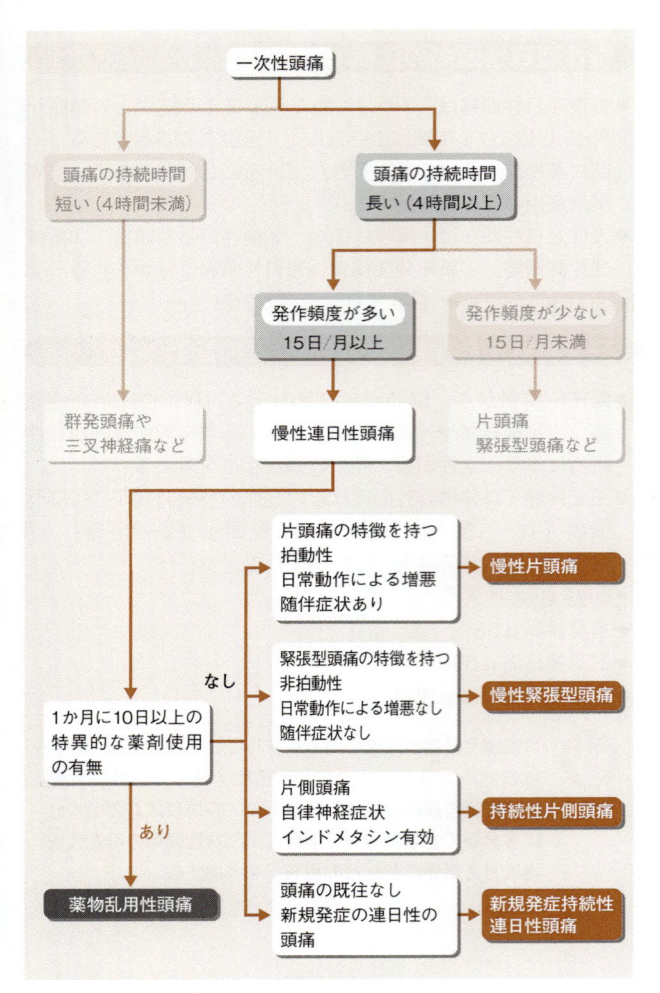

```
                        ┌─────────────┐
                        │  一次性頭痛  │
                        └──────┬──────┘
                ┌──────────────┴──────────────┐
        ┌───────────────┐              ┌───────────────┐
        │ 頭痛の持続時間 │              │ 頭痛の持続時間 │
        │ 短い(4時間未満)│              │ 長い(4時間以上)│
        └───────────────┘              └───────┬───────┘
                                ┌──────────────┴──────────────┐
                        ┌───────────────┐              ┌───────────────┐
                        │ 発作頻度が多い │              │ 発作頻度が少ない│
                        │  15日/月以上   │              │  15日/月未満   │
                        └───────┬───────┘              └───────────────┘
         ┌──────────────┐       │                      ┌───────────────┐
         │群発頭痛や    │       │                      │片頭痛          │
         │三叉神経痛など│ ┌─────┴─────┐                │緊張型頭痛など  │
         └──────────────┘ │慢性連日性頭痛│               └───────────────┘
                          └─────┬─────┘
```

図4 慢性連日性頭痛の診断アルゴリズム
(濱田潤一. 頭痛診療ハンドブック, 2009[3])を参考に作成)

分岐:
- 片頭痛の特徴を持つ / 拍動性 / 日常動作による増悪 / 随伴症状あり → **慢性片頭痛**
- 緊張型頭痛の特徴を持つ / 非拍動性 / 日常動作による増悪なし / 随伴症状なし → **慢性緊張型頭痛**
- 片側頭痛 / 自律神経症状 / インドメタシン有効 → **持続性片側頭痛**
- 頭痛の既往なし / 新規発症の連日性の頭痛 → **新規発症持続性連日性頭痛**

1か月に10日以上の特異的な薬剤使用の有無: あり → **薬物乱用性頭痛** / なし → 上記4分類

頭痛

```
                        一次性頭痛
                   ┌────────┴────────┐
          頭痛の持続時間              頭痛の持続時間
          短い（4時間未満）            長い（4時間以上）
                              ┌────────┴────────┐
                     発作頻度が多い          発作頻度が少ない
                     15日/月以上            15日/月未満

                     慢性連日性頭痛           片頭痛
                                          緊張型頭痛など

          群発頭痛や
          三叉神経痛など
```

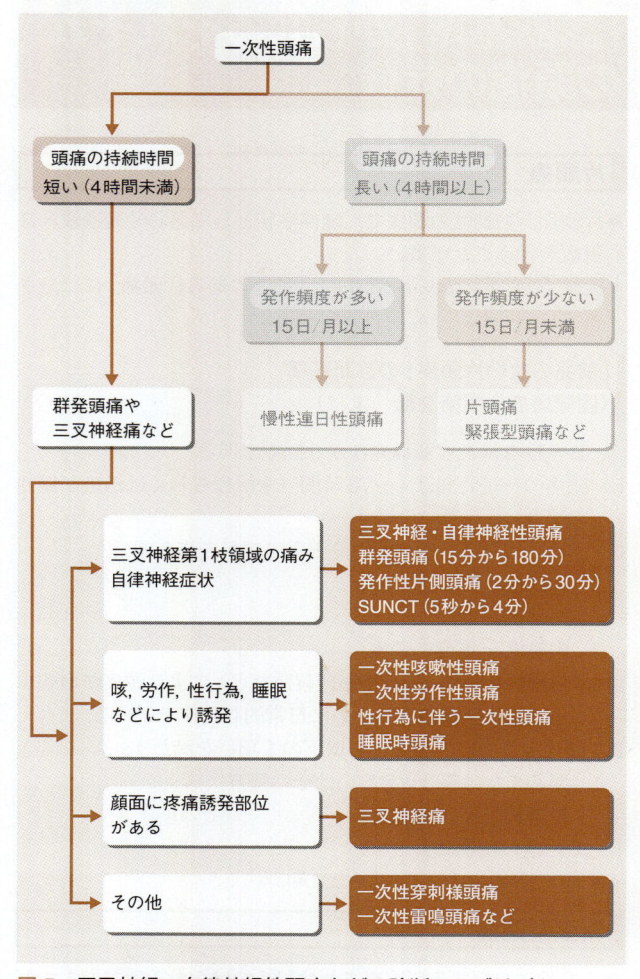

症状	疾患
三叉神経第1枝領域の痛み 自律神経症状	三叉神経・自律神経性頭痛 群発頭痛（15分から180分） 発作性片側頭痛（2分から30分） SUNCT（5秒から4分）
咳、労作、性行為、睡眠 などにより誘発	一次性咳嗽性頭痛 一次性労作性頭痛 性行為に伴う一次性頭痛 睡眠時頭痛
顔面に疼痛誘発部位 がある	三叉神経痛
その他	一次性穿刺様頭痛 一次性雷鳴頭痛など

図5 三叉神経・自律神経性頭痛などの診断アルゴリズム
(濱田潤一．頭痛診療ハンドブック，2009[3] を参考に作成)

STEP UP!
「診断基準」から知るそれぞれの頭痛の症候

片頭痛

- 片側性,拍動性の頭痛で,随伴症状として悪心や光過敏・音過敏を伴うことが多い.
- 大きく「前兆のない片頭痛」と「前兆のある片頭痛」に二分される.

「前兆のない片頭痛」の診断基準
(国際頭痛分類第2版[1]より)

A. B~Dを満たす頭痛発作が5回以上ある.
B. 頭痛の持続時間は4~72時間(未治療もしくは治療が無効の場合)
C. 頭痛は以下の特徴の少なくとも2項目を満たす.
  1. 片側性
  2. 拍動性
  3. 中等度~重度の頭痛
  4. 日常的な動作(歩行や階段昇降など)により頭痛が増悪する,あるいは頭痛のために日常的な動作を避ける.
D. 頭痛発作中に少なくとも以下の1項目を満たす.
  1. 悪心または嘔吐(あるいはその両方)
  2. 光過敏および音過敏
E. その他の疾患によらない.

＊ICHD-3 betaにおいても大きな変更はない.

緊張型頭痛

- 両側性に出現する圧迫感または締めつけられる感じをもつ軽度~中等度の頭痛を呈する.

「頻発反復性緊張型頭痛」の診断基準
（国際頭痛分類第 2 版[1] より）

A. 3 か月以上にわたり，平均して 1 か月に 1 日以上，15 日未満（年間 12 日以上 180 日未満）の頻度で発現する頭痛が 10 回以上あり，かつ B～D を満たす．
B. 頭痛は 30 分～7 日間持続する．
C. 頭痛は以下の特徴の少なくとも 2 項目を満たす．
  1. 両側性
  2. 性状は圧迫感または締めつけ感（非拍動性）
  3. 強さは軽度～中等度
  4. 歩行や階段の昇降のような日常的な動作により増悪しない
D. 以下の両方を満たす．
  1. 悪心や嘔吐はない（食欲不振を伴うことはある）
  2. 光過敏や音過敏はあってもどちらか一方のみ
E. その他の疾患によらない．
＊ICHD-3 beta においても大きな変更はない．

群発頭痛

- 片側の眼窩周囲や眼窩に生じる疼痛で群発期と寛解期をもつ．
- 頭痛と同側に流涙・結膜充血・鼻閉・鼻汁などの自律神経症状を伴うことが特徴である．

「群発頭痛」の診断基準
（国際頭痛分類第 2 版[1] より）

A. B～D を満たす頭痛発作が 5 回以上ある．
B. 未治療で一側性の重度～きわめて重度の頭痛が眼窩部，眼窩上部または側頭部のいずれか 1 つ以上の部位に，15～180 分持続する．
C. 頭痛と同側に少なくとも以下の 1 項目を伴う．
  1. 結膜充血または流涙（あるいはその両方）
  2. 鼻閉または鼻漏（あるいはその両方）

■ 診断のコツ

   3. 眼瞼浮腫
   4. 前頭部および顔面の発汗
   5. 縮瞳または眼瞼下垂（あるいはその両方）
   6. 落ち着きがない，あるいは興奮した様子
D. 発作頻度は1回/2日～8回/日である
E. その他の疾患によらない．
* ICHD-3 beta では項目Cに，前頭部および顔面に紅潮が認められることや耳が閉塞した感じが加えられている．

慢性連日性頭痛

- 慢性片頭痛は，発作頻度の増加に伴い，反復性（episodic）の要素がなくなり頭痛発作が持続的（慢性，chronic）に出現するようになったもの．片頭痛の特徴とされる光・音過敏や悪心・嘔吐などが減少し，拍動性の要素はあるがその他は緊張型頭痛に類似した性質の頭痛である．
- 持続性片側頭痛は，片側性に生じ，インドメタシンが有効．
- 新規発症持続性連日性頭痛は，発症後非常に早期から寛解することなく連日みられる．痛みは両側性で圧迫感または締めつけ感を示し，程度は軽度～中等度とされている．

「慢性片頭痛」の付録診断基準（付録 A 1.5.1）（国際頭痛分類第2版[1]より）

A. 頭痛（緊張型または片頭痛あるいはその両方）が月に15日以上の頻度で3か月以上続く．
B. 1.1「前兆のない片頭痛」の診断基準を満たす頭痛発作を少なくとも5回は経験している患者に起こった頭痛．
C. 少なくとも3か月にわたり，次のC1またはC2あるいはその両方を満たす頭痛が月に8日以上ある．すなわち，前兆のない片頭痛の痛みの特徴と随伴症状がある．
   1. 以下のa～dのうち少なくとも2つを満たす．
      a. 片側性
      b. 拍動性

  c. 痛みの程度は中等度または重度
  d. 日常的な動作（歩行や階段昇降など）により頭痛が増悪する，あるいは頭痛のために日常的な動作を避ける
 そして，以下aまたはbの少なくとも1つを満たす．
  a. 悪心または嘔吐（あるいはその両方）
  b. 光過敏および音過敏
 2. 上記C1の頭痛発作に進展することが推定される場合にトリプタンまたはエルゴタミン製剤による治療により頭痛が軽減する．
D. 薬物乱用が存在せず，かつ，他の疾患によらない
＊ICHD-3 betaでは項目Bに「前兆のある片頭痛」も加えられ，項目Cにおいては1の前兆のない片頭痛の診断基準の項目の代わりに，「前兆のない片頭痛」「前兆のある片頭痛」「エルゴタミン製剤もしくはトリプタンにより改善する頭痛」が月に8日以上3か月を超えてあるとされている．

薬物乱用頭痛

● 片頭痛や緊張型頭痛などの患者が急性期頭痛薬を乱用することにより，頭痛頻度や持続時間が増加して慢性的に頭痛を呈するようになった状態．

「薬物乱用頭痛」の付録診断基準 （国際頭痛分類第2版[1]より）

A. 頭痛は1か月に15日以上存在する．
B. サブフォームで規定される1種類以上の急性期・対症的治療薬を3か月を超えて定期的に乱用している．
 1. 3か月を超えて，定期的に1か月に10日以上エルゴタミン，トリプタン，オピオイド，または複合鎮痛薬を使用している．
 2. 単一成分の鎮痛薬，あるいは，単一では乱用には該当しないエルゴタミン，トリプタン，オピオイドのいずれかの組み合わせで合計月に15日以上の頻度で3か月を超え

て使用している．
C. 頭痛は薬物乱用により出現したか，著明に悪化している．
＊ICHD-3 beta においても大きな変更はない．

参考文献

1) 日本頭痛学会・国際頭痛分類普及委員会(訳)．国際頭痛分類第2版，新訂増補日本語版，医学書院：2007．
2) Headache Classification Committee of the International Headache Society (IHS). The International Classification of Headache Disorders, 3rd edition (beta version). Cephalalgia 2013；33：629-808.
3) 濱田潤一．頭痛診療と診療アルゴリズム．頭痛診療ハンドブック(鈴木則宏 編)．中外医学社；2009，pp23-30．

MEMO

● 主訴

めまいがする

● 症候

めまい

● Step

1. まず中枢性めまいを迅速に診断する
2. 次に,頻度の高い末梢性めまいを鑑別する
3. 小脳下部の障害をチェックするために起立・歩行障害の有無を確認する

「めまい」を訴える患者がきた！

- 患者が訴える「めまい」にはさまざまな性質のものが含まれる．
- めまいは大きく回転性めまいと浮動性めまいに分けられるのが一般的であるが，回転性めまいは末梢性，浮動性めまいは中枢性とみなすと診断を誤る可能性がある．中枢性前庭系の障害でも回転性のめまいは生じうるし，回転性めまいが軽度もしくは軽快傾向にあるときは浮動性になることがある．回転性めまいは障害が急激でかつ片側性に生じたときに起こることが多い．
- 「めまい」についての用語と患者の訴えを表1に示した．
- 「めまい」を来す主な疾患を表2に示した．

> **Point**
> ▶ めまいの診断で最も大切なことは中枢性めまい，なかでも脳血管障害によるめまいを迅速に除外することである．
> ▶ めまい患者の診察では病歴聴取が重要である．
> ▶ めまいが強い場合は十分な診察が行えないことも多い．診察は最小限にとどめて効率よく行う．

表1 訴えとしての「めまい」の分類と記述される言葉

回転性めまい（vertigo）	
目が回る，天井が回る，壁が流れるように見える，身体がぐるぐる回る，身体が側方へ寄っていく，身体が傾いていく，深みに引っ張られる	
浮動性めまい（dizziness）	
前失神・卒倒感（presyncope；faintness）	
気が遠くなる，失神しそう，卒倒しそう，立ちくらみ	
平衡障害（disequilibrium）	
足元がふらつく，身体がふらふらする，よろめく	
非特異的・定義不十分の頭部ふらふら感 （nonspecific or ill-defined light-headedness）	
頭がふらふらする，頭が空になる	

（日本神経治療学会編．標準的神経治療：めまい．2011[1]より）

表2 めまいを来す疾患

1）末梢性めまい	良性発作性頭位めまい症，メニエール病，前庭神経炎，突発性難聴，内耳炎，外傷性，薬剤性前庭神経障害など
2）中枢性めまい	小脳・脳幹の梗塞・出血，椎骨脳底動脈循環不全，小脳脳幹腫瘍，聴神経腫瘍，多発性硬化症，脊髄小脳変性症，急性小脳炎，髄膜炎，鎖骨下動脈盗血症候群など
3）失神性	血管迷走神経反射，起立性低血圧，徐脈，弁膜症，貧血，脱水，降圧薬，多系統萎縮症，自律神経ニューロパチー（糖尿病，アミロイドーシス，特発性）など
4）その他	心因性，薬剤の副作用など

「めまい」の鑑別診断を行う！

診断の流れ

① まず中枢性めまいを除外する．
- 末梢性めまいはめまいのみか，めまいと耳鳴や難聴などの蝸牛症状のみしか呈さないのに対し，中枢性めまいは神経症候を伴うことが多いため，神経学的診察で除外できる場合が多い．

② 次に頻度の高い末梢性めまいを除外する．
- めまいの原因の多くは末梢性前庭障害であり，なかでも良性発作性頭位めまい症が多い．蝸牛症状以外の神経症候を伴わない場合，頻度の高い良性発作性頭位めまい症，前庭神経炎のような一側の末梢前庭障害を除外する．

③ 末梢前庭障害を除外できたら，最後に小脳下部の障害（脳卒中）をチェックするために，起立・歩行障害の有無を調べる．
- 特に，めまいが強いにもかかわらず末梢性めまいに特徴的な眼振がみられない場合は，小脳下部障害の可能性を除外するために，起立や歩行をみて体幹失調の有無を調べる．

病歴聴取のポイント

「めまい」の現れ方

- 「めまい」患者の診察にあたっては，下記のいずれであるか明らかにすることが大切．
  - （a）単一の急性の回転性めまい
  - （b）再発性・反復発作性の回転性めまい
  - （c）慢性的な不安定感・浮動感
- （a）では前庭神経炎が最も多い．その他，外傷性，感染性，血管性（内耳性または中枢性）などが考えられる．

- (b)で自発性のものは，メニエール病，前庭性発作症，椎骨脳底動脈系のTIAなどがある．
- (b)で頭位性のものは良性発作性頭位めまい症がほとんどだが，まれに後頭蓋窩病変のことがある．
- (c)は神経疾患では，両側前庭障害が考えられるが，多くは小脳疾患，パーキンソン症候群，脊髄病変，末梢神経障害，脳小血管病（多発性ラクナ梗塞やビンスワンガー病）による．
- 非特異的なものでは，内科的疾患，薬物副作用，軽度の前庭系障害，心因性などがありうる．

期間

- 回転性めまいは良性発作性頭位めまい症では1回ごとは秒単位，メニエール病では時間単位，前庭神経炎では日単位．
- 吐き気やだるさ，目が回りそうな感じなどの続発症状とは切り離して，実際に回転している錯覚が続く期間を明らかにすることが大切．

誘発因子

- 良性発作性頭位めまい症は特定の頭位で悪化する．
- 前庭系が絡む病態では体や頭の動きで悪化する．
- 起立性低血圧による浮動性めまいは起立位で出現する．
- 肩こりや頸椎症，椎骨脳底動脈循環不全による「めまい」は首の姿勢に関連することがある．
- 前庭神経炎では発症の1〜2週前に感冒様症状が先行することがある．

随伴症状

- **悪心，嘔吐**：前庭系・小脳系病変との関連が考えられるが，非特異的．
- **一側へ倒れやすい傾向**：良性発作性頭位めまい症の起立時，前庭神経炎の発症当日，メニエール病の発作時，ワレンベルク症候群などでみられ，前庭機能低下のある患側に倒れやす

■診断のコツ

い．ただし，良性発作性頭位めまい症やメニエール病の初期においては患側で前庭機能が亢進している．
- 暗所での歩行の不安定性：両側前庭障害など．
- 急性の一側性の難聴：メニエール病，突発性難聴，ウイルス性迷路炎，外傷性外リンパ瘻が考えやすいが，前下小脳動脈（AICA）領域梗塞に注意する．
- 意識障害：不整脈，迷走神経反射，起立性低血圧など血行動態が原因のことが多い．低血糖でも「めまい」を起こすことがある．
- 頭痛：脳出血（特に小脳出血），脳動脈解離（特に椎骨脳底動脈解離），片頭痛時にみられるめまい，緊張型頭痛に伴うめまいがある．

既往歴の問診

- 先行感染の有無（前庭神経炎）
  - 耳鼻科疾患：メニエール病，突発性難聴，中耳炎など
  - 神経疾患：脳血管障害，片頭痛，緊張型頭痛，頭部外傷など
  - 循環器疾患：不整脈，虚血性心疾患，大動脈弁狭窄症など
  - 内服薬：☛ 薬剤の副作用（p.79）を参照．

一般身体所見の診察

- 血圧，脈拍，貧血，心雑音，起立性低血圧，頸動脈雑音などのチェックを行う．

神経学的診察

- 特に眼球運動・眼振，聴力障害，失調などに注意しながら診察する．救急搬送患者の場合は原則として臥位のまま診療する．

① 眼振
- 通常めまいに伴い出現する．自発眼振，注視眼振，頭位眼振，頭位変換眼振を診る．
- 注視眼振検査：患者の50 cm 離れた位置で左右上下 30°の

角度で両眼で注視してもらう．左右 45°以上外側に指標を動かすと正常人でも極位眼振がみられることに注意する．
- 頭位眼振検査，頭位変換眼振検査：フレンツェル眼鏡または赤外線 CCD カメラを装着する．頸椎病変に注意．検査中に頸部痛，めまい以外の神経症状が発生した場合は検査を中止．
- 末梢性めまいに特徴的な眼振を挙げる．
  ①懸垂頭位での回旋垂直混合性眼振（後半規管型良性発作性頭位めまい症）
  ②左下頭位および右下頭位での方向交代性水平性眼振（水平〈外側〉半規管型良性発作性頭位めまい症）
  ③頭位によらない方向固定性水平性眼振または水平回旋混合性眼振（前庭神経炎などの末梢性前庭障害）
- 中枢性めまいでは多彩な眼振がみられるが，中枢性めまいにしかみられない眼振を挙げる．
  ①注視誘発眼振（極位眼振に注意）
  ②純粋な垂直性眼振
  ③純粋な回旋性眼振
- 末梢性めまいと間違えやすい中枢性めまいの眼振を挙げる．
  ① AICA 症候群，ワレンベルク症候群における方向固定性水平性眼振（水平回旋混合性眼振）
    ➡前庭神経炎が鑑別に挙がるが，通常は神経症候から鑑別可能．
  ②小脳虫部障害における方向固定性水平性眼振，方向交代性上向性眼振
    ➡前者は前庭神経炎，後者はクプラ結石型による水平（外側）半規管型良性発作性頭位めまい症が鑑別に挙がる．体幹失調の有無で鑑別するが，鑑別困難なことも多い．

② **腕偏倚試験**
- 患者は椅子に座った姿勢で，両上肢を前方水平に挙上し，示指を伸ばす．検者は自分の両示指を患者のそれに向かい合わせ固定し，元の位置の指標とする．その後患者を閉眼させ，

■ 診断のコツ

示指がどのように偏倚するか観察する．前庭系障害があれば水平方向に偏倚していく．
- 一般に，末梢性障害では平行に偏倚することが多いのに対し，中枢性障害では一側優位となり非平行性に偏倚する傾向がある．

③ ロンベルク試験
- 開眼で立位姿勢をとった後に閉眼させる．急に動揺し転倒しそうになれば陽性．下肢の深部感覚障害や迷路性の平衡障害のある患者で陽性になる．
- 一般に末梢性めまいでは眼振の緩徐相（患側）に向かう傾向がある．

④ 閉眼足踏み試験
- 患者は直立し，閉眼して，その場所を変えないように 100 歩足踏みをしてもらう．回転角度が 44°以下なら正常，91°以上は異常とする．
- 一般に，一方向への回転は同側の前庭障害を疑う．中枢性障害では回旋方向に特異性はない．簡易法で 50 歩で行われることもある．

⑤ 歩行
- 小脳性運動失調，前庭迷路性失調があると，開脚歩行がみられ歩行は不安定になり，患側への歩行偏倚を認めることが多い．症状が軽度の場合は継ぎ足歩行をさせると異常が明らかになる．

⑥ 聴力検査
- 耳鳴や難聴の有無と，「めまい」との時間的関係を問診する．音叉を用いて聴力の左右差をみる．ウェーバー試験，リンネ試験を行う．

末梢性めまいと中枢性めまいの鑑別点

- 末梢性めまいと中枢性めまいの鑑別点を**表3**に示す．あくまで参考であり，これだけで鑑別しきれない．

表3 末梢性めまいと中枢性めまい

	末梢性	中枢性
障害部位	前庭迷路，前庭神経	前庭神経核，小脳，前庭皮質
発症・経過	急性発症・単発または反復発作性	急性発症または慢性発症
誘因	頭位変換，髄液圧・中耳腔圧上昇	時に頸部捻転
背景疾患	特にない	血管危険因子
めまいの性状	回転性＞浮動性	回転性＜浮動性
めまいの強さ	強い	軽いことが多い
めまいの持続	短い＞長い	短い＜長い
眼振	一方向性，水平（回旋混合性）	注視方向性，垂直性，回旋性
固視による眼振の抑制	あり（BPPV）	なし
蝸牛症状	時に伴う	通常ない
中枢神経症状	ない	ある(頭痛，脳神経症状，運動失調)

(日本神経治療学会編．標準的神経治療：めまい．2011[1] より)

画像検査など

- 病歴と診察から末梢性前庭疾患と確診できれば，頭部画像検査は不要．
- 中枢性めまいを否定できない場合には躊躇なく画像検査を行う．後頭蓋窩病変はCTはMRIより検出率が劣る．頭部MRIは拡散強調画像，MRAまで施行する．
- 頭部外傷，頸椎病変の有無を調べるために，必要に応じて頭部，頸椎X線検査を施行する．
- 必要に応じて耳鼻科学的検査を依頼する．

STEP UP!
「めまい」を起こす疾患の臨床的特徴

良性発作性頭位めまい症

- 回転性めまいを起こす疾患で最多．40歳以降の中高年に好発する．
- 半規管内の耳石小片が頭位変化により重力に従って浮動することで異常リンパ流動が生じ，クプラが偏倚してめまいを来す（半規管結石症）．耳石小片がクプラに付着することでクプラが偏倚する場合もある（クプラ結石症）．以上の病態は必ずしも確定的なものではない．
- 症状の特徴

①特定の頭位をとると，回転性（症例によっては動揺性）のめまいが起こる．実際には，起床・就寝時，棚の上の物を取る上向き，または洗髪のような下向き頭位，寝返りなどで誘発されることが多い．

②めまい発現まで若干の潜時があり，次第に増強した後に減弱，消失する．めまいの持続時間はおおむね数秒～数10秒である．クプラ結石症では潜時が短い（水平〈外側〉半規管型の場合，半規管結石症では持続は1分以内，クプラ結石症では眼振は長く続く〈2分以上〉ことがある）．めまいは開，閉眼に関係なく発現することが多い．めまい発現時にはめまい症状に伴って増強-減衰する眼振が観察される．

③引き続き同じ頭位を繰り返すと，めまいは軽減または起きなくなることが多い．

④めまいには難聴や耳鳴などの聴覚症状を随伴しない．また，悪心・嘔吐を来すことがあるが，めまい以外の神経症状を随伴することはない．

- 眼振の特徴：眼振の動きをみることが診断にあたって非常に重要．

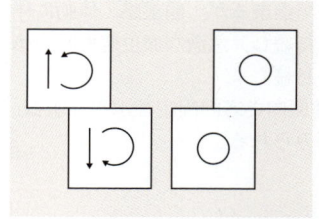

図1 右後半規管型良性発作性頭位めまい症の眼振

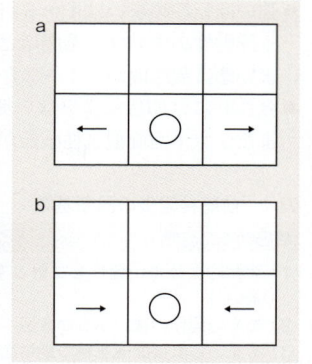

図2 水平（外側）半規管型良性発作性頭位めまい症の眼振
a：半規管結石症，
b：クプラ結石症．

①右後半規管型の場合：右下懸垂頭位で上眼瞼向き/反時計回り回旋性の混合性眼振が出現し，座位に戻すと下眼瞼向き/時計回り回旋性の混合性眼振が出現する（図1）．
②水平（外側）半規管型の場合：半規管結石症では方向交代性下向性眼振が，クプラ結石症では方向交代性上向性眼振が出現する（図2）．

▶治療を知りたい！◀ ☞ 良性発作性頭位めまい症 p.360

前庭神経炎

- 回転性めまい発作のみで蝸牛症状を欠く．中枢神経症状は呈さない．発作を繰り返さない．
- 末梢性めまいの中では良性発作性頭位めまい症，メニエール病の次に多い．30〜50歳代に好発．
- めまいに先行して上気道感染症，感冒に罹患していることが多い．

■ 診断のコツ

- 強い回転性めまいは1～3日で治まるが，頭重感・体動に伴う浮動性めまいは1週間ほど持続し，急激な頭位変換時のめまい感は数週間から1～2か月続く．
- 発作時には頭位によらない健側向き方向固定性水平性眼振，または水平回旋混合性眼振がみられる．

表4　前庭神経炎の診断基準

病歴からの診断

1) 突発的なめまい発作を主訴とする．大きなめまいは一度のことが多い．
2) めまい発作の後，ふらつき感，頭重感が持続する．
3) めまいと直接関連を持つ蝸牛症状（聴力低下あるいは耳鳴）を認めない．
4) めまいの原因，あるいはめまいを誘発すると思われる疾患を既往歴に持たない．
5) めまいの発現に先行して7～10日前後に上気道感染症，あるいは感冒に罹患していることが多い．

〔註〕1），2），3），4）の条件がある場合，本症を疑う．

検査からの診断

1) 聴力検査で，正常聴力または，めまいと直接関係しない聴力像を示す．
2) 温度眼振検査で患側の温度反応高度低下，または無反応を示す．時に，両側性のものがある．
3) めまい発作時には自発および頭位眼振検査で方向固定性水平性（時に水平・回旋混合性）眼振をみる．通常健側向きである．
4) 神経学的検査で前庭神経以外の神経障害所見なし．

〔註〕1），2），3），4）の条件を認めた場合，本症と診断する．

付) 補助診断検査
  1) 神経学的検査で視標追跡検査，視運動性眼振検査は正常所見を示す．
  2) 電気性身体動揺検査（GBST）および電気性眼振検査で患側の反応低下を示す．
  3) 血清ウイルス抗体価検査で，異常所見をみることあり（註：単純ヘルペス，EBウイルスが多い）．
  4) 髄液検査で総蛋白量の増加をみることがある．

（日本めまい平衡医学会編．*Equilibrium Res* 1988[4]）より）

メニエール病

- 難聴，耳鳴，耳閉感などの聴覚症状を伴うめまい発作を反復する．
- 末梢性めまいの中では良性発作性頭位めまい症の次に多い．女性に多く，30歳代後半〜40歳代前半に好発．
- 病態は内リンパ水腫と考えられている．
- めまいの特徴を以下に示す．

① 一般に特別の誘因なく発生，悪心・嘔吐を伴うことが多く，持続時間は10分程度〜数時間程度．

② 回転性めまいが多いが，浮動性めまいの場合もある．

③ 発作時には水平回旋混合性眼振が観察されることが多い．前庭神経炎と異なりメニエール病では発症初期の眼振は患側向き（刺激性眼振）であり，その後健側向き眼振（麻痺性眼振）に移行する．

④ めまい・蝸牛症状以外の神経症状を伴うことはない．

⑤ 発作頻度は週数回から年数回程度まで多様．家庭・職場関係の変化，ストレスなどが発作回数に影響することが多い．

- 難聴，耳鳴，耳閉感が主徴で，これらの症状は主にめまい発作前または発作と同時に発現・増強し，めまいの軽減とともに軽快することが多い．
- 初回発作のみでは疑い例であり，めまいを伴う突発性難聴と鑑別できない場合が多い．上記の特徴を示す発作の反復を確認後に確実例と診断する．
- 難聴の評価は診断，経過観察に重要であり，耳鼻科に依頼して感音難聴の確認，聴力変動の評価のために頻回の聴力検査が必要である．
- 耳鼻科で内リンパ水腫推定検査を行うことが推奨される．

▶治療を知りたい！◀　☛ メニエール病 p.363

表5 メニエール病の診断基準（簡易版）

I. メニエール病確実例
難聴，耳鳴，耳閉感などの聴覚症状を伴うめまい発作を反復する．

II. メニエール病非定型例
下記の症候を示す症例をメニエール病非定型例と診断する．

①メニエール病非定型例（蝸牛型）
聴覚症状の増悪・軽快を反復するが，めまい発作を伴わない．

②メニエール病非定型例（前庭型）
メニエール病確実例に類似しためまい発作を反復する．一側または両側の難聴などの聴覚症状を合併している場合があるが，この聴覚症状は固定性で，めまい発作に関連して変動することはない．

この病型の診断には，めまい発作の反復の状況を慎重に評価し，内リンパ水腫による反復性めまいの可能性が高いと診断された場合にメニエール病非定型例（前庭型）と診断すべきである．

○原因既知の疾患の除外
メニエール病確実例，非定型例の診断にあたっては，メニエール病と同様の症状を呈する外リンパ瘻，内耳梅毒，聴神経腫瘍，神経血管圧迫症候群などの内耳・後迷路性疾患，小脳，脳幹を中心とした中心性疾患など原因既知の疾患を除外する必要がある．

（前庭機能異常に関する調査研究班編．メニエール病診療ガイドライン．2011[3]）より引用）

脳血管障害

- 多くは脳幹か小脳病変が急性めまいの原因になる．
- ほとんどの脳血管障害は急性発症の巣症状を伴うため診断は容易であるが，めまいを伴う脳梗塞の中には，蝸牛症状を伴ったり，神経症候がわかりにくいものも存在するので，以下に例を挙げる．なお，小脳出血は歯状核付近に多いために四肢や体幹の運動失調を呈することが多く，しばしば頭痛も伴うため，鑑別は容易であることが多い．

① ワレンベルク症候群（延髄外側症候群）
- めまいとともに構音障害，嚥下障害，健側の温痛覚障害，患

側の運動失調やホルネル症候群などを来す．めまいや平衡障害は高頻度に認め，めまいは回転性のことも浮動性のこともある．
- 眼振所見には一定した傾向はないとされるが，末梢性めまいを疑わせるような方向固定性水平性眼振（水平回旋混合性眼振）を呈することもある．
- 突発するめまいを訴えるが麻痺をほとんど伴わないこと，椎骨動脈解離が原因である場合は血管障害の危険因子を持たない若年者にも発症すること，前述のように末梢性めまいを疑わせる眼振所見を呈することがあることなどから，診断が難しい症例もある．

② AICA 領域の脳梗塞
- めまい，病側の難聴，小脳性運動失調，末梢性顔面麻痺を起こす（AICA 症候群）．
- AICA は小脳や橋とともに内耳にも血流を送っているため，閉塞すると病側の蝸牛障害（耳鳴りや難聴）や前庭障害（健側方向への方向固定性水平性眼振）など末梢性めまいを疑わせる症状が出現する．末梢前庭障害とは他の神経症候で鑑別できることが多い．

③ PICA 領域の小脳梗塞
- PICA 領域の小脳梗塞では構音障害も手足の運動失調も起こらず，めまいと体幹失調のみが唯一の症状であることが多い．このため，臥位での診察のみではめまい以外の神経症状をまったくとれないことがある．
- 加えて，PICA 領域の小脳虫部に限局した梗塞では方向固定性水平性眼振，方向交代性上向性眼振といった末梢性めまいに似た眼振が出現することがある．前者は前庭神経炎，後者はクプラ結石型による水平（外側）半規管型良性発作性頭位めまい症が鑑別に挙がる．
- 急性発症のめまいで臥位での神経所見に乏しく，末梢前庭障害のような激しい眼振もないのにうまく歩くことができない場合には，PICA 領域の小脳梗塞の可能性を考えるが，鑑別

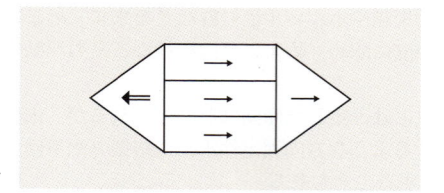

図3 右聴神経腫瘍におけるブルンス眼振

困難なことも多い．

脳腫瘍

- 小脳や脳幹部の腫瘍は，圧迫や水頭症，腫瘍内出血によりめまいを起こすことがある．一例として聴神経腫瘍を挙げる．

① 聴神経腫瘍
- 小脳橋角部腫瘍の7〜8割を占める．初発症状としては感音難聴・耳鳴などの聴覚障害が約8割強を占めるが，めまいを訴える例は10〜15％と少ない．めまいは持続することは少なく，一過性に症状が出ることが多い．めまいの性状に決まったものはない．
- 聴神経腫瘍などの小脳橋角部腫瘍では，腫瘍が大きくなって脳幹を圧迫するようになると，病側注視で大振幅低頻打性，健側注視で小振幅高頻打性のブルンス眼振が生じる（図3）．

脊髄小脳変性症

- 構音障害や四肢の小脳性運動失調が目立ち，緩徐にふらつき感や歩行障害が出現する．
- 脊髄小脳変性症の中でもSCA6（spinocerebellar ataxia type 6）では，小脳性運動失調症状に先立ってめまいや動揺視を自覚することがあり，頭位変換時のめまいや動揺視様の症状が初発症状となることがある．水平性注視眼振，垂直性眼振，rebound nystagmusなど多彩な眼振所見を呈し，懸垂頭位

で誘発される下眼瞼向き眼振も特徴とされる．まれではあるが，episodic ataxia 2 に類似した発作性失調症やめまいが出現する症例もある．

起立性低血圧

- 疑ったらシェロング起立試験または傾斜試験（チルトテスト，headup-tilt）を行う（確定診断の基準にはいろいろなものが提唱されている）．

> **予備知識　シェロング起立試験**
>
> 外来でできる簡便な起立性低血圧検出法．5 分間の臥位安静の後に急に立位をとらせ，前後の血圧・脈拍を 1～2 分ごとに経時的に記録する．収縮期血圧が 30 mmHg，または拡張期血圧が 15 mmHg 以上低下した場合，起立性低血圧確診とする．

- 起立性低血圧を来す疾患を下記に示す．

多系統萎縮症，パーキンソン病，レビー小体型認知症，純粋自律神経失調症（PAF），糖尿病，アミロイドーシス，褐色細胞腫，出血，脱水，大動脈弁狭窄症，薬剤性（α_1 受容体遮断薬，L-ドパなど）など．

薬剤の副作用

- めまいを起こしうる薬剤を下記に示す．

アミノ配糖体系抗菌薬（ストレプトマイシン，ゲンタマイシン），抗癌薬（シスプラチン），降圧薬，利尿薬（フロセミド，サイアザイド），血管拡張薬（ニトログリセリン，硝酸イソソルビド），NSAIDs（インドメタシン，ジクロフェナク），抗てんかん薬（フェニトイン，カルバマゼピン，クロナゼパム），抗不安薬：ベンゾジアゼピン系（ジアゼパム），チエノジアゼピン系（クロチアゼパム，エチゾラム），抗ヒスタミン薬（ジフェンヒドラミン），睡眠薬，抗うつ薬（三環系，四環系，

SSRI），筋弛緩薬（バクロフェン，チザニジン，エペリゾン），アルコール．

参考文献

1) 日本神経治療学会治療指針作成委員会（編）．標準的神経治療：めまい，2011．
   https://www.jsnt.gr.jp/guideline/img/memai.pdf
2) 日本めまい平衡医学会診断基準化委員会（編）．良性発作性頭位めまい症診療ガイドライン（医師用）．Equilibrium Res 2009；68：218-225．
3) 厚生労働省難治性疾患克服研究事業 前庭機能異常に関する調査研究班（2008～2010年度）（編）．メニエール病診療ガイドライン 2011年版，金原出版；2011
4) 日本めまい平衡医学会（編）．めまいの診断基準化のための資料―1987年めまいの診断基準化委員会答申書．6．前庭神経炎．Equilibrium Res 1988；47：255-256．

MEMO

● 主訴

しびれ

● 症候

感覚障害

● Step

1. 「しびれ」を来す鑑別疾患をいくつあげられるか
2. 緊急性のある疾患を見逃さないように，診察・検査を進める
3. 危険な疾患を鑑別したら，さらに詳細な医療面接・身体所見・画像検査へ

「しびれ」を訴える患者がきた！

- まず，「しびれ」が感覚の異常であって，筋力低下でないことを確認する（患者によっては「力がはいりにくい」症状を「しびれた」と表現する可能性がある）．
- 「しびれ」を来す疾患で，最も緊急性の高い疾患は脳血管障害である．
- 顔面，上肢，下肢の2か所以上が片側性に障害されていたら，中枢性疾患の可能性が高い．突然発症の中枢性疾患が疑われるときは，脳血管障害を疑い緊急CT/MRIを施行する．
- それ以外の場合，詳細な病歴聴取・診察から，病巣・鑑別疾患（表1）を考える．
- 緊急性の高い疾患は迅速に検査を施行，それ以外の疾患も頻度を考慮して網羅的に検査を計画する．

MEMO

表1 病巣からみた感覚障害のパターン,鑑別疾患

病巣	感覚障害のパターン	考えられる疾患
脳幹・大脳		
a) 大脳皮質	対側複合感覚の障害	・脳血管障害
b) 皮質下白質	対側顔面を含む上下肢の全感覚障害	・脳腫瘍 ・脳膿瘍
c) 視床	対側顔面を含む上下肢の感覚障害 しばしば手口症候群	・血管炎(膠原病,放射線遅発性壊死) ・脱髄性疾患
d) 脳幹	対側上下肢の感覚障害 病側/対側顔面の感覚障害	
脊髄		
a) 横断性脊髄炎	両側全感覚消失	・髄内/髄外腫瘍
b) ブラウン-セカール症候群	病側深部感覚,対側温痛覚障害	・圧迫性病変 ・脊髄炎(膠原病,脱髄,放射線脊髄炎)
c) 前索障害	対側温痛覚障害	・前脊髄動脈症候群,硬膜動静脈瘻
d) 後索障害	病側深部感覚障害	・糖尿病,脊髄癆
e) 髄内伸展性病変	障害レベルから尾側に伸展する感覚障害 肛門周囲の感覚残存(sacral sparing)	・脊髄空洞症
f) 中心灰白質病変	宙吊り型温痛覚障害	
g) 円錐,円錐上部	肛門周辺感覚障害(saddle anesthesia)	
末梢神経		
a) 単一末梢神経	特定の神経支配領域の感覚障害	末梢神経圧迫病変
b) 多発性単神経炎	複数の神経支配領域の感覚障害	虚血性神経障害
c) 多発神経炎	手袋靴下型感覚障害	代謝性疾患,中毒性疾患
d) 脊髄後根	皮膚分節の感覚障害	脊髄圧迫病変
e) 馬尾	肛門周辺感覚障害(saddle anesthesia)	脊柱管内馬尾圧迫病変

危険な「しびれ」を来す疾患を迅速に鑑別する！

詳細な病歴聴取
① しびれの起こり方
② しびれの分布
③ しびれの性状
④ しびれの時間経過（進展，退縮）
⑤ 随伴症状
⑥ 増悪，寛解因子
⑦ 基礎疾患，既往症
⑧ 職業，危険物曝露歴
⑨ 薬剤内服歴
⑩ 飲酒，摂食状況

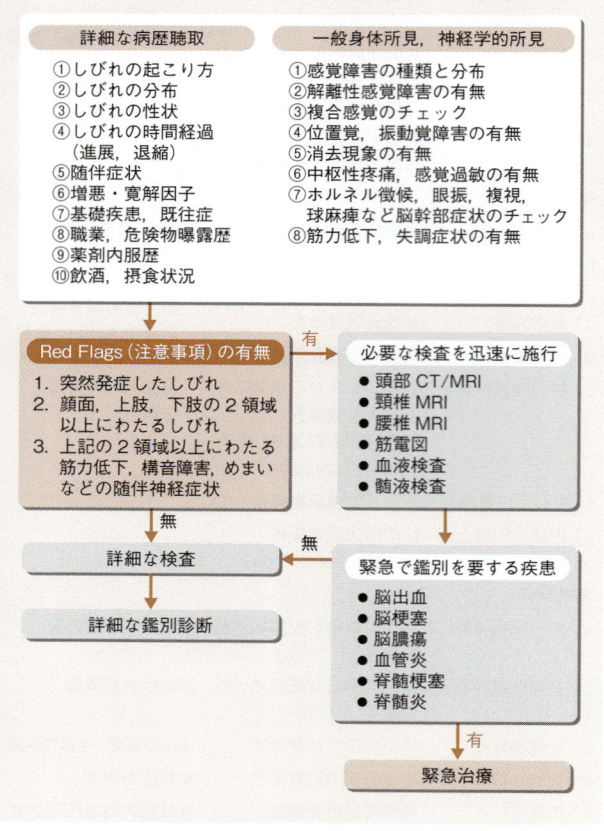

一般身体所見，神経学的所見
① 感覚障害の種類と分布
② 解離性感覚障害の有無
③ 複合感覚のチェック
④ 位置覚，振動覚障害の有無
⑤ 消去現象の有無
⑥ 中枢性疼痛，感覚過敏の有無
⑦ ホルネル徴候，眼振，複視，球麻痺など脳幹部症状のチェック
⑧ 筋力低下，失調症状の有無

Red Flags（注意事項）の有無
1. 突然発症したしびれ
2. 顔面，上肢，下肢の2領域以上にわたるしびれ
3. 上記の2領域以上にわたる筋力低下，構音障害，めまいなどの随伴神経症状

→ 有 → **必要な検査を迅速に施行**
- 頭部 CT/MRI
- 頸椎 MRI
- 腰椎 MRI
- 筋電図
- 血液検査
- 髄液検査

↓ 無
詳細な検査
↓
詳細な鑑別診断

← 無 ← **緊急で鑑別を要する疾患**
- 脳出血
- 脳梗塞
- 脳膿瘍
- 血管炎
- 脊髄梗塞
- 脊髄炎

↓ 有
緊急治療

図1 しびれの鑑別に必要な診療のアルゴリズム

病歴聴取のポイント

① しびれの起こり方
- 突然しびれてきたのか，朝起きたらしびれていたのか，それとも，数日から数か月の間にしびれが出現したのか．「何時何分から始まった」など発症時刻を正確に答える患者の多くは，脳出血や脳梗塞によるしびれの可能性を考える．

② しびれの分布
- まずは，大まかに顔，上肢，下肢のどの領域か，また左右どちらかを問診する．特に片側で2領域以上にわたる場合は脊髄以上の中枢性疾患が疑われる．
- 顔の場合，大まかに眼の上（V1），頬部（V2），下顎部（V3）のいずれの領域か，または鼻先か顔の周辺か，などしびれの範囲をまず問診しておき，後で診察しながら分布を確かめる．
- 四肢のしびれの場合，指先・趾先が中心，手・足のみ，肘・膝関節まで，などしびれの分布を聴取しておく．体幹部にしびれた部分と正常部分の境界がある場合は脊髄病変を強く示唆する．

③ しびれの性状
- 「なんとなくムズムズする」という弱いしびれから，「ビリビリする」という痛みに近いものまである．末梢神経の神経根が障害される根性疼痛，中枢神経疾患による中枢性疼痛などは特徴的な痛み・しびれを生じる．

④ しびれの時間経過（進展，退縮）
- 時間経過とともにしびれの分布が変わることがあり，病巣診断に役立つ．たとえば，四肢末端からしびれが始まり，中枢側に伸展する場合は「手袋靴下型（glove and stocking type）」といって末梢神経炎型の病巣が示唆される．
- 同一の脊髄レベルで進行する病巣であっても，髄内の中心管から外に向かって病巣が進展する場合は，しびれの範囲は体幹部を尾側に向かって進展し，髄外から脊髄の中心に向かっ

て圧迫が進行する病巣の場合には，しびれの範囲は逆に吻側に向かって進展する．
- 治療や自然寛解により病巣が退縮する場合は，しびれの範囲が縮小することもある．

⑤ 随伴症状
- 高次機能に関連した「言葉の出にくさ」「物を扱う動作」「人・場所・時間の認識」などに異常がないかを本人・家族から聴取する．
- 脳幹部機能に関連した「めまい」，「呂律が回らない」，「飲み込みにくい」などの症状がないかを問診する．
- 「力が入らない」「文字が書きにくい，箸がうまくつかえない」「歩きにくい」などの運動症状がないかを聴取する．

⑥ 増悪・寛解因子
- 頸部の前後屈，側屈，下肢・腰の運動などによって生じるしびれは，神経根の圧迫が示唆され，整形外科的な疾患を鑑別する．
- 手首の掌屈によって手掌に生じるしびれは，正中神経の手根管での圧迫が示唆される．
- 起床時に気がつく一側の第1指および第2指の手背側のしびれで，手首関節での背屈障害を随伴する場合は橈骨神経麻痺を疑うが，睡眠時に腕枕，手すりなどで橈骨神経を圧迫することがなかったかを確認する．

⑦ 基礎疾患，既往症
- 高血圧，脂質異常症，糖尿病，喫煙，過度の飲酒などの脳血管障害のリスクが高い場合は，脳梗塞・脳出血の可能性を考える．糖尿病，膠原病，サルコイドーシスなど末梢神経障害を来す基礎疾患の有無を聴取する．

⑧ 職業，危険物曝露歴
- 塗装・印刷業における有機溶剤など末梢神経障害を来す危険物への曝露を聴取する．また抗がん剤・イソニアジドなどの薬剤内服を問診する．

神経学的診察

- 感覚の検査が最も重要である．

① 顔面の感覚検査

- 三叉神経の V1, V2, V3 の領域について，右と左とを比較しながら，触覚，痛覚，温度覚について検査する．
- 温痛覚を伝える三叉神経脊髄路核は，鼻先から顔周囲にかけてリング状に分布（オニオンリング型〈onion ring pattern〉）しており，尾側の三叉神経脊髄路核の障害では顔周辺の温痛覚のみ障害される．

② 四肢・体幹の感覚検査

- 病歴から聴取した「しびれ」の分布を参考に，感覚の検査を行う．
- (1) まず表在覚として，触覚，痛覚，温度覚を調べる．検査は，上肢，躯幹，下肢と順序よく進めていく．大まかな触覚の異常の分布を知るためには，2か所を比較しながら鈍いところを明らかにする方法と，閉眼させ触れたらすぐに"はい"と答えさせるやり方がある．2か所の比較では，左右差，上肢と下肢の差，近位部と遠位部の差に注意し，だいたいの感覚異常部位の分布を検出する．
- (2) 大まかな感覚異常の分布がわかったら，さらに脊髄分節に基づく皮膚分節（dermatome, 図2）に一致するか，末梢神経の分布（図3）に従っているかを念頭に細かく調べる．また境界線に注意し，正常と異常の境界が線を引いたようにはっきりしているか，徐々に感覚が変わるかを調べる．
- (3) 触覚に引き続き，痛覚，温度覚を調べる．
- (4) さらに深部感覚の検査として，振動覚を調べる．振動数の少ない音叉（一般にはC128）を振動させ，体幹や四肢の皮下組織が浅いところに存在する骨の突起に音叉を当てる．検査部位は胸骨，鎖骨，肘頭，尺骨の茎状突起，手指末端，上前腸骨棘，脊椎棘突起，膝蓋骨，脛骨中央，外果などである．一側の部位に音叉を当て振動が止まったら

■診断のコツ

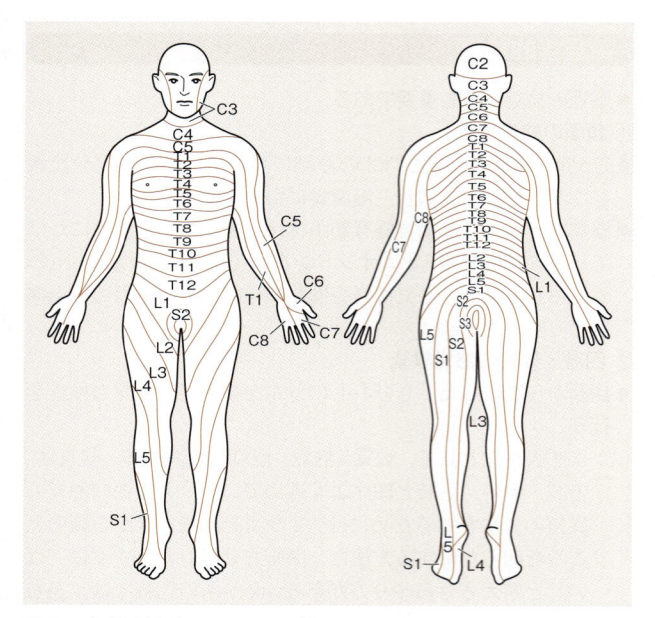

図2 皮膚分節（dermatome）

"はい"といわせる．その後すぐに対側の同部位に移しまだ振動しているかを訊き左右差を比較する．
(5) 位置覚をみるには，閉眼させ四肢関節のいずれか一つを他動的に一定の位置に屈曲させ，対側の四肢でその位置を真似させるか，動かしたのと別の示指で母指あるいは母趾を指ささせる．また母指さがし試験や，閉眼状態で両腕を広げておいて両側の示指を近づけていき付け合わせる試験法もある．また，両手を開いて両上肢を水平に保持させ閉眼させると，それぞれ手指があたかもピアノを弾くように上下に動揺したりする（ピアノ弾き運動〈piano playing movement〉，偽性アテトーゼ〈pseudoathetosis〉）．立位

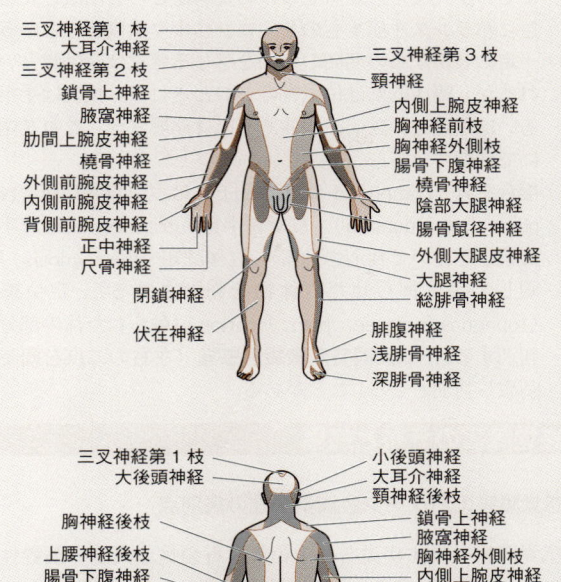

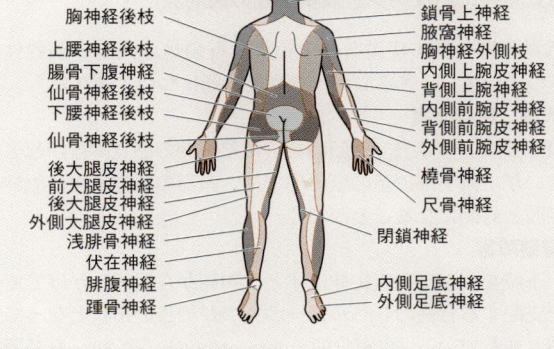

図3 末梢神経の皮膚支配領域

(DeJong RN. The Neurological Examination, 4th ed. Harper & Row, 1979 より)

にてつま先をそろえ気をつけの姿勢をとらせ閉眼させると急にバランスを崩すものを，ロンベルク徴候陽性という．
(6) 一定の肢位からの関節の移動を感じる感覚は運動覚といわれるが，臨床的には位置覚の一つとされる．検査は手指あるいは足趾を他動的に屈曲あるいは伸展させ，これを閉眼にて判断させる．
(7) 複合感覚（compound sensation）には，二点識別覚（two-point discrimination），皮膚書字覚（graphesthesia）（手掌に数字を書いて判別させる），立体認知（stereognosis）（閉眼して手に握らせた立体物を判別させる），定位感覚（topognostic sense, point location）（触られた体の部分を判別する），二点同時刺激識別感覚（左右の二点を同時に刺激し判別させる）などがある．

感覚障害の分布と病巣

感覚障害のパターンと病巣局在の鑑別点

- 感覚障害を来す病巣を，末梢性，脊髄性，大脳・脳幹性の3つに分類し，さらに細かな病巣診断について述べる．

① 大脳，脳幹障害
- 橋上部以上の障害では顔面を含んだ一側の感覚障害が起きやすいが，橋下部以下の脳幹部では，顔面の感覚障害は躯幹・四肢と対側になることがある．

② 脊髄障害
- 上下肢を体幹に垂直に伸ばすと，吻側から尾側にかけて皮膚を支配する脊髄のレベルは一つ一つが細長い帯状となって整然と並んでいる（皮膚分節〈dermatome〉，図2）．脊髄障害による感覚障害は，病巣のレベルで脊髄に入力する神経線維による症状（short-tract sign）と，障害されたレベルよりも下位のレベルからの脊髄を上行する線維による症状（long-tract sign）とに分けられる（図4）．
- short-tract sign は対応する皮膚分節に感覚障害となって分

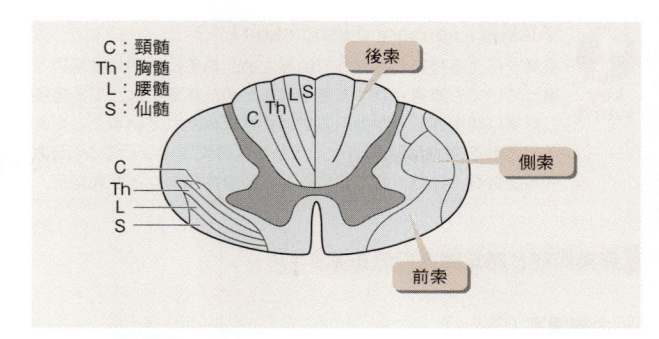

図4 脊髄横断面
前索の脊髄視床路により非識別性触覚，温痛覚が伝えられる．後索により識別性触覚，位置覚，振動覚が伝えられる．

布するのに対し，long-tract sign は障害部以下のレベルの感覚障害となって出現する．
- また，脊髄内においても各皮膚分節に由来する感覚線維は層状に配列しており (lamination, 図4)，病巣レベルとは異なったレベルまでの感覚障害が出現する．

③ 末梢神経障害
- 皮膚や関節の感覚受容器によって得られた信号は，末梢神経を通って脊髄後根から脊髄内に伝えられる．この途中のどこかで障害される場合，末梢性の感覚障害を来す．
- 末梢神経障害のうち，遠位では末梢神経の支配領域にしびれや感覚障害を来す（図3）．より近位では，神経束，後根・後根神経節で障害されることがあり，近位であるほど傷害される領域も脊髄レベルに応じた皮膚分節に近くなる．

■ 診断のコツ

> **感覚解離（sensory dissociation）**
> 感覚を伝える経路が分かれているため，あるいは同じ神経内を通っていても障害されやすさが違うため，疾患によってある種の感覚は障害されるが他の感覚は正常に保たれていることがある．これを感覚解離という．たとえば脊髄でのブラウン-セカール症候群，延髄外側でのワレンベルク症候群などが典型例．

病巣局在と感覚障害の分布（図5）

① 大脳障害（図5a）

- 頭頂葉の感覚領野の皮質が障害されると反対側に複合感覚の障害が起こる．すなわち立体覚の低下，二点識別覚の低下，消去現象（extinction）などがみられる．
- 感覚領野に限局した障害では，反対側に表在感覚の障害を生じるが，その程度は軽く感覚脱失を示すことはない．もし感覚脱失があれば皮質下の障害が示唆される．同様に皮質の障害では深部感覚のうち位置感覚や運動感覚は障害されるが，振動覚は保たれる．
- 大脳性感覚障害があると，しばしば手の動作がぎこちなくなり，日常的な物品操作が下手になる．特に個々の手指の運動を必要とするような動作が侵されやすく，肢節運動失行（limb-kinetic apraxia）を呈する．

② 視床障害（図5b）

- 視床の障害では反対側のすべての感覚が侵され，ことに深部感覚が強く障害される．視床の外側核が侵されるときにはいわゆる視床症候群を呈し，反対側の半身に疼痛刺激を与えると不快感を伴う激痛すなわちヒペルパチー（hyperpathia）を生じる．同様にこのとき生じる自発痛を視床痛（thalamic pain）と呼ぶ．
- 視床後腹側核には明らかな体性局在のあることが知られており，内側後腹側核（N. ventralis posteromedialis：VPM）から外側後腹側核（N. ventralis posterolateralis：VPL）にか

けての小さな病巣では口周囲と手に限局した感覚障害を来し，これを手口症候群（cheiro-oral syndrome）という（図5c）．

③ 脳幹障害
- 顔面の感覚を伝える伝導路の走行に応じて，脳幹部病変では特徴的な顔面の感覚障害を来す．
- 橋上部以上で視床までの病変では，反対側の顔面を含んだ感覚障害が生じる．特に脳幹部外側の障害では脊髄視床路・三叉神経脊髄路が障害され温痛覚障害のみが半身で障害される（図5d）．
- 橋中部の病変では三叉神経が脳幹に入ったところで脊髄視床路とともに障害され，同側の顔面の全知覚障害と対側の温痛覚障害が生じる（図5e）．
- 延髄外側症候群では交叉前の三叉神経脊髄路と脊髄視床路が障害されるため，病側顔面と，反対側半身の温痛覚障害が生じる（図5f）．

④ 脊髄障害
- 温痛覚線維，非識別性触覚線維が脊髄後根から入り中心灰白質を通って対側の脊髄視床路を上行する．また深部覚，識別性触覚の線維は同側の後索を上行する．
- 脊髄視床路は下位脊髄からの線維ほど外側を走行し，後索では下位脊髄からの線維ほど中心側を走行している層状構造（lamination）をとっている（図4）．したがって，脊髄中心から外側に向かって病巣が進展すると，感覚障害の範囲は病巣のある分節レベルから次第に尾側へ伸展する．

ⅰ) 完全な横断性障害（図5g）
- 横断性脊髄炎（transverse myelitis）ともいわれ，障害部以下に対称性に完全な全感覚の消失を認め，痙性対麻痺および膀胱直腸障害を伴う．障害部では病変により後根が刺激され感覚過敏や異常感覚を認めることがある．

ⅱ) 半側障害（図5h）
- いわゆるブラウン-セカール症候群を呈し，障害側では障

部以下に深部感覚の障害があり，その上部には狭い全感覚消失帯がある．反対側では温痛覚は脱失するが触覚は保たれている．さらに障害側の痙性麻痺，病的反射の出現をみる．

iii）脊髄視床路（前索）障害（図5i）

- この障害により障害レベル以下の対側の温痛覚が消失する．上述のように lamination 構造をとるため，脊髄視床路を外側から障害する病変では下肢から躯幹に温痛覚障害が上行する．
- 逆に髄内腫瘍など中心部から障害する場合は障害部の数節下の dermatome から温痛覚障害が始まり，尾側へ伸展する．この際，仙髄領域は最も外側にあたり障害されにくく，特に髄内腫瘍などにより両側性に脊髄視床路が中心から障害されていった場合，肛門周囲の感覚が残存することがある．これを sacral sparing（図5j）といい，病巣が中心から伸展していることを示唆する所見として重要である．
- 前脊髄動脈の障害では両側の脊髄視床路が障害され障害部以下の両側性の温痛覚が脱失し対麻痺，膀胱直腸障害を伴うが，深部覚は正常である．

iv）後索障害（図5k）

- 後索の障害により深部感覚，識別性触覚が障害される．脊髄性失調症，ロンベルク徴候陽性，触覚の低下はないが複合感覚が障害される．

v）中心灰白質障害（図5l）

- 温痛覚線維は中心灰白質を通って対側の脊髄視床路に入るため，この部位の障害で障害レベルの温痛覚が両側性に障害される．この障害は，脊髄空洞症でしばしば認められる．この際には頸髄から上部胸髄にかけて病巣が生じることが多いため，両上肢，胸部上部に温痛覚消失を認め，宙吊り型（forme suspension）と呼ばれる．

vi）円錐・馬尾障害（図5m）

- 円錐は第3～5仙髄および尾髄から成る．下肢筋の大半は第2仙髄以下の髄節支配を受けていないため，純粋な円錐障害

では弛緩性膀胱直腸障害と肛門周囲の左右対称性の感覚消失のみを呈し，運動障害や腱反射の障害はない．この肛門周囲の感覚障害の分布は自転車のサドルにあたる部分に似ているため，サドル状感覚消失（saddle anesthesia）という．
- 馬尾は L2 以下の神経根の集合であり，上部の障害では感覚障害に運動障害，腱反射低下を随伴するが，下部の障害では円錐障害と同様の症状を示し鑑別はきわめて困難である．

⑤ 単一末梢神経障害（図 5n）

- 圧迫，外傷，神経を栄養する血管の炎症などにより単一の末梢神経に障害が起こると，その支配領域に限局した感覚障害を起こす．感覚障害部位と健常部の境界は一般に明瞭である．末梢神経の損傷では，感覚障害の他に運動障害や筋萎縮，腱反射の低下を伴う．
- 単一の末梢神経のみが障害される単神経炎（mononeuritis）と，こうした末梢神経障害が複数の末梢神経で生じる場合の多発性単神経炎（mononeuritis multiplex）がある．

⑥ 多発性神経障害（図 5o）

- 多発神経炎（polyneuritis）の感覚障害は，四肢の末端に強く躯幹に近づくにつれ次第に弱くなる手袋靴下型（glove and stocking type）を示す．感覚障害部と健常部の移行ははっきりしない．一般に上肢よりも下肢が先に侵されその程度も強い．
- 感覚障害とともに運動麻痺や腱反射低下などを伴い，かつ感覚障害は左右対称性である．

⑦ 脊髄後根障害（図 5p）

- 脊髄後根の病巣による感覚障害は，皮膚分節に一致した分布をとり，その部分に感覚鈍麻に加えて神経根痛（radicular pain, root pain）と呼ばれる特有の痛みを生じる．この痛みは，咳嗽，くしゃみ，起立などで増悪する．また，ラゼーグ徴候のような神経枝を伸展させるような力を加えると痛みが誘発される．
- 後根の障害ではすべての感覚線維が障害されうるが，触覚を伝える線維は，温痛覚線維に比して太く，厚い髄鞘に被われ

■ 診断のコツ

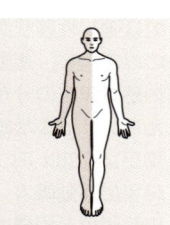

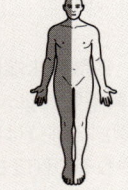

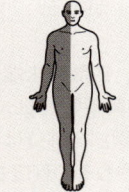

図5 病巣局在と感覚障害の分布
■：全感覚障害，■：温痛覚障害，
■：深部感覚障害（位置覚，振動覚，識別覚），■：皮質性感覚障害（二点識別覚，立体覚，皮膚書字覚など）

感覚障害のパターン	その他の症状	病巣部位
	・位置覚低下 ・表在感覚障害はあっても軽度	

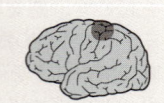

a 頭頂葉障害

感覚障害のパターン	その他の症状	病巣部位
（b）	・視床痛 ・ヒペルパチー ・視床手 ・視床性失語	b 視床障害
（c）		c 手口症候群
（d）	・小脳症状（障害側） ・ホルネル症候群（障害側） ・不随意運動（障害側） ・悪心・めまい	d 橋上部外側症候群

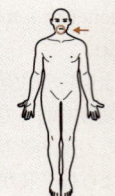

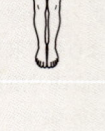

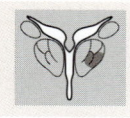

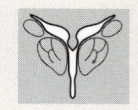

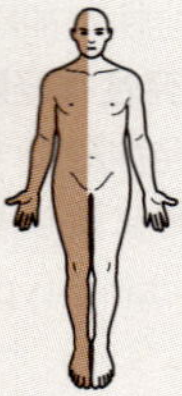

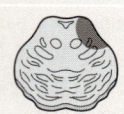

感覚障害

しびれ

	e 橋中部外側障害	f 延髄外側症候群	g 完全な横断性障害
感覚障害のパターン	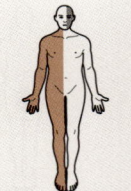	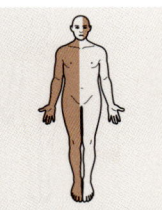	
その他の症状	・小脳失調（障害側） ・ホルネル症候群（障害側） ・悪心・めまい	・小脳失調（障害側） ・ホルネル症候群（障害側） ・口蓋筋，声帯麻痺（障害側） ・悪心・めまい	・筋力低下（両側） ・腱反射亢進（両側） ・病的反射（障害側）
病巣部位	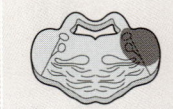	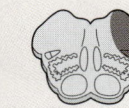 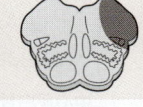	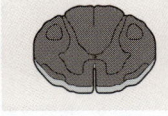

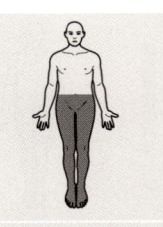

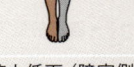

	h 半側障害	i 前索障害	j 髄内病変
感覚障害のパターン	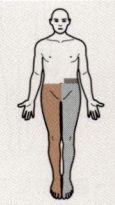	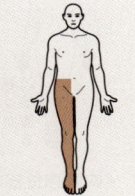 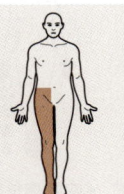	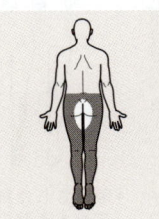
その他の症状	・筋力低下（障害側） ・腱反射亢進（障害側） ・病的反射（障害側）		・筋力低下（両側） ・腱反射亢進（両側） ・病的反射（両側）
病巣部位	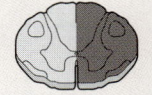	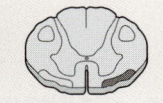	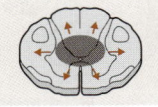

診断のコツ

感覚障害のパターン			
その他の症状	・ロンベルク徴候陽性 ・脊髄性失調症		・弛緩性膀胱直腸障害 （・足趾・腓腹筋の筋力低下 ・アキレス腱反射の消失）
病巣部位			
	k 後索障害	l 中心灰白質障害	m 円錐・馬尾障害

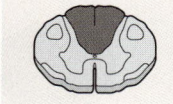

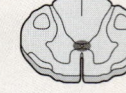

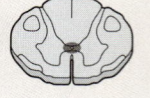

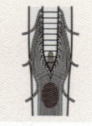

感覚障害のパターン	ⓐ ⓑ ⓒ ⓓ ⓔ	境界では徐々に障害が強まる	
その他の症状	・障害された神経が支配する筋の筋力低下，萎縮 ・腱反射低下	・四肢遠位部の筋力低下 ・腱反射低下	・腱反射低下
病巣部位			
	n 単一末梢神経障害	o 多発性神経障害	p 脊髄後根障害

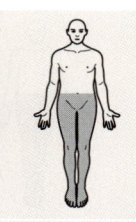

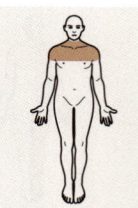

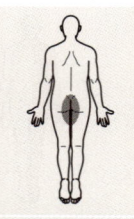

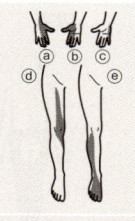

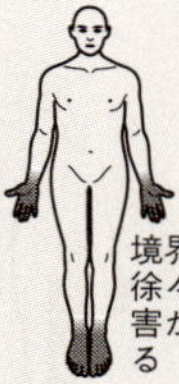

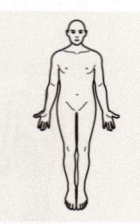

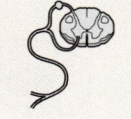

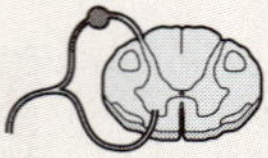

ているので抵抗が強く障害されにくいため感覚解離を来すことがある.
- 神経根の炎症を神経根炎（radiculitis）という.

必要な検査

- **頭部 CT/MRI**：急性発症のしびれで，中枢神経病変を疑う場合には緊急で施行する必要がある．脳梗塞では発症後6時間までは頭部 CT で異常を認めないことや，脳幹部梗塞は頭部 CT ではアーチファクトが多く判別が困難であることを知っておく必要がある．頭部 MRI の拡散強調画像にて急性期脳梗塞巣を鑑別すると同時に，$T2^*$画像にて出血性病変を評価する．腫瘍性病変，炎症性病変，脱髄性病変などでは造影検査を行う．
- **頸椎 MRI，腕神経叢 MRI**：上肢に short tract sign を有し，躯幹から下肢に long tract sign を呈している場合は頸髄病変が疑われる．上位の頸髄病変では，三叉神経脊髄路の障害により顔面周囲にもしびれ，温痛覚障害がでることがあり，見落とさないようにする．
- **腰椎 MRI，骨盤腔 CT/MRI**：下肢にしびれが限局している場合，椎間板ヘルニアなどの腰椎病変や，骨盤腔疾患の腰椎付近への進展を評価する．
- **筋電図**：伝導速度の異常や感覚神経の障害を検査する．
- **血液検査（膠原病，凝固異常症，抗リン脂質抗体，ビタミン値）**：末梢神経障害を来す全身性疾患・代謝性疾患・中毒性疾患を血液検査にて評価する．
- **髄液検査**：脱髄疾患による蛋白細胞解離を検査する．

見逃してはいけない「しびれ」の原因疾患

中枢神経疾患

① 脳血管障害
- 突然のしびれ，片側性のしびれの場合には，脳血管障害を強

く疑い，緊急で頭部 CT，MRI 拡散強調画像などの画像診断を行う．延髄病変などは小さく見逃しやすいので，神経症状を丁寧に取り病巣診断を注意深く行ったうえで，疑われる病巣を中心に画像検査を行うとよい．

② 脳腫瘍
- おおむね緩徐に進行する．造影検査にて，見逃さないようにする．多発する病巣では，転移性腫瘍を疑い原病巣を検索する．

③ 脳膿瘍
- 頭痛・発熱などの感染症状のほか，感染の原因となる病巣を評価する．

④ 血管炎（膠原病，放射線遅発性壊死）
- 静脈炎では無症状な病巣を含めて多発する白質病変を来すことが多い．動脈・細動脈の病変では，中心部に壊死性病変を伴う虚血性病変を形成する．

⑤ 脱髄性疾患
- 多発性硬化症では，過去に一過性のしびれを生じたり視力低下を自覚したりすることがある．

脊髄疾患

① 髄内/髄外腫瘍
- おおむね緩徐に進行する．脊髄の層状構造（lamination）に対して病巣が進展する方向により，しびれの範囲が吻側，尾側に広がる場合がある．

② 圧迫性病変
- 頸椎症により脊髄感覚路，後根神経などが圧迫されしびれや痛みを生じる．しびれのレベルに応じた脊髄病変を検索するが，層状構造のためしばしば痛みの範囲よりも高位の脊髄に病巣がある．

③ 脊髄炎（膠原病，脱髄，放射線脊髄炎）
- 活動性のある病変は造影の MRI にて評価する．

④ 前脊髄動脈症候群

- 脊髄の前2/3の梗塞を生じ，突発する両側性の温痛覚障害を来す．錐体路障害や排尿・排便障害を伴うこともある．

⑤ 硬膜動静脈瘻
- 脊髄のうっ血から灌流障害を来し，しびれや錐体路症状などの脊髄症状を呈する．うっ血し腫大した脊髄および拡張した静脈のflow voidを脊髄MRIにて評価する．

⑥ 脊髄癆
- 梅毒により脊髄後索が障害されると，深部感覚が障害される．

⑦ 脊髄空洞症
- 脊髄中心管に髄液が貯留し拡張すると，交叉する脊髄視床路を傷害して両上肢から上胸部に「宙吊り型」と呼ばれる特徴的な分布の温痛覚障害を来す．

⑧ 亜急性脊髄連合変性症
- ビタミンB_{12}の欠乏により，悪性貧血と合併して脊髄側索と後索に変性を来すため，深部感覚障害，錐体路徴候を来す．また末梢神経障害を合併し手袋靴下型の感覚障害を来す．

末梢神経障害

① 末梢神経圧迫病変
- 橈骨神経，正中神経，尺骨神経，坐骨神経，腓腹神経などには外的な力によって圧迫されやすい部位がある．特徴的な姿勢や圧迫のエピソードの後でしびれてきた場合で，末梢神経に一致した部位にしびれを生じた場合は圧迫性の末梢神経障害を疑う．障害された神経が支配する筋肉に麻痺を生じ「下垂手」「下垂足」などを来す．

② 虚血性神経障害
- 糖尿病，膠原病（血管炎），クリオグロブリン血症，チャーグ・ストラウス症候群などでは，神経を栄養している血管 vasa nervorum に血流障害を来し，mononeuritis multiplexを来す．左右非対称で，階段状に症状が進行することが多いが，進行期には下記の手袋靴下型の障害分布を来し鑑別が困

難となる．サルコイドーシス，らいでは結節性の病変により末梢神経障害を来す．

③ 代謝性疾患，中毒性疾患，薬剤性末梢神経障害

- monoclonal gammopathy，抗MAG抗体陽性ニューロパチーなどでは深部覚障害を来しやすい．アミロイドーシスでは温痛覚が障害され解離性感覚障害を来す．甲状腺機能低下・亢進や，尿毒症，肝不全では左右対称的で末梢優位な手袋靴下型（glove and stocking）のしびれを来すことが多い．またビタミンB_1欠乏（脚気）やB_6欠乏（薬剤性吸収障害）で末梢神経障害を来す．

▶治療を知りたい！◀　☛ しびれ・痛み p.367

MEMO

● 主訴

ものが見えにくい

● 症候

視覚障害

● Step

1. 主訴に対応する神経障害は何か（視力低下，視野障害，複視，眼瞼下垂など）
2. 神経障害を来す病巣の局在診断
3. 病巣の原因となる神経疾患を知る

「ものが見えにくい」という患者がきた！

- 「ものが見えにくい」ということばで患者は何を訴えているのだろうか．"視力低下"として眼科的疾患を鑑別するだけでよいかどうかを考える．もちろん，眼科的疾患を軽視してはならない．その中には数時間で失明に至る緊急疾患（急性閉塞性緑内障，網膜中心動脈閉塞症，網膜剥離など）もある．
- 今現在，「ものが見えにくい」という症状があるかどうかによって，症候の解析と疾患の鑑別が変わる．もし，「過去にあったが，今はない」とすれば，症状は患者からの病歴聴取からのみ推定せざるをえない．「今も同様の症状がある」のならば，病歴聴取後に入念に診察すれば異常の原因は必ず見つかる．「消長を繰り返している」のであれば，次に起こるときにはより重篤で非可逆性障害になってしまう可能性があるので，診断はさらに慎重に行う．
- 眼科的疾患（眼透光体，網膜，視神経の異常）に加えて，局所神経症状として関連する①視神経（Ⅱ），②動眼神経（Ⅲ）・滑車神経（Ⅳ）・外転神経（Ⅵ），③顔面神経（Ⅶ），④脳幹・大脳病変（注視麻痺，開眼失行，眼瞼攣縮・ジストニアなど）についても入念に診察する．

Point
- ▶ 眼科的疾患を鑑別する．
- ▶ 単眼性か両眼性か．
- ▶ 一過性か継続的か再発性か．

視力低下

- "ものが見えにくい"という患者に対してまず確認すべき点は，視力低下の有無である．外来診察室における視力は新聞・雑誌の文字が読めるレベル，診察医の手指の数を判別できるレベル（指数弁），診察医の手の動きがわかるレベル（手

表1　視力低下を来す疾患と障害部位

- 眼球
  1) 角膜（角膜炎，感染症—角膜ヘルペス，外傷，浮腫）
  2) ぶどう膜（ぶどう膜炎—サルコイドーシス，ベーチェット病）
  3) 硝子体
  4) 網膜（動脈閉塞—一過性黒内障，静脈閉塞，出血，網膜剥離，網膜色素変性症，急性緑内障）
- 視神経（虚血，炎症，脱髄—多発性硬化症，腫瘍，圧迫性病変，中毒，代謝性）
- 中枢（血管障害，脱髄，炎症，変性疾患，感染症，圧迫性病変）
  1) 視索
  2) 外側膝状体—前脈絡叢動脈梗塞（モナコフ症候群）
  3) 視放線
  4) 後頭葉

動弁），ペンライトの光を感じるレベル（光覚弁）などで大まかに分類する．
- 重要なのは異常が単眼性か両眼性かという点である．単眼性であれば神経内科的には罹患眼の視神経障害を考えるが，実際には眼透光体（角膜，レンズ，水晶体）から網膜までの病変のチェックが必要である．眼球結膜に充血があったり，眼球に自発痛，圧痛があれば眼科医の診察が必要である．視診上，瞳孔，角膜に異常がなく，眼底鏡を用いて眼底が容易に透検可能であれば，網膜，視神経乳頭を入念に観察する．
- 乳頭にうっ血や萎縮があれば神経疾患として鑑別を進めるが，いずれにしても単眼性の視力低下では一度は眼科医の診察を受けることが必要である．特に急性閉塞性緑内障，網膜中心動脈閉塞症，網膜剥離などは緊急を要する（表1）．
- 視力低下が変動性，一過性で再発性の経過を示していないかどうかは重要である．患者によっては数日前に一度あった視力低下が，昨日もあり心配で本日受診したが，今はもう症状がなくなっているという場合もある．これらはむしろ網膜，視神経，脳の血管障害（虚血症状）を疑う根拠になりうる．

■ 診断のコツ

- 一過性の単眼性の視力喪失は一過性黒内障（amaurosis fugax）として有名である．これは白内障に対応して眼透光体に異常が認められないことに由来する．病変は網膜中心動脈，その分枝の虚血であるが，多くは眼動脈の分岐する内頸動脈に由来する栓子が網膜中心動脈に流入し，栓子の移動に伴って虚血症状の増悪，改善が起こると考えられる（ocular TIA）．頸動脈病変のチェック（聴診による雑音の有無，頸動脈エコーの実施）が必要である．
- 側頭動脈炎は側頭部痛とともに，血管炎に由来する虚血性視神経炎によって急速に視力低下を来すことがあり，頭痛の鑑別を合わせて参照されたい．片頭痛と視力異常も関係が深い（次に述べる視野異常と頭痛の項を参照）．
- 視神経炎などが多発性硬化症のような脱髄性疾患で起こる際に，視力の変動が生じることがある．特に，症状が体温上昇（入浴，運動，発熱など）に伴って増悪することはウトホフ徴候として有名である．
- 高血圧症に伴う緊急疾患としての高血圧性脳症では頭蓋内圧亢進が合併し，頭痛，悪心，嘔吐を訴える．頭蓋内圧亢進によるうっ血乳頭が出現するため，眼底検査は有用である．これも短時間に非可逆性の（両側性）視力低下を起こすので，直ちに頭蓋内の減圧のための降圧治療を開始する（表2）．

表2 視力障害を来す中枢性疾患

- 後大脳動脈梗塞（脳底動脈血栓症，心原性塞栓症）
- 静脈性梗塞（上矢状洞血栓症，硬膜動静脈瘻）
- 後頭葉出血（アミロイドアンギオパチー，後頭葉動静脈奇形）
- 高血圧性脳症/posterior reversible encephalopathy syndrome（PRES；可逆性後頭葉白質脳症）
  （妊娠子癇，薬剤性―タクロリムス，シクロスポリン）
- 片頭痛
- ミトコンドリア脳筋症
- 低酸素脳症，一酸化炭素中毒
- 感染症（進行性多巣性白質脳症，クロイツフェルト・ヤコブ病

視野障害

- 視力低下の訴えの中には，視野障害のことを訴えている場合，またこれが合併する場合がある．視野障害は単眼性にも起こり，この場合には単眼性の視力低下同様に眼科的疾患の鑑別が重要である．緑内障でも視神経への圧迫から視野障害は生じる．網膜病変によっても起こりうる．全身性疾患では両側に単眼性視神経・網膜病変が起こり，その結果，両眼性の視野障害を来す場合があるので，左右の視野障害の形状を詳細に把握することは重要である．
- 外来診察レベルでは対座法によっておよその視野障害の形状を知ることが可能であるが，左右差の疑いがあれば定量視野検査を行う．視交叉より後方（中枢側）では同名性の視野障害を来すことが原則であり，視神経病変，網膜病変では左右同じ形状で同名性の視野異常を呈することはまれである．も

表3 視野障害と局在診断

単眼性	
視交叉より前方，例外として対側後頭葉視覚領野前方病変で単眼性周辺視野障害	

両眼性	
両耳側性（上方から拡大）	下垂体腫瘍など視交叉の前下方からの圧迫性病変
両耳側性（下方から拡大）	頭蓋咽頭腫など視交叉の後上方からの圧迫性病変
両鼻側性	両側内頸動脈瘤など視交叉の両外側からの圧迫病変
同名性 ・黄斑回避あり ・黄斑回避なし ・上四分盲 ・下四分盲	視交叉より後方（中枢側） 　対側の後頭葉視覚領野 　対側の視放線 　対側の側頭葉下部の視放線（マイヤー係蹄） 　対側の頭頂葉の視放線

■診断のコツ

ちろん，視交叉部の病変では鼻側性や耳側性半盲が生じること，後頭病変では単眼性の周辺視野障害が起こることを知っていなければならない (**表3**).

- 片頭痛には前兆として視野障害が起こる場合がある．有名なものは閃輝暗点であるが，この場合も視野の一部が見えにくいという訴えになる．片頭痛の前兆は大脳の局在徴候であるため，上記の原則に従って視野異常は両眼性，同名性である．特徴的なのは歯車やモザイク状のキラキラしたものが見えはじめ，次第に拡大し，30分くらい続くと拍動性の頭痛発作が始まる．患者は多くの場合こうした典型的な経過をよく把握しているが，初回発作の場合には中枢神経疾患として精査が必要である．

- 鑑別すべきものに頭痛を伴わない閃輝暗点がある．文字通り，片頭痛前兆様の閃輝暗点があり，その後に頭痛が起こらないものであるが，この場合には脳梗塞やTIAなどの血管障害，てんかん発作の可能性を鑑別する．

- また両側後頭葉病変があれば，左右同時に同名半盲を来すことになる．後頭葉皮質のみならず視交叉より後方の病変のいずれの部位であっても，両側障害では同様のことが生じるが，実際は後方循環の虚血では脳底動脈血栓症や，心原性塞栓症で両側後大脳動脈が同時に虚血に陥ることが多い．この場合には皮質盲（大脳盲）となる．

- 場合によっては病態失認（否認）が合併し，患者は見えていないことを否定する（アントン症候群）のに，あちこち身体をぶつけて歩くといった状況となる．この場合は患者の訴えとして"ものが見えない"のではなく，家族などが"患者はものが見えていないのではないか"と心配して一緒に来院する．

- 特殊な感染症として進行性多巣性白質脳症（PML），クロイツフェルト・ヤコブ病がある．後者では発症初期にものの形が歪んだり，大きさに異常を訴えることがある（変形視）．

> **予備知識**
>
> **PRES**
>
> 高血圧性脳症の病態の一部と考えられる posterior reversible encephalopathy syndrome（PRES）は，後方循環に起こりやすい．本態は血管透過性の亢進に伴う血管原性浮腫であり，MRI 画像で可逆性の皮質，白質の T2 高信号を来し，MRI の ADC マップでは高信号となる．MRI 拡散強調画像では必ずしも高信号とはならない．脳血管は自動調節能を超えた血圧上昇によるブレークスルーにより拡張状態となるが，自動調節能の範囲で惹起される過剰な反応性血管収縮において reversible vasoconstriction syndrome（RVCS）を合併する．この場合には脳血流の減少から虚血性変化を伴い，MRI 拡散強調画像で高信号を呈する病変が混在する．薬剤性に起こることもまれではない．

複視

- 患者によっては"焦点が合わない"という訴えになることがある．文字通り瞳孔調節障害である可能性もあり，神経学的には輻輳調節反射の診察によって神経疾患の可能性をスクリーニングするべきである．この場合でも第Ⅲ神経障害に含まれるため，一般に複視を生じる第Ⅲ，Ⅳ，Ⅵ脳神経障害としてこの項目で扱う．
- 視力低下同様に"焦点が合わない"，"ものがダブって見える"という訴えが単眼性に生じているかどうかを検討する．もし片眼でも二重に見えるのであれば，単眼性複視として眼球の精査を必要とする．ただし，調節障害は第Ⅲ脳神経の副交感神経の異常として単眼の症状となり，眼科疾患というより，神経疾患の範疇に含まれる．
- 両眼視で生じる複視は左右眼球の連動障害によるものであるため，通常は正面視に比較して上下左右のいずれの方向で複視の程度（複像の離れ方）が最も改善・増悪するかで診断が

可能である（**表4**）．この場合，第Ⅳ神経障害による眼球の内捻（intorsion）障害による複視もありうる．
- 頭部を左右いずれかに傾けて複視の変化を調べることも重要である．通常は障害のある第Ⅳ神経とは逆（健側）に頭部を傾けて自ら複視を補正している．これを病側に傾けることで複視が増悪する．左右いずれに傾けても改善しない，全方向性複視が生じる場合には，両側性の第Ⅳ神経障害の可能性を考える．
- また開散麻痺（divergence palsy），輻輳攣縮（convergence spasm）の全方向性複視を生じるが，この場合には近見視と遠方視で複視の程度に差が生じることから鑑別できる．輻輳開散障害の病巣は中脳水道周囲灰白質とされており，この部分の血管障害を疑う．古典的にはパリノー症候群は松果体腫

表4 複視の調べ方と病態・病巣診断

単眼性複視	眼病変
両眼性複視	**外眼筋麻痺**

- 正面から左右いずれかの側方注視で増悪
  外転眼の遮蔽で外側の複像が消失：外転神経麻痺による外転障害
  内転眼の遮蔽で外側の複像が消失：動眼神経麻痺による内転障害
- 正面から左右いずれかの側方注視の後，下方視で増悪
  内下転眼の遮蔽で下方の複像が消失：遮蔽眼の滑車神経麻痺による内下転障害
- 正面視から頭を左右いずれかに傾けると増悪
  右（左）に傾けると増悪，左（右）に傾けると改善：右（左）滑車神経麻痺による内捻障害
- 正面から上下いずれかの注視で増悪
  右（左）眼の遮蔽で上方の複像が消失：右（左）動眼神経麻痺による上転障害
  右（左）眼の遮蔽で下方の複像が消失：右（左）動眼神経麻痺による下転障害
- 正面視から遠方視で増悪し，近見視で改善：開散麻痺あるいは輻輳攣縮
- 全眼位において同程度の複視が持続：両側性滑車神経麻痺

瘍などによる中脳被蓋への圧迫を疑うが，変性疾患としては進行性核上性麻痺（PSP）を疑い，他の神経徴候についての診察や，MRI での中脳被蓋の萎縮が"ハチドリ徴候（hummingbird sign）"として描出されることが参考となる．

● 複視ではないが，両眼性に水平もしくは垂直性の眼球運動障害が生じれば，側方注視障害，上方，下方注視障害となり，その方向が見にくいという訴えになることも考える（**表5**）．それぞれ橋下部の paramedian pontine reticular formation（PPRF：傍正中橋網様体），中脳被蓋の rostral interstitial nucleus of the MLF（riMLF：内側縦束吻側間質核）に病巣を求める．PPRF は橋下部の片側病変であり，血管障害を疑う．代表的なものはミヤール・ギュブレール・フォヴィル症候群である．これに対して全方向性に眼球運動障害（外眼筋麻痺）が起こるのは，核以下の神経，筋の障害を疑う根拠となる．人形の目現象の有無を確認し，フィッシャー症候群，ウェルニッケ脳症，ミトコンドリア脳筋症（進行性外眼筋麻痺，カーンズ・セイヤー症候群）などを鑑別する．

● 以上のような眼球運動異常が常時存在すれば診断は容易であ

表5 注視障害と病巣診断および鑑別疾患

側方注視障害（共同偏視）

- 大脳（注視側の前頭眼野），橋下部（非注視側の PPRF）：
  脳血管障害，腫瘍，てんかん，脱髄（多発性硬化症），炎症

MLF 症候群

- 橋下部から中脳（内転障害を示す眼と同側）：
  脳血管障害，腫瘍，脱髄（多発性硬化症），炎症

垂直性眼球運動障害

- 中脳被蓋の riMLF：
  脳血管障害，腫瘍，脱髄（多発性硬化症），炎症，進行性核上性麻痺，パーキンソン病

輻輳開散障害

- 中脳水道周囲灰白質：
  脳血管障害，腫瘍，脱髄（多発性硬化症），炎症

■ 診断のコツ

ろうが，日内変動を繰り返す際には重症筋無力症，ランバート・イートン筋無力症候群などの神経筋接合部疾患を考えなければならない．テンシロンテスト，筋電図検査，血液検査よる自己抗体測定を検討する．

眼瞼下垂（表6）

- 瞼が開かない状態をもって，ものが見えにくいとする訴えもある．眼瞼下垂はその定義上，上眼瞼が瞳孔上縁にかかっている状態を示すため，実際に視野の上方が見えにくい状態となる．ホルネル症候群では瞼裂の狭小が生じるが，眼瞼下垂のように瞳孔にかかることはなく，視力障害を呈するほどではない．
- 眼瞼下垂は第Ⅲ脳神経支配の上眼瞼挙筋の障害で起こるが，左右の支配核は中脳正中部分に近接して存在するために，脳血管障害などでは左右同時に障害され，midbrain ptosis と呼ばれる．
- 髄外病変として重要なものに内頸動脈-後交通動脈（IC-PC）

表6 眼瞼下垂の病巣診断と鑑別疾患

動眼神経核（中脳髄内病変もしくは外部からの圧迫）
脳血管障害，腫瘍，肉芽腫（結核腫，サルコイドーシス），脱髄，炎症

動眼神経（神経根から神経末梢まで）
髄膜炎，肥厚性硬膜炎，糖尿病性ニューロパチー，フィッシャー症候群，トロサ・ハント症候群，ウェルニッケ脳症，海綿静脈洞血栓症，内頸動脈海綿静脈洞瘻

動眼神経・筋接合部
重症筋無力症，ランバート・イートン筋無力症候群，ボツリヌス中毒

上眼瞼挙筋
筋強直性ジストロフィー，眼咽頭型筋ジストロフィー，ミトコンドリア脳筋症，甲状腺疾患関連外眼筋麻痺

の動脈瘤による動眼神経への圧迫がある．このとき，神経束の周辺部を走行する瞳孔支配神経は早期に圧迫性障害を受けるため，まず散瞳と対光反射消失が現れ，眼瞼下垂は比較的遅れて出現する．逆にこれがあれば動脈瘤は大きく，危険な状態であると考えねばならない．
- 神経筋接合部疾患の代表である重症筋無力症であるが，症状の日内変動の有無はこれを疑う第一歩となる．
- 筋疾患でも眼瞼下垂は起こる．代表的なものは筋強直性ジストロフィー，眼咽頭型筋ジストロフィーである．筋萎縮を伴う特異な顔貌を呈することが鑑別となる．必要があれば筋電図検査を検討する．

開眼失行と眼瞼攣縮（メージュ症候群）

- いずれも両眼瞼が開かないことによってものが見えなくなる．
- 開眼失行は大脳病変による失行であり，患者は一生懸命に眼を開けようとするが，額に皺がより，眉毛が吊り上るのみで瞼は動かない．パーキンソン病，大脳皮質基底核症候群（corticobasal syndrome）などに生じる．
- これに対して，眼瞼攣縮では患者の瞼は必要以上に強く閉じられていて，額から眉間に皺が寄った"しかめ面"になっている．これも大脳症状ではあるがジストニアととらえる．両側性眼瞼攣縮で口部にも同様の症状を合併し，局所ジストニアの一つであるメージュ症候群を呈する．患者は手を使用して自分の瞼を持ち上げようとする行為がみられるが，これはジストニアに特徴的な感覚トリック（特定の感覚的な刺激によって症状が軽快すること）の関与も考えられる．サングラスの着用で改善するという訴えも同様と考えられる．

MEMO

● 主訴

力がはいらない

● 症候

運動麻痺・筋力低下, 筋萎縮

● Step

1. 錐体路の走行を理解したうえで責任病巣を考える
2. 障害の局在による分類と麻痺型による分類を理解する
3. 運動麻痺・筋力低下, 筋萎縮を呈する疾患を知る

「力がうまくはいらない」という患者がきた！

- "力がはいらない"という訴えで神経内科を受診する患者は多いが，運動麻痺・筋力低下を来す疾患は末梢神経疾患，筋疾患から炎症性疾患，自己免疫性疾患など多岐にわたり，また，廃用性の筋萎縮や加齢・疲労などのように病変が介在しない場合もある．
- 脳血管障害による片麻痺が疑われる場合は早急に頭部CT，MRIを実施する．
- 緊急性のある疾患を鑑別してから責任病巣の局在診断を進める．

> **key word**
> 随意運動の完全消失は完全麻痺（paralysis），軽度の麻痺は不全麻痺（paresis）という．その他に麻痺を表す言葉にはplegia，palsyなどもある．

- 運動麻痺・筋力低下は，大脳皮質運動野からの上位運動ニューロンから脊髄前角にある運動神経以下の下位運動ニューロン，骨格筋線維まで，神経経路の中でどこに障害が起こっても生じる．
- 運動麻痺・筋力低下の責任病巣となる局在診断が最も重要である．その際には運動麻痺・筋力低下の分布，急性発症か慢性に進行性か，症状が変動するのか，筋萎縮を伴っているかという点に注目して診断を進めていく（図1）．
- 運動麻痺・筋力低下の原因は，上位運動ニューロン障害と下位運動ニューロン障害によるものに分かれ，その鑑別点を表1に示す．

> **Point**
> 大脳皮質から筋肉までのどこが責任病巣であるか考える

運動麻痺・筋力低下，筋萎縮

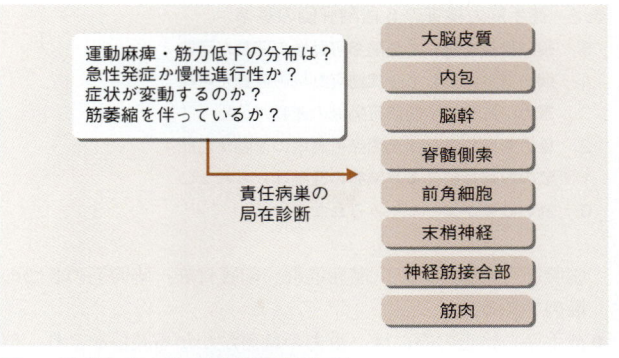

図1 運動麻痺・筋力低下の局在診断

運動麻痺・筋力低下の分布は？
急性発症か慢性進行性か？
症状が変動するのか？
筋萎縮を伴っているか？

→ 責任病巣の局在診断

- 大脳皮質
- 内包
- 脳幹
- 脊髄側索
- 前角細胞
- 末梢神経
- 神経筋接合部
- 筋肉

表1 上位・下位運動ニューロン障害の比較

	上位運動ニューロン障害	下位運動ニューロン障害
筋トーヌス	亢進，痙性	低下，弛緩性
筋萎縮	目立たない	著明
線維束性収縮	(−)	(+)
腱反射	亢進	減弱または(−)
病的反射	(+)	(−)

基本的な運動麻痺・筋力低下の診察法

- 全身の骨格筋は600以上あるが，神経診断に最低限必要な筋は限られている．運動麻痺・筋力低下の診察は短時間で確実に実施できるようにする．
- 一般的な診察で行われている代表的な診察は，上下肢のバレー徴候と上肢では三角筋，上腕二頭筋，上腕三頭筋，手関節の背屈ならびに掌屈，母子対立筋の6つの筋肉，下肢では

■診断のコツ

表2 徒手筋力検査の6段階評価の基準

5	強い抵抗に抗して全関節可動域の運動が可能
4	弱い抵抗に抗して全関節可動域の運動が可能
3	重力に抗して全関節可動域の運動が可能
2	重力を取り除けば全関節可動域の運動が可能
1	筋の収縮は起こるが関節の運動はみられない
0	筋の収縮がまったくみられない

腸腰筋,大腿四頭筋,膝屈筋群,前脛骨筋,腓腹筋の5つの筋肉である.
- 徒手筋力検査の際には,重力の負荷がかかる肢位をとり,他動的な関節可動域の最終点で最大の力を出してもらうのが原則で,検者はこれに対して抵抗して評価を行う.筋力低下の評価法は徒手筋力検査として0～5までの6段階で評価する(表2).運動麻痺・筋力低下の分布は対称性か左右差があるか,近位筋か遠位筋のどちらが優位かを判定する.

MEMO

運動麻痺・筋力低下の責任病巣

錐体路の走行と上位運動ニューロン障害

- 錐体路の走行を理解したうえで運動麻痺・筋力低下の責任病巣を考えていく．

神経解剖（図2）

- 錐体路の名称の由来は上位運動ニューロンの線維が，延髄の錐体を走行することに由来する．
- 錐体路の走行は大脳皮質運動野から，内包後脚，中脳レベルでは大脳脚の中間部を走行し，橋レベルでは多数の線維束となり腹側を走行する．延髄レベルでは錐体を走行し，大部分の線維が延髄下部と頸髄上部の錐体交叉で対側に向かい，対側の脊髄側索を外側皮質脊髄路となって下降する．残りの線維は同側のまま脊髄の前索内側部を前皮質脊髄路として下降し，ごく一部の線維は非交叉のまま側索を下降する．

> **Point**
> 錐体路の走行は，頭部CTや頭部・脊髄MRIでどの部分を走行しているのか意識しておくと立体的な理解ができるようになる．上位運動ニューロンの障害のあるALSでは錐体路の変性がMRIで確認できる場合もある．

上位運動ニューロンの障害とは

- 錐体路と上位運動ニューロンはほぼ同義語として使われていることが多く，錐体路徴候とは上位運動ニューロンの障害に伴う神経徴候を指す．錐体路徴候には腱反射亢進，バビンスキー反射など病的反射の出現，腹壁反射の消失，痙性の筋力低下などがある．錐体交叉より上部の病変では対側に，錐体

■ 診断のコツ

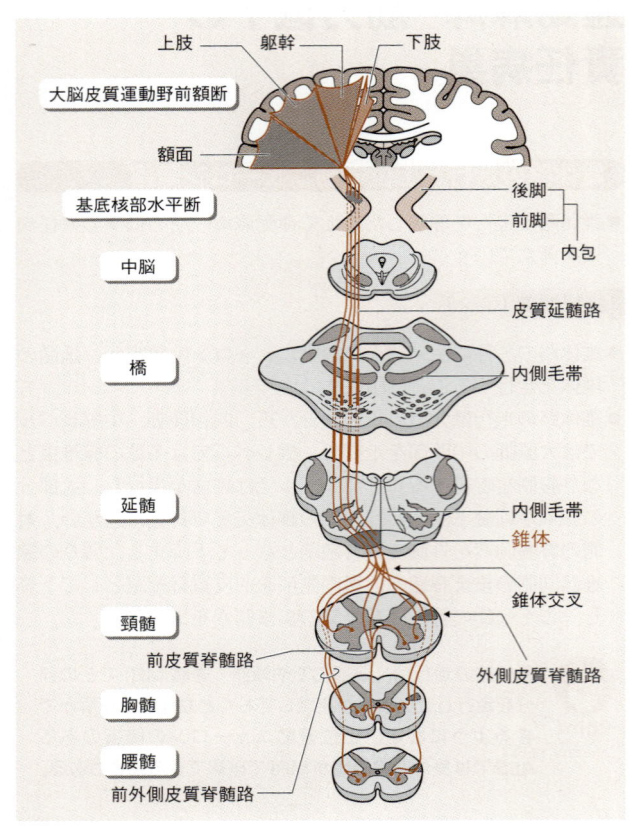

図2 錐体路

図中ラベル:
- 上肢／躯幹／下肢
- 大脳皮質運動野前額断
- 額面
- 基底核部水平断
- 後脚／前脚／内包
- 中脳
- 皮質延髄路
- 橋
- 内側毛帯
- 延髄
- 内側毛帯
- 錐体
- 錐体交叉
- 頸髄
- 前皮質脊髄路
- 外側皮質脊髄路
- 胸髄
- 腰髄
- 前外側皮質脊髄路

交叉より下部の病変では同側の上下肢に錐体路徴候が認められる.

運動麻痺・筋力低下，筋萎縮

運動麻痺・筋力低下の分布

- 運動麻痺・筋力低下はその分布により部分麻痺，単麻痺，片麻痺，対麻痺，四肢麻痺に分類することができる（図3）．

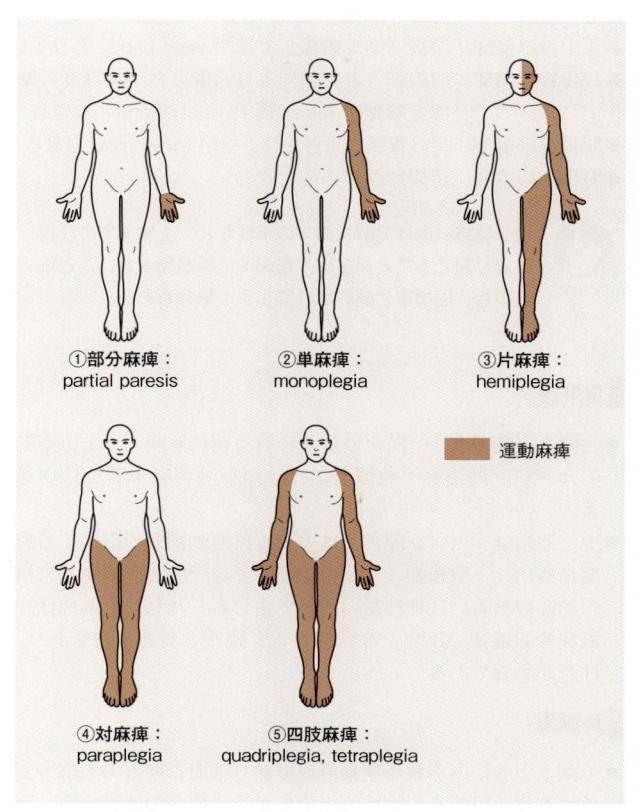

①部分麻痺：partial paresis

②単麻痺：monoplegia

③片麻痺：hemiplegia

■ 運動麻痺

④対麻痺：paraplegia

⑤四肢麻痺：quadriplegia, tetraplegia

図3 運動麻痺の分布

■ 診断のコツ

部分麻痺

- 外傷や圧迫などにより生じる単一の末梢神経支配領域における運動麻痺である．四肢の場合には同一の神経支配領域における感覚障害を伴う．
- 橈骨神経麻痺：下垂手（drop hand）となり，手の伸展ができなくなる．
- 正中神経麻痺：母指球筋が萎縮して猿手（ape hand）となる．
- 尺骨神経麻痺：肘の部分の圧迫により骨間筋と小指球筋の麻痺と萎縮を来し，鷲手（claw hand）となる．
- 腓骨神経麻痺：足の背屈が障害され下垂足（drop foot）となる．
- 脛骨神経麻痺：足底屈曲が不能となる．

> **Point**　橈骨神経麻痺は泥酔状態での手枕など，上腕部での圧迫により起こることが多い．起床時に手が動かないことに気づき，脳梗塞と誤診されてしまう場合もある．

単麻痺

- 一側上下肢のうち一肢だけにみられる運動麻痺で，上位運動ニューロン障害と下位運動ニューロン障害による場合がある．
- 上位運動ニューロン障害では大脳皮質運動領野の限局する病変が多い．下位運動ニューロン障害では一肢を支配する末梢の神経根あるいは神経叢の障害で生じる．ただし単麻痺は片麻痺や対麻痺の不完全な状態として観察される場合もあり，注意が必要である．

片麻痺

- 一側上下肢にみられる運動麻痺であり脳血管障害の大部分では片麻痺を呈する．実地臨床でも多くの場合の運動麻痺・筋力低下がこの分布を呈する．

- 大脳皮質から延髄，頸髄上部に至る皮質脊髄路の障害で生じる．ただし脳幹部の障害では，一側の片麻痺と反対側の脳神経麻痺を呈する（交代性片麻痺）．

対麻痺

- 両下肢の麻痺で，上位運動ニューロン障害では痙性麻痺，下位運動ニューロン障害では弛緩性麻痺を呈する．脊髄病変，特に胸髄レベルでの両側上位運動ニューロン障害によることが多い．大脳傍正中部の病変（髄膜腫など）でも，両下肢に相当する両側大脳皮質運動野の障害で痙性麻痺が生じる．

四肢麻痺

- 左右上下肢ともに運動麻痺，筋力低下が出現した状態である．痙性四肢麻痺は頸髄膨大部より上の両側上位運動ニューロンの障害によって生じ，脳底動脈閉塞などの脳血管障害，延髄から頸髄にかけての腫瘍が原因となる．弛緩性の四肢麻痺については脊髄前角，末梢神経，神経筋接合部，筋肉で生じる可能性がある．
- 四肢麻痺を呈する救急疾患として脳血管障害以外に，ギラン・バレー症候群と周期性四肢麻痺が挙げられる．
- 筋弛緩薬投与など対症療法とリハビリテーションが治療の中心である．

診る機会の多い運動麻痺・筋力低下

① 特発性顔面神経麻痺（ベル麻痺）（idiopathic facial paralysis）

- 原因が特定できない一側性の特発性末梢性神経麻痺で，前額部を含めた顔面半分の運動麻痺を呈することが特徴である．
- 急性に発症し，強く閉眼させても眼裂が完全に閉じないで白眼が見える（兎眼），閉眼できても完全ではないまつ毛徴候，口輪筋が弱く水がこぼれる，口笛ができないなどの症状を呈する．聴覚過敏や味覚障害を認める場合もある．
- 治療は副腎皮質ステロイドと抗ウイルス薬の併用，角膜の保

② 手根管症候群（carpal tunnel syndrome）
- 手根管部における正中神経の圧迫により手のしびれの原因として最も頻度の高い疾患である．女性に多く，肥満，手の使用，糖尿病，透析，関節リウマチなどが危険因子となる．
- 初期の症状としては夜間の手や腕の痛みが重要でしばしば放散痛も認める．神経伝導検査で正中神経の遠位潜時の延長を確認する．
- 保存的治療が基本であるが，ステロイド局注や外科的治療を行う場合もある．

③ 痙性対麻痺（spastic paraplegia）
- 原因は，脊髄圧迫性病変（外傷，脊椎疾患），脊髄腫瘍，脊髄空洞症，炎症・免疫疾患（脊髄炎，急性散在性脳脊髄炎，視神経脊髄炎，多発性硬化症，HTLV-I 関連脊髄症），代謝性疾患（亜急性連合変性症，副腎脊髄ニューロパチー），変性疾患（遺伝性痙性対麻痺），遺伝性プリオン病など多岐にわたる．
- 両下肢の痙縮，麻痺，内反尖足，痙性歩行（はさみ脚歩行）が特徴である．疾患によっては膀胱直腸障害，感覚障害，自律神経障害を伴う．画像検査，脳脊髄液検査，神経生理検査，生化学検査，また遺伝子検査により確定診断を行う．

④ ギラン・バレー症候群（Guillain-Barré syndrome：GBS）
- 急性に発症する運動麻痺を主たる症状とする末梢神経障害であり，自己免疫機序による．約6〜7割の症例で，発症の1〜2週間前に呼吸器系や消化器系の感染症状が先行する．症状は急速に増悪するが，発症4週以内にピークとなりその後改善していく．
- 末梢神経のミエリンを標的とする脱髄型が多いが，軸索中心に障害される軸索型も存在する．軸索型の頻度は欧米諸国に比べてアジアにおいて頻度が高い．また急性の眼球運動麻痺と運動失調を来すフィッシャー症候群など，いくつかの亜型が存在する．

- 急性に増悪する四肢の筋力低下，腱反射の消失，先行感染の存在，末梢神経伝導検査での異常所見（複合筋活動電位の低下，伝導ブロック，伝導速度の低下，遠位潜時の延長，F波の出現頻度の低下など），抗糖脂質抗体陽性，脳脊髄液の蛋白細胞乖離などに基づいて診断する．

> **Point**
> GBSの約6割で急性期に血清中に細胞膜表面の糖脂質に対する自己抗体が検出され，発症に関与する因子と考えられている．特にフィッシャー症候群では9割以上の症例でGQ1bガングリオシドに対する抗体が検出される．しかし実地医療では自己抗体の結果を待たずに治療を開始する必要がある．

⑤ 周期性四肢麻痺（periodic paralysis）

- 周期性四肢麻痺とは発作性，間欠的に四肢や体幹の筋群に脱力と弛緩性麻痺を繰り返す疾患であり，血清カリウム値の電解質異常を伴う．
- 原発性（家族性）周期性四肢麻痺は遺伝子異常によるチャネロパチーである．症候性周期性四肢麻痺には多彩な原因疾患が挙げられるが，本邦では男性の甲状腺機能亢進症に合併した周期性四肢麻痺，女性では原発性アルドステロン症による周期性四肢麻痺が多い．
- 四肢麻痺の持続時間は数時間から3日以内で，自然に回復する．脱力は限局している場合と全身に及ぶ場合があり，近位筋に始まり遠位筋に及ぶ場合が多い．低カリウム性四肢麻痺の場合，経過観察による自然回復を待つが，血清カリウム値の補正のためカリウムを補給するときもある．

> **Point**
> 救急で対応する運動麻痺・筋力低下の大多数の症例は片麻痺であり，脳梗塞，一過性脳虚血，脳出血，脳静脈血栓症などの脳血管障害である．脳血管障害が疑われる場合には早急に頭部CTやMRIを行い，治療方針をたてていく．

■ 診断のコツ

下位運動ニューロンから筋肉に至る経路での障害

- 脊髄前角，末梢神経，神経筋接合部，筋肉が障害された場合のいずれも運動麻痺・筋力低下の原因となる（表3）．筋緊張の低下を伴った弛緩性麻痺を呈する場合が多い．
- 脊髄前角，末梢神経の場合（神経原性）には遠位筋優位の運動麻痺・筋力低下となる．一方，神経筋接合部，筋肉（筋原性）の場合は近位筋優位の運動麻痺・筋力低下となるのが原則である．例外として神経原性で近位筋優位の筋力低下，筋萎縮を呈するのは脊髄性筋萎縮症（クーゲルベルグ・ウェランダー病），球脊髄性筋萎縮症（ケネディ・オルター・ソン病）である．筋原性で遠位筋優位の筋力低下，筋萎縮を呈するのは遠位型ミオパチーや筋強直性ジストロフィーである（☞ STEP UP p.130）．
- 脊髄前角，末梢神経，神経筋接合部，筋肉の局在診断には神経伝導速度，針筋電図所見が有用でありそのフローチャートを図4に示した．針筋電図による運動単位電位は，神経原性変化では高振幅と持続時間延長，筋原性変化では低振幅と持続時間短縮が特徴的である（図5）．

神経筋接合部の障害

- 運動麻痺や筋力低下が持続的に起こるのではなく日内変動や

表3 下位運動ニューロン障害から筋肉までの鑑別

	脊髄前角	末梢神経	神経筋接合部	筋肉
筋力低下	あり	あり	あり	あり
症状変動	なし	なし	あり	なし
筋痙攣	時にあり	まれ	なし	まれ
反射消失	あり	あり	なし	あり
反射亢進	あり（ALS）	なし	なし	なし
病的反射	あり（ALS）	なし	なし	なし
線維束性収縮	よくあり	まれ	なし	なし

運動麻痺・筋力低下，筋萎縮

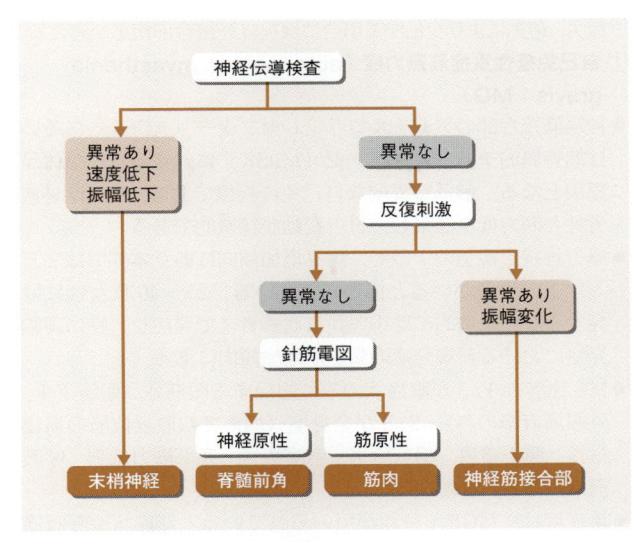

図4 針筋電図診断のフローチャート

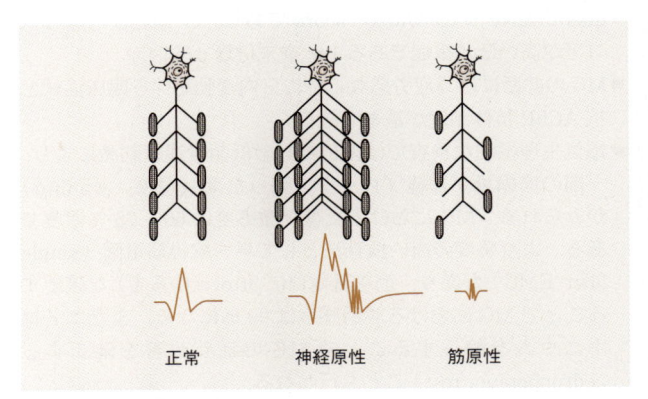

図5 針筋電図の機序

■ 診断のコツ

疲労，運動により変化する場合には神経筋接合部疾患を考える．

① 自己免疫性重症筋無力症（autoimmune myasthenia gravis：MG）

- 神経筋接合部のアセチルコリンレセプター（AChR）あるいは筋特異的チロシンキナーゼ（MuSK）に対する自己抗体が原因となる，臓器特異的な自己免疫疾患である．MGは易疲労性と筋力低下を来し，日内変動が特徴的である．
- 厚労省特定疾患の一つで，年々増加傾向にあり本邦では2万人以上の患者がいると推定されている．20〜40代女性に好発するが，基本的には小児から高齢者まで発症し，特に高齢発症における新規発症の頻度が増加傾向にある．
- MG患者の1/3が眼症状のみに限局する眼筋型（眼瞼下垂，外眼筋麻痺のみ），2/3が全身型（加えて四肢近位筋の易疲労性，嚥下障害，構音障害，咀嚼疲労，頸部筋力低下，呼吸筋麻痺など）である．
- 重症度は，MGFA分類が用いられている．球症状や呼吸筋障害が出現する場合は，重篤であり入院治療を含めた慎重な対応を要する．MGの重症度をどこの施設でも均一に評価でき，治療効果の判定や臨床試験でも用いられるのがquantitative MG（QMG）scoreであり，13項目からなりスコアが高いほど重症である（☞ 巻末付録 p.397）．
- MGの診断には易疲労感ならびに日内変動を伴う臨床症状と抗AChR抗体測定が基本である．
- 電気生理学的な検査では末梢神経の低頻度連続刺激により，一部の筋線維が神経ブロックに陥った漸減現象（waning）がみられる．MGにおける反復刺激感度は60〜75％程度である．より感度の高い検査法として単一線維筋電図（single fiber EMG）があり，筋線維電位にjitter（ゆらぎ）を確認することでMGにおける診断感度は99％になる．またエドロホニウムを静注することでMGの症状改善を確認する（edrophonium test）ことも行われる．
- 画像検査では，胸部CTあるいはMRIで胸腺腫の有無を確

認する．画像検査だけからでは胸腺過形成の判断は難しい．

> **Point** MGとして診断が難しいのは，自己抗体が陰性の場合や眼瞼下垂など眼症状を欠く場合である．このような症例ではMGと適切に診断されず，心因性の筋疲労と扱われて心療内科に行くように言われる場合もある．

② ランバート・イートン筋無力症候群（Lambert-Eaton myasthenic syndrome：LEMS）

- 腫瘍に合併あるいは腫瘍の発症に先行する傍腫瘍性症候群の一つであり，約50〜60％の症例で肺小細胞癌（small-cell lung cancer：SCLC）が認められる．電位依存性カルシウムチャネル（voltage-gated calcium channel：VGCC）の機能を阻害する自己抗体が原因となる．
- 80％以上の高頻度で下肢筋力低下，腱反射低下，上肢筋力低下が認められる．小脳失調が合併する場合もある．自律神経症状として口渇，便秘，発汗低下，排尿障害，インポテンツ，霧視などが認められる．
- 誘発筋電図所見では50 Hz以上の高頻度刺激または短時間の運動後では，2〜6倍のCMAPの振幅の漸増（waxing）現象が認められる．

> **Point** 運動麻痺・筋力低下の症状が変動する場合は神経筋接合部が障害されている可能性がある．

MEMO

STEP UP!
慢性に進行している筋力低下では筋萎縮にも注意する

- 筋萎縮の原因は神経原性と筋原性に分けることができる.

神経原性筋萎縮（neurogenic muscle atrophy）

- 脳幹の運動神経核と脊髄前角にあり筋を直接支配している下位運動ニューロンの障害で生じる. 神経原性筋萎縮は, 運動麻痺・筋力低下と同様に遠位筋から障害される場合が多い. 脊髄前角の障害（特に筋萎縮性側索硬化症）では線維束性収縮を伴うことが多い. 末梢神経障害では感覚障害を伴うことが多い. 神経原性筋萎縮はほとんどの場合が両側性であるが, 一側性で若年発症の場合には平山病の可能性がある.

① 筋萎縮性側索硬化症（amyotrophic lateral sclerosis：ALS）

- 中年以降に発症し, 運動ニューロンが進行性に変性する原因不明の疾患である. 上肢の機能, 歩行, 構音, 嚥下, 呼吸機能などが障害されるが, 感覚, 括約筋, 眼球運動は障害されず褥瘡形成もまれである. 長期生存例や認知障害を伴う場合がある. 上位あるいは下位運動ニューロン徴候の出現を部位（脳神経, 上位, 下位, 体幹）に分けて神経学的所見と電気生理検査で確認して診断する. リルテックが生存期間をわずかに改善させることができるが, 根治療法はなく患者QOLの維持と精神的なサポートを行う.

② 球脊髄性筋萎縮症（ケネディ・オルター・ソン病）（spinal and bulbar muscular atrophy：SBMA）

- 成人男性に発症する緩徐進行性の神経疾患であり, 下位運動ニューロンのみ障害され近位筋の筋萎縮, 線維束攣縮が中心である. また顔面筋力低下, 舌萎縮, 女性化乳房, 手指振戦（contraction fasciculation）が特徴的である. ALSとの鑑別が難しい場合があるが, 生命予後は良好である.
- 三塩基繰り返し病（triplet-repeat disease）の一つであり,

アンドロゲンレセプター遺伝子（AR）における CAG トリプレットリピートの過剰伸長（＞35 CAGs）が原因とされ遺伝子診断が行われている．

③ 慢性炎症性脱髄性多発ニューロパチー（chronic inflammatory demyelinating polyneuropathy：CIDP）

- 左右対称性の四肢筋力低下と感覚障害を来す脱髄性・炎症性の多発（根）神経炎である．2か月以上にわたって進行する運動障害が中核症状である．末梢神経ミエリンを標的とする自己免疫が本態と考えられているが，多数例を説明できる標的抗原の同定には至っていない．
- 治療に反応するものの寛解と再燃を繰り返す症例，治療に反応せずに進行する症例，1回の治療に反応して良好な経過をとる症例など多岐にわたっている．基本的には長期にわたる慢性疾患であり，完全寛解して薬物投与が不要となる例は 30％に満たない．
- 電気生理学的検査が診断に有用で，伝導ブロックや伝導速度遅延など脱髄を示唆する所見が得られる．脳脊髄液では蛋白細胞乖離がみられる．MRI で末梢神経根の肥厚やガドリニウム増強効果が認められる．

④ 多巣性運動ニューロパチー（multifocal motor neuropathy：MMN）

- 緩徐進行性，非対称性の四肢筋力低下，感覚障害を伴わない免疫介在性末梢神経疾患である．ALS や CIDP と類似した症状を呈するものの，予後や治療法が異なる．電気生理学的所見では，生理的絞扼部以外で運動神経に伝導ブロックを認め，感覚神経に異常を認めないことが特徴である．
- MMN の病態メカニズムは不明であるが，糖脂質 GM1 に対する IgM 自己抗体がランビエ絞輪に作用していることが示唆されている．

筋原性筋萎縮

- 筋自体の障害による筋力低下，運動麻痺（ミオパチー）は多

くの疾患があり，近位筋優位の筋力低下，運動麻痺に伴い筋萎縮を呈する場合が多い．ただし筋強直性ジストロフィーや遠位型ミオパチーは遠位筋優位である．筋萎縮の評価としては筋周囲径の測定や全身筋肉CT撮影などにより行う．

① 多発筋炎・皮膚筋炎（polymyositis／dermatomyositis：PM／DM）

- 多発筋炎は主として四肢近位筋の筋力低下，頸筋，咽頭筋などに対称性筋力低下を来す炎症性筋疾患である．特徴的な皮疹を併せ持つものを皮膚筋炎（DM）と呼ぶ．
- 近位筋の筋痛や筋力低下が主な症状であるが，関節痛，発熱，倦怠感が先行する場合もある．また皮疹だけで，筋症状がほとんどない場合もある．抗Jo-1抗体などの抗合成酵素抗体（anti-synthetase antibody）陽性例では，間質性肺炎を高率に認める．筋生検による確定診断を行う．

> **Point**
> 筋生検の採取部位として，以前は利き腕でない上腕二頭筋で行うことが多かった．現在は四肢の筋肉MRIを行い，異常所見のある部位を選んで筋生検を行う．また筋炎の病理学的診断ではPMとDMは異なる所見があり，別々の疾患と位置づけられている．

② 進行性筋ジストロフィー（progressive muscular dystrophy）

- 筋線維の変性，壊死を主病変として進行性の筋力低下を呈する遺伝子疾患の総称である．代表的な病型はX染色体劣性遺伝であるジストロフィン遺伝子異常が原因となる，デュシェンヌ型筋ジストロフィーである．通常5歳前後までに発症し，10歳で歩行不能となり呼吸不全により人工呼吸管理が必要になる．
- ベッカー型筋ジストロフィーの予後は良好である．一方，成人期になって発症するのは肢体型筋ジストロフィーや顔面肩甲上腕型筋ジストロフィーである．

③ 筋強直性ジストロフィー（myotonic dystrophy）

- 筋萎縮とミオトニアが主症状であり，咀嚼筋，眼輪筋，胸鎖

乳突筋，腹直筋，前腕や下腿（遠位筋優位）が障害されやすい．咀嚼・嚥下障害，開鼻声，眼瞼下垂なども認める．
- 斧様顔貌，叩打ミオトニア，把握ミオトニア，心伝導障害，白内障，耐糖能異常，性腺萎縮，性格変化など特徴的な所見を呈する．CTG の triplet-repeat disease である．また筋電図では針刺入時にミオトニア放電や急降下爆撃音が観察される．

④ ミトコンドリア脳筋症（mitochondorial encephalomyopathy）

- ミトコンドリアの機能異常によって生ずる疾患であり，エネルギー依存度の高い中枢神経系や骨格筋が障害されやすいため，ミトコンドリア脳筋症の名称がある．
- 代表的な病型はMELAS（mitochondorial encephalomyopathy, lactic acidosis and stroke-like episodes），MERRF（myoclonus epilepsy associated with ragged-red fibers），KSS/CPEO（Kearns-Sayre syndrome/chronic progressive external ophthalmoplegia）の3つである．

MEMO

MEMO

● 主訴

手がふるえる，勝手に手足が動く

● 症候

不随意運動

● Step

1. 病歴聴取の後，観察したままを記載する
2. 既存の分類にあてはめることを優先しない
3. 各不随意運動の特徴と頻度の高い疾患を知る

「手がふるえる」「勝手に手足が動く」という患者に出会った！

- 不随意運動（involuntary movement）とは，まったく抑制することができないか，部分的にしか抑制できない運動である．
- 不随意運動は表1のように分類しうる．

病歴聴取のポイント

- 不随意運動の出現の仕方
  - 1. 持続性かどうか
  - 2. 発作的にか，断続的にか，または，連続的に出現するのか
  - 3. 静止時なのか，運動時なのか
- 不随意運動の性状
  - 1. 一定のパターンを持っているか
  - 2. 随意的に制止できるのか
  - 3. 睡眠時に消失するかどうか

表1　不随意運動の分類

1. 振戦（tremor）
2. 舞踏運動（chorea）
3. アテトーゼ（athetosis）
4. バリズム（balism）
5. ジストニー（dystonia）
6. ジスキネジア（dyskinesia）
7. ミオクローヌス（myoclonus）
8. チック（tic）
9. スパズム（spasm）
10. 筋痙攣（cramp）

- 不随意運動に伴う症状
  - 1. 感覚症状があるか
  - 2. 発声を伴うのか
  - 3. 痛みを伴うのか
- 既往歴，現在内服中の薬剤
  - 薬剤性：ほとんどすべての不随意運動は薬剤で誘発されうる．代謝性疾患によるものもありうる（糖尿病性，肝性脳症，他）

不随意運動の観察のポイント

- 時間的な点：律動性・周期性があるのか，不規則なのか．
- 動きのスピード：ゆっくりなのか，激しいのか．
- 動きの要素：単純な動きか，複雑な動きか，またはねじるような動きが含まれるのか．
- 以上を念頭に，どこがどのように動いているかを観察したまま記載することが望ましい．既存の分類に当てはめることを優先すると，判断を誤ることにもなる（画像データを残すことが容易であり，画像にとどめることも良い手段である）．

さらに必要な検査

- 1. 血液検査
- 2. 画像検査
- 3. 表面筋電図
- 4. 脳波

MEMO

さらに詳しく診断する

動きの印象としては
- 体がふるえる → 振戦（tremor）☛p.139
- 体が「びくっびくっ」と勝手に動く → ミオクローヌス（myoclonus）☛p.151，チック（tic）☛p.151，陰性ミオクローヌス
- 体を動かそうとすると，体がねじれたり，ふるえたりする → ジストニー（dystonia）☛p.147
- 物を投げつけるような，蹴飛ばすような動きが止まらない → バリズム（balism）☛p.147
- くねらせるような動きになる → 舞踏運動（chorea）☛p.143，アテトーゼ（athetosis）☛p.146
- もぞもぞと動く → ジスキネジア（dyskinesia）☛p.150

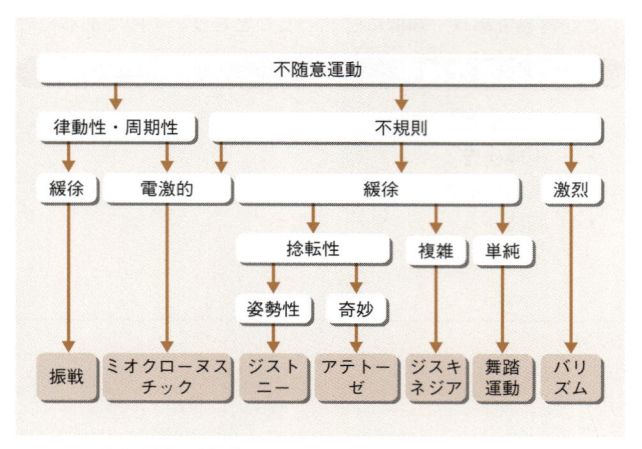

図1　不随意運動の特徴に基づく分類と診察の手順
（柴﨑浩．神経診断学を学ぶ人のために，医学書院；2009．p154 より改変）

- 手足が硬直する → スパズム（spasm）☞p.151，筋痙攣（cramp）☞p.151
- 眠ろうとすると，足に不快な感じが出てじっとしていられない → 下肢静止不能症候群（むずむず脚症候群，RLS）☞p.156
- 動き出すと，体が固まる → 発作性運動誘発性舞踏アテトーゼ ☞p.155

各不随意運動の特徴

振戦（tremor）

- 身体の一部に出現する律動的な不随意運動で以下のように分類される．さまざまな原因により生じる（表2）．
  1）静止時振戦（resting tremor）

表2 振戦の周波数とその原因

静止時振戦	遅い振戦	3～6Hz	パーキンソン病 パーキンソン症候群 　薬剤性 　多系統萎縮症 　進行性核上性麻痺 　びまん性レビー小体病 ホームズ振戦 ウィルソン病
	軟口蓋振戦	2～3Hz	軟口蓋ミオクローヌス
動作時振戦 姿勢時振戦	遅い振戦	3～6Hz	企図振戦 本態性振戦 ウィルソン病
	速い振戦	7～11Hz	生理的振戦 甲状腺機能亢進症 慢性アルコール中毒 ニューロパチーによる振戦 薬剤性振戦 起立性振戦

2）動作時振戦（action termor）
    2-1）姿勢時振戦（postural tremor）
    2-2）運動時振戦（kinetic tremor を含む企図振戦〈intension tremor〉）
- 頻度の高い疾患は，パーキンソン病と本態性振戦である．

> **key word　静止時振戦**
> 観察しようとする部分の筋が収縮していない状態であるという意味からは「静止時」振戦であり，「安静時」振戦よりも適切な表現である．

① パーキンソン病
- 4〜5 Hz の静止時振戦を認める．
- 左右非対称で，上肢から始まることのほうが多く，振戦は歩行時に明瞭化することが多い．
- 'pill-rolling tremor' と呼ばれる振戦を来すことも多い．示指と母指をこすり合わせるような動作を，丸薬をこねるしぐさにも例えられ，このように称される．
- 振戦は暗算負荷で増強を示し，睡眠で消失する．
- re-emergent tremor：静止時振戦がある場合にある固定した姿勢をとると，当初は振戦が出ないが，その後徐々に症状が出てくる．

▶治療を知りたい！◀　☛ パーキンソン病 p.259

② 本態性振戦
- 姿勢時振戦を来す頻度の多い疾患の一つである．
- 本態性振戦の最も核になる症状は，両側性の手および前腕の振戦あるいは頭部の振戦である．上肢の場合は，振戦と振戦のために生じる手首固化徴候（歯車様の抵抗）をのぞいて神経学的異常を伴わず，頭部の場合には，ジストニアや頸の異常姿勢を伴わないことが特徴である．
- 5 Hz 前後で左右非対称が多い．
- 罹病期間が長い（3年を越える）．

- 家族歴がある．
- 本態性振戦の認められる部位は頻度順に，上肢（〜 95 %）＞頭部（〜 34 %）＞下肢（〜 20 %）＞声帯（〜 12 %）＞体幹（〜 5 %）・顔面（〜 5 %）である．
- 通常は手指から始まることが多く，片側のみの場合も，やがて両側性に広がる．
- 頭部，舌・発声時の振戦は，多くの場合は手指の振戦を伴うことが多いが，単独でも出現しうる．
- アルコール摂取で症状が一過性に改善する．

▶治療を知りたい!◀ ☞ **本態性振戦 p.376**

③ ウィルソン病

- 振戦は静止時，姿勢時，動作時振戦，ならびに企図振戦を認める．
- 進行とともに，'wing-beating' tremor が必ず顕在化する．

> **key word**
> **wing-beating tremor**
> 'wing-beating' tremor とは，両上肢を水平方向に左右に広げると，鳥がはばたくようにして上腕がふるえることからの表現である．

- より振戦を鋭敏に確認する方法として，両肘を屈曲させて上肢を胸の前に持ってくる姿勢を保つ方法が役立つ．下肢の場合には仰臥位となり，膝を立てて，少し両足を開くようにする姿勢が重要である．
- 銅代謝の異常により生じる常染色体劣性遺伝の代謝性疾患である．その原因は ATPase copper transporting beta polypeptide（ATP7 B）の遺伝子変異である．
- 発症年齢は幼児期から初老期まで幅広く，肝機能障害，神経症状，精神症状のいずれかで発症し，他の症状も徐々に顕在化する．銅排泄障害のため，肝，大脳基底核，角膜，腎，関節などに銅が蓄積することで症状を起こしている．神経症状では，構音障害，小脳症状，振戦を生じる．

■診断のコツ

- 診断は，錐体外路症状，カイザー・フライシャー角膜輪，肝機能障害などの臨床症状，血清銅の低下，血清セルロプラスミン低値，尿中銅の排泄増多，肝生検で肝への銅の沈着による．頭部 MRI では，両側レンズ核が T1 強調画像で低信号，T2 強調画像で高信号となる．

④ 生理的振戦
- 生理的な状態で，身体のわずかな振動が生じている．
- 8〜12 Hz で一定した速い振戦．
- 運動，疲労，精神的ストレス，低血糖などの負荷によって増強され，顕在化する．

⑤ 心因性振戦
- 心因性のもので，他の振戦との診断は難しいことが多い．
- 急性発症が多い傾向や，突然の消失など，経過が急な変化を示すことが多い．

⑥ 甲状腺機能亢進症
- 甲状腺機能亢進に伴って出現する姿勢時振戦．
- 生理的振戦の増強したもの．

⑦ アルコールによる振戦
- 姿勢時振戦を呈する．
- 慢性中毒による小脳の障害までともなうと企図振戦も生じる．
- アルコールによる軽減を示す点は，本態性振戦と類似する．

⑧ ジストニーによる振戦
- 書字振戦 (writing tremor)，音楽家振戦 (musician tremor) などがある．

⑨ 薬剤性振戦
- スルピリド：ドパミン D2 受容体を阻害するために生じる．
- 兎の口症候群 (rabbit syndrome)：口唇と下顎の静止時振戦，口唇をすばやく規則的に開閉し，抗精神病薬投与中に生じる．

⑩ **軟口蓋振戦（軟口蓋ミオクローヌス〈palatal tremor/ myoclonus〉）**
- 軟口蓋の律動性の不随意運動で，咽頭や横隔膜にも生じうる．本態性と症候性がある．

ⅰ）本態性
- 軟口蓋の動きにより，反復性のクリック音が生じる．
- 睡眠により消失し，振戦は 2 〜 7 Hz である．

ⅱ）症候性
- 振戦は 2 〜 3 Hz で，クリック音を生じることはまれである．
- 睡眠中も持続．
- ギラン・モラレの三角に障害を来すさまざまな疾患（血管性，腫瘍性，脱髄性，外傷性など）で生じる．そのため，動揺視や小脳症状を伴う．
- 画像検査で脳幹被蓋部の病変，下オリーブ核の肥大を認める．

⑪ **赤核振戦，中脳振戦，ホームズ振戦**
- 静止時，動作時に出現する 3 Hz 前後のゆっくりとした振戦．
- 脳幹病巣が生じたのち数週〜数か月経過してから顕在化し，小脳失調などの他の神経症状を伴う．
- ギラン・モラレの三角の中小脳脚，小脳オリーブ路などの障害が大きく影響する．

> **key word　ギラン・モラレの三角**
>
> 小脳歯状核，対側の中脳赤核，下オリーブ核を結ぶ神経回路．

舞踏運動（コレア，chorea）

- 全身性の非律動的で振幅の大きな不随意運動である．一次性と二次性に分けられる（表3）．
- 四肢が踊るような，顔面をしかめるような動きを示す．

■ 診断のコツ

表3 舞踏運動の原因

一次性

1. ハンチントン病
2. DRPLA（歯状核赤核淡蒼球ルイ体萎縮症；SCD）
3. 良性遺伝性舞踏病
4. 老人性舞踏病

二次性

1. 炎症性
   シデナム舞踏病
2. 中毒性，薬剤性
   レボドパ・ドパミン作用薬
   向精神薬
   リチウム
   フェニトイン
   経口抗てんかん薬
3. 代謝性
   ウィルソン病
   有棘赤血球舞踏病
   リー病
   ルイ・バー症候群
   レッシュ・ナイハン症候群
4. 血管障害性
5. 腫瘍性
6. 外傷性

- 強弱が一定せず，持続時間が短く非律動的で，かつ無目的で左右非対称な運動である．
- 思うような動作ができず，言語も不明瞭となり，歩行や姿勢が不安定となる．
- 随意運動，精神的緊張で誘発，増悪し，睡眠中は消失する．
  （軽微なものは，随意運動に覆われ，落ち着きがないだけのように見えることもある）

① ハンチントン（舞踏）病

- 初期には，不随意に生じる舞踏運動を抑えるために，体を常に動かすしぐさをするため，落ち着きがないと認識される．

病状の進行に伴って，随意的な行動によるカモフラージュは徐々に不可能となる．日常生活に支障が出るだけでなく，激しい舞踏運動による体力の消耗や筋障害による腎不全の予防が必要である．
- 舞踏運動と人格変化・知的機能低下を特徴とする常染色体優性遺伝疾患．
- 日本の有病率は10万人あたり0.5人前後とされる．
- 筋トーヌス低下を認める．
- huntingtin遺伝子のエキソン1に存在するCAGリピートによるトリプレットリピート（triplet repeat）病である．そのため，遺伝し世代を経るにつれ，発症の若年化，症状の重篤化を示す（表現促進現象：anticipation）．
- 頭部画像検査で尾状核頭部の萎縮を認める．脳波では徐波化を呈する．
- 確定診断には遺伝子診断によりhuntingtin遺伝子のエキソン1に存在するCAGリピートが38回以上に延長していることを証明する．

▶治療を知りたい!◀　☞舞踏病 p.378

② 歯状核赤核淡蒼球ルイ体萎縮症（dentato-rubro-pallido-luysian atrophy：DRPLA）

- 症状として，小脳失調，ミオクローヌス，舞踏運動，痙攣発作，精神発達遅滞・認知障害，精神症状・性格変化を呈する．
- 若年発症型，成人発症型があり，舞踏運動は成人発症型に多い．
- 若年発症型はミオクローヌス，てんかんが前景に立ち，成人発症型は舞踏運動，小脳失調が主体となる．
- DRPLA遺伝子のエキソン5に存在するCAGリピートの伸長によるポリグルタミン病，トリプレットリピート病である．
- 確定診断は遺伝子検査による原因遺伝子のCAGリピートの伸長が50以上であることを確認する．

■ 診断のコツ

③ 良性遺伝性舞踏病
- 舞踏運動以外の症状は伴わず,対症的な治療で,日常生活,社会生活は維持しうる.
- 小児期に発症する舞踏運動を呈する遺伝疾患.乳幼児期から学童期に舞踏運動のみで発症.
- 他の舞踏病と同様に,安静で軽減,運動で増悪傾向にある.

④ 老人性舞踏病
- 高齢で発症する家族性の認められない全身性の舞踏病.ハンチントン病などの除外を要する.

⑤ 有棘赤血球舞踏病(chorea-acanthocytosis)
- 20歳以降に口周辺の不随意運動で発症する.口舌ジストニーによる口唇・舌の自傷行為を伴う.舞踏運動は頭部・上肢を中心とするが,全身に及ぶこともある.大脳皮質症状としての認知症を合併し,半数で痙攣発作を伴う.
- 運動優位の多発性末梢神経障害からの筋萎縮を伴う.

⑥ シデナム舞踏病(Sydenham chorea)
- 舞踏運動の出現の前駆症状にリウマチ熱を認める.症状は軽微で,落ち着きがないともとられる程度のものであり,小舞踏病(chorea minor)とも呼ばれ,筋トーヌス低下を伴う.
- 診断は,舞踏運動とA群β連鎖球菌感染の証明である.血清の溶連菌関連抗体の上昇を確認.頭部画像検査で,可逆的な尾状核や被殻の腫脹を確認できることもある.

アテトーゼ(athetosis)

- 手足にみられる緩徐で不規則な筋緊張の変動による症状.
- 手指をバラバラにくねらせるような運動(writhing movement)が典型的なパターンである.
- 真似することができないような奇妙な動きを生じる.
- 顔面や舌の筋肉にも出現しうる.
- 原因:線条体の基質的疾患が考えられる.
  - 脳性麻痺(核黄疸,周産期低酸素脳症が高頻度)
  - 脳炎

- 低酸素脳症

▶治療を知りたい!◀ ☛ アテトーゼ p.378

バリズム(ballism)またはバリスムス(ballismus)

- 急速かつ粗大で,持続的に体幹の近くで上下肢全体を投げ出す,または振り回すような運動.
- 基本的には一側性に出現する.
- 淡蒼球から視床下核路の障害で生じる.
- 多くの筋がほぼ同期して,ほぼ規則的に収縮する.そのため,同じ型の動きを反復する.
- 原因:症状の反対側の視床下核に限局した器質的異常.
  - 脳血管障害(脳梗塞,脳出血,脳動静脈奇形〈AVM〉)
  - 脳腫瘍
  - 多発性硬化症
  - 非ケトン性高浸透圧性高血糖症

▶治療を知りたい!◀ ☛ バリズム p.379

ジストニー/ジストニア(dystonia)

- 主動筋・拮抗筋の不随意で非生理的に持続する収縮によってもたらされる姿勢・姿位の異常な状態.緩徐で捻転性・ねじるような姿勢異常・不随意運動を示す.
- 中枢神経系の何らかの障害が原因と考えられるが,画像上異常を認めないことも多い.
- 眼瞼,頸部,手指,全身など,さまざまな部位に出現し得る.
- 振戦に次いで多い不随意運動である.
- 特定の動作・姿勢,環境により生じる,症状が一定で変化しない.すなわち,同じ位置・姿勢で同じ筋肉に同じ様式での収縮を示す(表4).
- 正常運動では,協働筋と拮抗筋の一方が収縮し一方が弛緩することで,互いの運動を妨害しないように働く(相反抑制:reciprocal inhibition)が,ジストニーでは,ある運動時に拮抗筋も同時に収縮して目的とした運動を妨げることが生じうる.

表 4 ジストニーの臨床特徴

1. 常同的筋収縮パターン（patterned movement）	
特定の患者において生じる異常姿勢や運動パターンは一定で変転しない．	
2. 動作特異性（task-specificity）	
特定の動作や環境でジストニーが出現したり，増悪する．	
3. 感覚性トリック（sensory trick）	
特定の動きによって，ジストニーが軽快または増悪する．	
4. オーバーフロー現象（over flow phenomenon）	
ある動作時に不必要な筋が不随意に収縮してジストニーを来す．	
5. 早朝効果（morning benefit）	
起床時から症状が軽い．効果の持続は数分から半日ほどと多岐にわたる．	
6. フリップ・フロップ現象	
無関係と思われる何らかのきっかけで，症状が急に増悪や軽快する．	

- 一次性と二次性に分けられる（**表 5**）．
- 一次性ジストニー：原因の見当たらないものであり，その頻度はパーキンソン病の 1/5 にも達する．
- 二次性ジストニー：薬剤・感染症・周産期障害などの原因となる要素があるもの．

① 痙性斜頸（攣縮性斜頸）

- 頸部筋の常同的な異常収縮により，頭部の随意運動の障害や頭位に異常を来す．
- 好発年齢は 30 〜 40 歳で，本邦では男性にやや多い．
- 回旋，側屈，前屈，後屈，肩挙上，側弯，側方偏倚，前後偏倚，体軸捻転などの異常姿勢をとり，過半数で頸部痛を伴う．
- 重症度評価に Tsui 評価スケールが用いられる（**表 6**）．

▶治療を知りたい!◀　☛ ジストニー p.379

② 瀬川病（Segawa disease）

- 優性遺伝性ドパ反応性ジストニーの一型．

表5 ジストニーの原因

1. 一次性
- a) 遺伝性：瀬川病など
- b) 孤発性：眼瞼攣縮，痙性斜頸，書痙など

2. 二次性
- a) 神経変性疾患に伴うジストニー：パーキンソン病，進行性核上性麻痺，皮質基底核変性症，脊髄小脳変性症，多系統萎縮症，ハラーフォルデン・シュパッツ病，ミトコンドリア病など
- b) 代謝性疾患に伴うジストニー
- c) 脳性麻痺に伴うジストニー
- d) 薬剤性ジストニー：ドパミン遮断薬（抗精神病薬，制吐薬，抗潰瘍薬）など
- e) 中毒性ジストニー：マンガン，水銀，銅，シアン，一酸化炭素など
- f) 脳炎に伴うジストニー：日本脳炎，嗜眠性脳炎，結核性髄膜炎，AIDS脳症など
- g) 脳血管障害性ジストニー
- h) 脳血管奇形に伴うジストニー
- i) 多発性硬化症に伴うジストニー
- j) 脊髄障害性ジストニー
- k) 橋中心髄鞘崩壊症に伴うジストニー
- l) 頭部外傷に伴うジストニー
- m) その他

（ジストニア班の暫定的な診断指針より改変）

- GTP cyclohydrolase 1 遺伝子異常に起因するチロシン水酸化酵素の活性低下により，ドパミン低下が生じる．
- 病型として，姿勢ジストニー型（主徴候：ジストニー姿勢）と動作ジストニー型（主徴候：ジストニー運動）がある．
- 両病型とも10歳ごろから筋強剛側に振戦を認める．

ⅰ）姿勢ジストニー型

- 6歳ごろに一側下肢のジストニー姿勢で発症し，10歳代前半に全肢に，15歳までに体幹にまで拡大する．20歳ごろまでに筋強剛は進行し，恒常状態になるという経過をたどる．

■ 診断のコツ

表6 Tsui 評価スケール

A 異常姿勢の偏倚角度	1 回旋	0：なし，1：＜15°，2：15〜30°，3：＞30°	合計点 ＝ A
	2 側屈	0：なし，1：軽度，2：中等度，3：高度	
	3 肩挙上/下垂	0：なし，1：軽度，2：高度	
B 異常姿勢の持続時間	1 間欠性		合計点 ＝ B
	2 持続性		
C 頭部の不随意運動 (振戦/攣縮〈jerk〉)	重症度	1：軽度，2：高度…i	合計点 (i)＋(ii) ＝ C
	持続時間	1：間欠性，2：持続性…ii	
最終スコア＝（A × B）＋ C			

- 小児期は著明な日内変動が認められ，朝はほぼ無症状だが，夕には歩行困難となる．徐々に日内変動はなくなり，20歳代には認められなくなる．
- 主症状は，筋強剛で左右差を認める．

ii）動作ジストニー型
- 姿勢ジストニーに加えて，8〜10歳ごろに上肢ジストニー運動や頸部を後屈させる動作性ジストニーを認める．姿勢ジストニーは比較的目立たず，筋緊張が亢進している．振戦の日内変動は軽微．斜頸と頸部ジストニーが併発する．

▶治療を知りたい！◀ ☞ 瀬川病 p.380

ジスキネジア（dyskinesia）

- 口舌・四肢・体幹に不規則に起こる比較的素早い運動．
- 局所の場合は口唇や舌に多く，oral dyskinesia または oro-lingual dyskinesia と呼ばれる．
- 種々の不随意運動の要素を含む．基本的には薬剤により誘発されたものを示す．
- 原因薬剤として，抗精神病薬，抗パーキンソン病薬，消化器

作用薬などがある.

ⅰ）L-ドパ製剤やドパミン作用薬にて生じるジスキネジア
- ドパミン作用が効きすぎている時間帯に生じる peak-dose dyskinesia が認められる.
- より進行したパーキンソン病患者には，薬剤の効果が強い時間帯と切れ始める時間帯の二相性に生じることもある（二相性ジスキネジア〈diphasic dyskinesia〉）.

ⅱ）遅発性ジスキネジア
- 抗精神病薬を長期内服したのちに出現する症状である．薬剤のドパミン遮断性によるドパミン系神経障害により生じる.
- いつも同パターンの動きを持続的に繰り返す常同性運動を示す.

チック（tic）
- 無目的に起こる常同的運動.
- 単一筋から複数の筋群に生じ，短時間かつ素早い，反復する特徴を有する.

スパズム（spasm）
- 持続時間を持った断続的に起きる異常な筋収縮.

筋痙攣（cramp）
- 制御できない筋の短縮と痛みを伴う筋硬直.
- 諸検査により二次的なものを除外する必要がある.
- 筋電図で cramp discharge（筋痙攣放電：200〜300 Hz の短時間で周期的な）を認め，筋伸長で停止する.
- 鑑別：スパズム，拘縮，myokymia，myotonia，neuromyotonia，筋固縮，テタニー

ミオクローヌス（myoclonus）
- 突然，瞬間的に起きる電撃的な不随意運動.
- 通常は不規則に生じているが，視察上では律動的に見えることが多い.

■ 診断のコツ

- 陽性ミオクローヌスは協働筋と拮抗筋が突然一過性に収縮することで生じる.
- 陰性ミオクローヌスは筋収縮が一過性に遮断されることで生じる.
- 瞬間的な筋収縮の直後に,筋放電の急激な不随意な中断(silent period)が続いて起こるような,陽性・陰性ミオクローヌスが一緒に出現する場合も多い.
- 陰性ミオクローヌスは asterixis(固定姿勢保持困難),flapping tremor(羽ばたき振戦)の形で確認されることも多い.具体的には,手関節を背屈させ手指を伸展した状態を保持させると,手関節,中手指節関節の急激な掌屈を生じた後,元の手関節背屈へと復帰する動きを反復する.

▶治療を知りたい!◀ ☞ ミオクローヌス p.379

① 吃逆

- いわゆる,'しゃっくり'である.
- 難治性のものには,中枢病変(延髄)や逆流性食道炎によるものなどが含まれることがある.脳血管障害(ワレンベルク

表7 発生源によるミオクローヌスの分類

皮質性	進行性ミオクローヌスてんかん,低酸素脳症後ミオクローヌス,若年性ミオクロニーてんかん,クロイツフェルト・ヤコブ病,代謝性脳症,アルツハイマー病,大脳基底核変性症,多系統萎縮症,レット症候群
脳幹起源	口蓋振戦,網様体反射性ミオクローヌス,眼球ミオクローヌス(opsoclonus),病的驚愕症(hyperplexia, startle disease),病的吃逆(pathological hiccup)
脊髄性	脊髄髄節性ミオクローヌス(spinal segmental myoclonus) 固有脊髄性ミオクローヌス(propriospinal myoclonus)
その他	

表8 ミオクローヌスの病因

生理的なもの	睡眠時ミオクローヌス 不安による誘発性ミオクローヌス 運動による誘発性ミオクローヌス 食事に伴う良性小児性のもの 吃逆（しゃっくり）
本態性	遺伝性本態性ミオクローヌス 孤発性本態性ミオクローヌス
てんかん性	てんかん部分症状 小児発症ミオクローヌスてんかん 良性成人性家族性ミオクローヌスてんかん ウンフェルリヒト・ルントボルク病（Baltic myoclonus） ミトコンドリア脳筋症（MERRF）
症候性ミオクローヌス	蓄積病に伴うミオクローヌス： 　ラフォラ病，神経セロイドリポフスチン病，DRPLA，シアリドーシスⅠ型，ガラクトシアリドーシスⅢ型，ゴーシェ病
	基底核変性疾患に伴うミオクローヌス： 　捻転ジストニア，ハラーフォルデン・シュパッツ病，進行性核上性麻痺，大脳皮質変性症，ハンチントン病
	小脳変性に伴うミオクローヌス： 　フリードライヒ運動失調症，ataxia telangiectasia，多系統萎縮症
	認知症に伴うミオクローヌス： 　クロイツフェルト・ヤコブ病，アルツハイマー病
	脳炎・脳症によるミオクローヌス： 　SSPE，ヘルペス脳炎，脳炎後遺症　ランス・アダムス症候群，ほか
	代謝性，全身疾患に伴うミオクローヌス： 　肝不全，尿毒症性，低 Na 血症，低・高血糖，ウイルソン病
	中毒/薬剤性脳症に伴うミオクローヌス
	局所中枢神経（脳・脊髄）障害： 　脳梗塞後，腫瘍，外傷後，視床切除後
	傍腫瘍症候群に伴うミオクローヌス 眼球クローヌスミオクローヌス症候群

(Fahn S, et al. *Adv Neurol* 1986；43：1-5. より改変)

表9 薬剤性ミオクローヌスの原因となりうる薬剤

精神科薬剤	三環系抗うつ薬，SSRI，リチウム，抗精神病薬，ジアゼパム減量
抗パーキンソン病薬	L-ドパ，MAO 阻害薬
抗てんかん薬	バルプロ酸，ガバペンチン，フェニトイン，カルバマゼピン
抗生剤	ペニシリン系，セフェム系，モノラクタム系，イソニアジドなど
麻薬	モルヒネ，フェンタニール
麻酔薬	イソフルラン，エンフルラン，テトラカイン，ミダゾラム　など
造影剤	
心血管系薬剤	カルシウム拮抗薬，抗不整脈薬
抗がん剤	
その他	フィゾスチグミン　など

表10 陰性ミオクローヌスを生じる病因

1. 肝性脳症
2. 腎性脳症
3. 肺性脳症（CO_2 ナルコーシス）
4. 低酸素脳症
5. 血糖異常（低血糖，高血糖）
6. 電解質異常（Na, Ca, Mg など）
7. 中毒性脳症（重金属，リチウム，水銀，一酸化炭素など）
8. 薬剤性脳症（向精神薬，抗うつ薬，抗パーキンソン病薬，抗てんかん薬，抗がん剤，オピオイド，抗生剤，抗不整脈薬など）

予備知識　「しゃっくり」も「ミオクローヌス」

吃逆すなわちしゃっくりは，律動的な横隔膜の不随意運動である．生理的なミオクローヌスであり，皮質下を起源としている（病的な難治例を除く）．

症候群),脱髄疾患(NMO,多発性硬化症)などの中枢性疾患を画像(MRI)で除外することも必要となる.

▶治療を知りたい!◀ ☞ しゃっくり p.380

発作性運動誘発性舞踏アテトーゼ/ジスキネジア(paroxysmal kinesigenic choreoathetosis/dyskinesia:PKC/PKD)

- 突然の運動負荷や精神的な緊張で発作性に短時間持続する舞踏運動,ジストニアなどの不随意運動が出現する病態である.
- 孤発例のもの,優性遺伝を呈するものがある.
- 発症は若年,男性>女性の傾向にある.
- 予後は良好で,加齢に伴い症状は消失する.
- 画像 脳波などでの検査では異常を認めず,精神的なものと判断される症例も潜在的に存在するのではないかと推察される.

▶治療を知りたい!◀ ☞ 発作性運動誘発性舞踏アテトーゼ/ジスキネジア p.380

表11 発作性誘発性不随意運動の分類

	発作性運動誘発性舞踏アテトーゼ	発作性非運動誘発性ジスキネジア	発作性労作誘発性ジスキネジア	発作性睡眠誘発性ジスキネジア
	paroxysmal kinesigenic choreoatetosis	paroxysmal non-kinesigenic dyskinesia	paroxysmal exertion-induced dyskinesia	paroxysmal hypnogenic dyskinesia
誘発要因	突然の運動	非特異的(カフェイン・アルコール・喫煙・疲労など)	長時間の運動	睡眠
持続時間 短時間型	数秒から5分	数秒から5分	数秒から5分	数秒から5分
持続時間 長時間型	1時間まで	数日間	数時間	5分以上
発症年齢	幼児期 思春期	幼児期 思春期	幼児期	幼児期
遺伝形式	孤発例 家族例 ともにあり	家族例(常優)が多い	家族例 孤発例 ともにあり	孤発例が多い

■診断のコツ

下肢静止不能症候群(むずむず脚症候群,restless legs syndrome:RLS)

- 不快な下肢の異常感覚のために,下肢をむずむず動かしてしまう病態.
- 診断を補助する特徴には以下のようなものがある.
  - 家族歴
  - ドパミン作動薬による効果
  - 睡眠時の periodic leg movements が睡眠ポリグラフ検査上有意に多く出現
- 二次性の評価に,鉄,TIBC,血清フェリチン,腎機能(BUN,Cr)を含む血液検査が必要となる.
- 補助検査として睡眠ポリグラフィー,脊椎 X 線,頸椎 MRI がある.

▶治療を知りたい!◀ ☞ むずむず脚症候群 p.380

顔面痙攣(facial spasm)

- 顔面神経支配筋の間欠的または持続的収縮.
- 血管性圧迫による顔面神経の異常興奮が病因で,圧迫部は脳

表12 下肢静止不能症候群(むずむず脚症候群)の診断基準

1. Urge to move the leg	
	脚を動かしたいという欲求があり,その欲求が不快な下肢の異常感覚に伴って生じる.
2. Worse at rest	
	静かに横になったり座ったりしている状態でその症状が出現,増悪する.
3. Motor relief	
	歩いたり下肢を伸ばすなどの運動によって症状の改善を認める.
4. Worse or occur in evening or night	
	日中より夕方・夜間に増強する.

(国際 RLS 研究グループ(IRLSSG)による)

表13 下肢静止不能症候群（むずむず脚症候群）の原因

特発性	特に原因のないもの
二次性	鉄欠乏性（血清フェリチン値 50 ng/mL 以下） 腎不全，透析 妊娠 末梢神経障害 抗うつ薬，抗精神病薬の内服 脊髄病変 パーキンソン病 多系統萎縮症

幹より顔面神経が分枝した直後（root exit zone）が典型的である．

テタヌス（tetanus）

- 破傷風菌（*Clostridium tetani*）の産生毒素により生じる．
- 外傷により破傷風菌が芽胞の形で体内に入り，活性化する．
- 潜伏期は4日から3週間．

表14 テタヌスの病期

第一期	受傷部位の異常感，受傷側の手足の緊張感
第二期	開口障害，嚥下困難，体幹の強直，頻脈，不安感
第三期	全身痙攣期　後弓反張（5〜10秒のものが数十分間隔で）
第四期（回復期）	痙攣は消失し，筋硬直のみが残る

MEMO

● 主訴

ふらつく

● 症候

運動失調

● Step

1. 運動麻痺と運動失調の違いを理解する
2. 責任病巣は神経学的所見から鑑別できる
3. 急性発症で血管障害が疑われるときは速やかにCTやMRIを施行する

「身体がふらつく」「うまくバランスがとれない」という患者がきた

- 患者が「ふらつき」を主訴に外来を受診したとき,それが運動麻痺によらない場合,運動失調(ataxia)の可能性を考える必要がある.運動失調とは運動麻痺がないにもかかわらず,協調運動が障害されるために円滑な運動ができない状態をいう.
- 体幹の失調では「ふらつき」「めまい」,上肢の失調では「動作時のふるえ」「細かい動作のしづらさ」,下肢の失調では「歩行障害」が主訴になることがある.
- 失調は小脳の求心路(末梢神経〜脊髄後索,前庭迷路系),

表1 小脳性失調を来す疾患

脳血管障害	小脳梗塞,小脳出血,動静脈奇形など
悪性腫瘍	小脳腫瘍,転移性脳腫瘍
傍腫瘍性症候群に伴う小脳失調	卵巣癌,子宮癌,乳癌,肺小細胞癌,ホジキンリンパ腫,精巣癌,胸腺腫
感染性および炎症性疾患	急性小脳炎,脳幹脳炎,結核腫,神経梅毒,プリオン病,フィッシャー症候群,急性散在性脳脊髄炎,神経ベーチェット病,神経サルコイドーシス,ANCA関連血管炎
変性疾患	多系統萎縮症,晩発性小脳皮質萎縮症,遺伝性脊髄小脳変性症,フリードライヒ失調症,歯状核赤核淡蒼球ルイ体萎縮症(dentato rubro pallido luysian athophy:DRPLA)
脱髄性疾患	多発性硬化症
代謝性疾患	ウェルニッケ脳症(ビタミンB_1欠乏),ビタミンE欠乏症,甲状腺機能低下症,肝性脳症,ミトコンドリア脳筋症
先天性疾患	キアリ奇形,頭蓋底陥入症,先天性低形成
中毒性疾患	アルコール,有機水銀,リチウム,メトトレキサート,フルオロウラシル,ジフェニルヒダントイン,リファンピシン,イソニアジド

小脳および小脳の遠心路の障害で生じる．責任病巣の違いにより，小脳性失調，脊髄性失調，前庭性失調，前頭葉性失調に大別される．

- **小脳性失調（表1）**：小脳機能障害による．純粋な小脳疾患では，筋力や深部感覚に異常はない．
- **脊髄性失調（表2）**：脊髄後索の障害による深部感覚障害，特に位置覚障害による失調．末梢神経障害，特に大径線維が強く障害されると深部感覚障害が目立ち同様の運動失調がみられる．閉眼状態で失調は著明になる（ロンベルク徴候陽性）．

表2 脊髄性失調を来す疾患

血管障害	後脊髄動脈症候群，脊髄動静脈奇形など
脊髄腫瘍	
変形性脊椎症	
脊髄空洞症	
脱髄性疾患	多発性硬化症
感染性および炎症性疾患	ウイルス性脊髄炎，神経梅毒（脊髄癆），神経ベーチェット病，神経サルコイドーシス，視神経脊髄炎，急性横断性脊髄炎，膠原病
代謝性疾患	亜急性連合性脊髄変性症（ビタミンB_{12}欠乏症）
変性疾患	フリードライヒ失調症
中毒性疾患	SMON，弱毒有機リン
末梢神経疾患	糖尿病，アルコール・鉛・ヒ素中毒，シャルコー・マリー・トゥース病，レフスム病
脊髄後根障害	ギラン・バレー症候群，多発根神経炎，癌性ニューロパチー，シェーグレン症候群

表3 前庭性失調を来す疾患

末梢前庭または前庭神経障害	前庭性神経炎，メニエール病，小脳橋角部腫瘍，薬剤性（ストレプトマイシンおよびカナマイシン中毒）
中枢性前庭障害	脳幹梗塞，脳幹出血，脳幹部脳腫瘍，多発性硬化症

■ 診断のコツ

- **前庭性失調**（表3）：急性期の前庭性失調は，回転性めまい，嘔吐，眼振などを伴う．一側性障害の場合は偏倚がみられる．
- **前頭葉性失調**：多発性脳梗塞などで両側前頭葉に障害があると，前頭葉性の失調歩行を呈する．脳腫瘍などで一側性に障害があると，反対側の四肢に失調が出現する．

病歴聴取のポイント

① 発症の仕方と経過
- いつから症状が出現したのか，急性発症か慢性発症かをまず確認する．
- 急性発症の場合は脳血管障害の可能性もあるのでベッド上安静とし，すみやかに検査を進める．
  - ▶ 急性発症：血管障害，脱髄性疾患，前庭神経炎，急性脳炎，急性中毒
  - ▶ 亜急性：腫瘍，慢性硬膜下血腫，傍腫瘍性症候群など
  - ▶ 慢性：脊髄小脳変性症などの変性疾患
- 症状が進行性なのか，寛解増悪を繰り返しているのか，単相性なのかを聴取する．

② 随伴症状
- 発熱，脱力，しびれ，頭痛，めまい，耳鳴り，悪心，視力低下などを伴うかを確認する．

③ 既往歴
- 服薬歴も聴取する．

④ 職業歴
- 鉛・ヒ素などへの曝露はないか．

⑤ 嗜好歴
- アルコール多飲の有無，十分な栄養がとれているか．

⑥ 家族歴
- 親戚も含め同様の症状がないか．

神経学的診察

- 失調の責任病巣は小脳・脊髄・前庭系・前頭葉とさまざまだ

が，神経学的所見から鑑別することができる（**表4**，**図1**）．
- 深部感覚障害・眼振・構音障害・四肢の協調運動障害の有無，歩行の観察が特に重要である．

表4 失調の鑑別

	小脳性	脊髄性	前庭性
深部感覚障害	−	+	−
眼振	+	−	+
構音障害	+	−	−
四肢の協調運動障害	+	+	−
ロンベルク徴候	−	+	+
歩行	酩酊歩行	踏みつけ歩行	

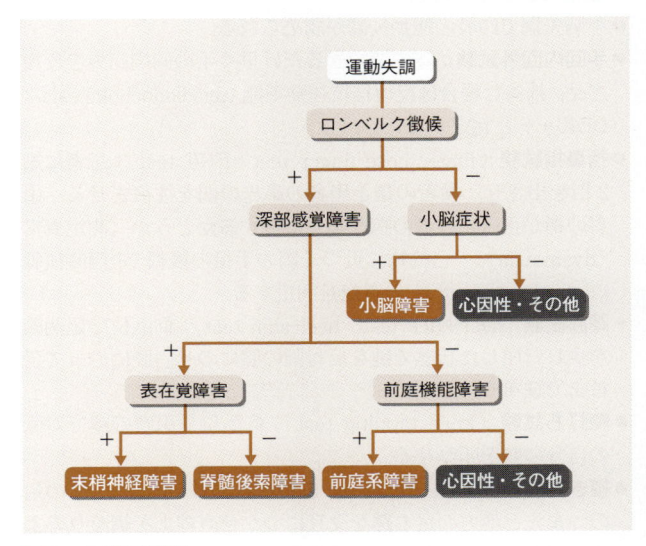

図1 失調の鑑別

① 深部感覚障害
- 脊髄性失調では深部感覚障害，特に位置覚の障害を認める．

② 眼振・眼球運動の観察
- 小脳性失調では，注視方向性眼振，垂直方向性眼振などの眼振を認めることが多い．また，滑動性眼球運動（smooth pursuit eye movement）が障害され，衝動性眼球運動（saccadic eye movement）となる．
- 前庭性失調では，急性期に著明な眼振，回転性めまい，嘔吐を伴う．

③ 発語の観察
- 小脳性失調では，発語は不明瞭で酔っ払い（slurred speech）のようになったり，緩慢（bradylalia），爆発性（explosive speech），とぎれとぎれ（scanning speech）となる．
- 脊髄性・前庭性失調では構音障害は認めない．

④ 四肢の協調運動障害
- 小脳失調で四肢の運動失調が認められる．
- **手回内回外試験**：空中でできるだけ早く手の回内回外を反復させ，拙劣な場合は反復拮抗運動不能（dysdiadochokinesis：DDK＋）と判定する．
- **指鼻指試験**（finger nose finger test：FNF test）：患者に第2指を出させ，検者の指と患者の鼻先の間を往復させる．患者の指が正確に検者の指や鼻先に達するかどうか（測定異常〈dysmetria〉），目的物に近づく際の手指の振戦（企図時振戦〈intention tremor〉）の有無を判定する．
- **踵膝試験**（heel-knee test, heel-shin test）：仰臥位で足関節を少し背屈した状態で踵を反対側の膝にのせ，脛に沿って足首まで踵をすべらせる．
- **膝打ち試験**（knee tapping test）：仰臥位で患者の踵で対側の自分の膝を叩かせる．
- **継ぎ足歩行**（tandem gait）と**まわれ右**（on turn）：一方の足のつま先と他方の足の踵を交互につかせ直線上を綱渡りのように歩かせる．まわれ右の可否も診察する．

⑤ ロンベルク徴候
- 足をそろえて立位をとらせた後閉眼し，ふらつきが増悪するかどうかをみる．脊髄性失調や前庭迷路性失調ではふらつきが増悪する．小脳性失調の場合は足をそろえることでふらつくが，閉眼による増悪はなくロンベルク徴候は陰性となる．

⑥ 立位・歩行
- 失調がある患者を立たせると，両足を広げ両腕を外転して平衡を保とうとする．歩かせると左右への動揺を認め，両足を広げ（wide based gait），歩幅は不規則で歩行のリズムも乱れる．軽度なものはマン試験や継ぎ足歩行などをさせると異常が目立つ．
- 小脳性失調では両足を開き，酔っ払いのようで（酩酊歩行〈drunken gait〉），全身の動揺が強い．小脳半球障害では障害側に倒れやすい．虫部の障害では体幹失調が目立つ．ロンベルク徴候は陰性である．
- 脊髄性失調では下肢の深部感覚障害があるため，足を高く持ち上げ，これを投げ出すようにして踵を床に強くたたきつける（踏みつけ歩行）．ロンベルク徴候陽性である．
- 前庭性失調では全身の動揺が強く，一側性障害の場合は患側に偏位する．ロンベルク徴候陽性である．
- 前頭葉性失調では小脳性と前庭性失調の両方の特徴を示す．体幹にも動揺がみられて後方へ倒れやすい．両足を広げて小さなステップで歩行する．

⑦ 筋緊張低下
- 小脳障害では障害側の四肢の緊張低下を認める．

⑧ 皮質症状
- 前頭葉性失調では，他の皮質症状の合併がないか確認を行う．

⑨ pseudoathetosis
- 上肢を前方挙上させ閉眼を命じると，あたかもピアノを弾くように指が不規則に動く．piano playing finger とも呼ばれる．深部感覚障害が原因であり脊髄性失調でみられる．

⑩ **前庭系機能**
- ベッドサイドで簡単に前庭系機能障害をみるには,前庭頭位反射や温度眼振反射をチェックするのがよい.

必要な検査

① **頭部 CT・MRI,脊髄 MRI**
- 急性発症で血管障害が疑われるときはできるだけ早期に施行する.
- 慢性発症で神経変性疾患が疑われるときは,頭部 MRI 施行時に適宜矢状断・T2*WI も撮影する.

② **血液検査**
- 血算,生化学,炎症反応のスクリーニング.必要があればビタミン B_1・ビタミン B_{12},FT_3,FT_4,血沈,抗核抗体,ACE,梅毒反応などを調べる.

③ **髄液検査**

④ **神経生理学的検査**
- 深部腱反射が低下・消失し深部覚障害のある場合は,末梢神経障害の有無をチェックするため神経伝導検査を施行する.脊髄障害が疑われる場合は体性感覚誘発電位(somatosensory evoked potential:SEP)をチェックする.

⑤ **前庭機能検査**
- 前庭頭位反射や温度眼振検査など.

⑥ **その他**
- 傍腫瘍性症候群を疑ったときは CT,エコー,Ga シンチグラフィー,内視鏡検査などを施行する.

● 主訴

つっぱる

● 症候

痙性麻痺

● Step

1. 痙縮は筋緊張の亢進状態である
2. 錐体路障害と錐体外路障害の違いを知る
3. 急性発症では呼吸状態に注意する

「足がつっぱってしまって歩きにくい」という患者がきた

- 患者が「つっぱり」による動きづらさを主訴に外来を受診したとき，筋緊張（muscle tonus）が亢進した状態，特に痙縮（spasticity）を考える必要がある．痙縮とは錐体路障害により生じる筋緊張亢進状態である．錐体外路障害による筋強剛（muscle rigidity）でも「つっぱり」を訴えることがあるが，これは別項「動作がおそい」を参照いただきたい．

筋緊張（muscle tonus）

- 筋緊張は筋を受動的に伸展したときに検者の受ける抵抗の増減で表され，亢進と低下がある．

① 筋緊張亢進（hypertonia）

- **痙縮（spasticity）**：錐体路障害（上位運動ニューロン障害）により生じる筋緊張亢進状態（表1）．はじめは抵抗が大きいが，あるところで急に抵抗が減る折りたたみナイフ現象（clasp-knife phenomenon）が特徴．ゆっくり曲げたのではあまり抵抗はないが，速さを増すに従って抵抗が強くなる，速度依存性の伸張反射亢進状態．

表1 錐体路障害と錐体外路障害

	錐体路の障害	錐体外路の障害
筋緊張亢進	痙縮 spasticity（clasp-knife phenomenon）	筋強剛 rigidity（cog-wheel rigidity or plastic rigidity）
不随意運動	なし	あり
深部腱反射	亢進	正常または軽度亢進
バビンスキー徴候	あり	なし
運動麻痺	あり	なしまたは軽度

- **筋強剛（muscle rigidity）**：錐体外路障害により生じる筋緊張亢進状態．はじめから終わりまでずっと持続性に抵抗がある．一様な抵抗を感じるものを鉛管様筋強剛（lead pipe rigidity）と呼ぶ．カクカクと歯車様に抵抗を感じるものを歯車様筋強剛（cogwheel rigidity）と呼ぶ．筋伸展の速度によらない，筋の長さ依存性の伸張反射亢進状態．

② 筋緊張低下（hypotonia）
- 脊髄前角細胞から筋肉のレベルの障害もしくは小脳病変で生じる．

痙縮の病歴聴取のポイント

① 発症の仕方と経過
- いつからつっぱりがあるのか，経過をまず聴取する．
- 急性発症の場合，外傷による脊髄損傷や血管障害などの可能性があるのでベッド上安静とし，すみやかに検査を進める．

> **Point**　急性発症で麻痺が上行性に進展している場合には，呼吸筋麻痺が起こる可能性があるので，呼吸状態に注意する必要がある．

- ▶ 急性発症：脊椎の外傷による脊髄障害，脊髄梗塞などの脊髄血管障害，脳梗塞などの脳血管障害
- ▶ 亜急性：脊髄脊椎腫瘍，硬膜外膿瘍，脊髄炎症性疾患（多発性硬化症，ウイルス性脊髄炎，サルコイドーシスなど）
- ▶ 慢性：脊椎疾患（頸椎症性脊髄症，後縦靱帯骨化症，胸椎黄色靱帯骨化症など），変性疾患（筋萎縮性側索硬化症，遺伝性痙性対麻痺など），代謝性疾患（亜急性連合性脊髄変性症など），ヒトTリンパ球向性ウイルス脊髄症（HTLV-1 associated myelopathy：HAM），脊髄空洞症など

② 随伴症状
- 感覚障害，自律神経障害，視力障害，呼吸障害，膀胱直腸障害の有無．

③ 既往歴
- 外傷の有無，悪性腫瘍や手術の有無，放射線治療の有無．

④ 家族歴
- 親戚も含め同様の症状がないか．

⑤ 出身地
- HAM は西日本，特に九州・四国に多い．

痙縮の神経学的診察

- 各関節を受動的に動かして，そのときに生じる抵抗を評価する．患者をリラックスさせて診察することが大事である．伸展のはじめは抵抗が強く，途中で急に抵抗が減る折りたたみナイフ現象が特徴的．ゆっくりではなくすみやかに動かすと抵抗が増大する．
- 痙縮は大脳皮質から内包，脳幹，脊髄前角細胞に至る上位運動ニューロンの障害で起こるため，深部腱反射亢進，バビンスキー徴候などの病的反射の出現などの錐体路徴候がみられる（表2）．
- 分布が片側性，交代性，対麻痺かどうかにより障害部位や広がりを判断する．脳血管障害や大脳の外傷であれば，多くは一側性であるが，多発病変や脳幹・脊髄病変では両側性を示す．脊髄障害では障害のレベル，部位を把握する．
- 麻痺・筋力低下の程度は軽症から重症までさまざまである．

表2 上位運動ニューロン障害と下位運動ニューロン障害

	上位運動ニューロン障害	下位運動ニューロン障害
筋緊張	亢進 痙縮（spasticity）	低下
筋萎縮	目立たない	著明
深部腱反射	亢進	減弱または消失
病的反射	＋	−
線維束性収縮	−	＋

- 痙縮は障害される筋が選択的で，上肢では屈筋，下肢では伸筋で目立つ．下肢は伸展・内旋・内反尖足位をとり痙性歩行となる．
- 痙性歩行（spastic gait）には片麻痺と対麻痺がある．
- **痙性片麻痺歩行**：一側の錐体路障害による歩行で，麻痺側の上肢は内転屈曲し下肢は伸展するウェルニッケ・マン肢位をとる．股関節は外旋，膝関節は伸展，足関節は底屈位を示す．股関節を中心に伸展した下肢で半円を描くようにして歩く（草刈り歩行）．
- **痙性対麻痺歩行**：両下肢の痙縮による歩行障害で，両膝は伸展し，内反尖足位で床をこすりながら，歩幅を狭く歩く（すり足歩行，尖足歩行）．アヒルのように腰から歩くアヒル歩行（duck gait）や両足を鋏のように組み合わせて歩くはさみ脚歩行（scissors gait）もみられる．
- 感覚障害がある場合は，障害の高さを評価する．多くの脊髄障害では，感覚障害に境界明瞭なレベルがあり，病変の高さと一致している．
- 視力障害があったら，多発性硬化症，サルコイドーシス，神経ベーチェット病などを考える．

必要な検査

① 頭部 CT・MRI，脊髄 MRI
- 急性発症の場合は血管障害などの可能性があるのですみやかに撮影するようにする．

② 血液検査
- 血算，生化学，炎症反応のスクリーニング．必要があれば，ANA，RF，IgG，IgM，IgA，抗 dsDNA 抗体，抗 SS-A 抗体，抗 SS-B 抗体，C-ANCA，MPO-ANCA，ACE，ビタミン B_{12}，抗 HTLV-1 抗体，乳酸，ピルビン酸，ビタミン E，ACTH，コルチゾール，極長鎖脂肪酸などを調べる．

③ 髄液検査
- 細胞数，蛋白，糖，蛋白分画，抗 HTLV-1 抗体，一般細菌

■ 診断のコツ

　　培養，結核菌培養．
④ **筋電図**
⑤ **体性感覚誘発電位**（somatosensory evoked potential：SEP）
⑥ **遺伝子検査**
● 遺伝性痙性対麻痺や遺伝性プリオン病を疑ったときに重要．
⑦ **泌尿器科依頼**
● 排尿障害があるときに重要．

痙性対麻痺の鑑別診断

● 痙性対麻痺（spastic paraplegia）とは，上位運動ニューロンの障害による痙縮を伴う両下肢麻痺を呈する病態をいう．痙性対麻痺の原因疾患を**表3**に示す．

表3　痙性対麻痺の鑑別

① 脊椎圧迫性病変
　　外傷，頸椎症性脊髄症，後縦靱帯骨化症，胸椎黄色靱帯骨化症
② 脳・脊髄血管障害
　　脊髄梗塞，脊髄動静脈奇形，脳梗塞，脳出血
③ 脊髄腫瘍・転移性腫瘍
④ 脊髄空洞症
⑤ 脳性麻痺
⑥ 炎症・免疫性疾患
　　脊髄炎（感染性，膠原病に伴うもの），急性散在性脳脊髄炎，視神経脊髄炎，ヒトTリンパ球向性ウイルス脊髄症（HTLV-1 associated myelopathy：HAM），サルコイドーシス，神経ベーチェット病
⑦ 脱髄性疾患
　　多発性硬化症
⑧ 変性疾患
　　筋萎縮性側索硬化症，遺伝性痙性対麻痺，脊髄小脳変性症，原発性側索硬化症，家族性アルツハイマー病
⑨ 代謝性疾患
　　亜急性連合性脊髄変性症，ミトコンドリア脳筋症，副腎白質ニューロパチー，ビタミンE欠乏症
⑩ 遺伝性プリオン病

● 主訴

動作がおそい

● 症候

錐体外路症状

● Step

1. 運動緩慢・無動はパーキンソニズムの一症状である
2. パーキンソン病の特徴と鑑別診断を理解する

「動きがにぶくなった」という患者がきた

- 患者が「動作がおそい」ことを主訴に外来を受診したとき，運動緩慢（bradykinesia）・無動（akinesia）の可能性を考える必要がある．運動緩慢とは運動の量と幅が減少し，運動の速度が遅くなる現象をいう．障害が高度になると無動に至る．運動緩慢・無動は錐体外路性の運動障害，パーキンソニズムの一症状としてみられる．
- 錐体外路とは錐体路（皮質脊髄路）以外の運動性伝導路の総称であり，その障害で筋緊張異常と不随意運動がみられる．筋緊張異常としては筋強剛（rigidity）を示すものが多い．不随意運動としては振戦，舞踏運動，アテトーゼ，バリズム，ジストニア，ミオクローヌスなどが認められる．錐体路障害と異なり，明らかな運動麻痺はみられない（表1）．
- パーキンソニズムとは，①典型的な左右差のある静止時振戦がある，②歯車様筋強剛，運動緩慢，姿勢歩行障害のうち2つ以上がある，のいずれかと定義され，症状の組み合わせに対して用いられる用語である．
- パーキンソン病を主としたパーキンソン症候群でみられる．パーキンソン症候群の鑑別を表2に示す．

表1 錐体外路障害と錐体路障害の鑑別

	錐体外路の障害	錐体路の障害
筋緊張亢進	筋強剛 rigidity（cog-wheel rigidity or plastic rigidity）	痙縮 spasticity（clasp-knife phenomenon）
不随意運動	あり	なし
深部腱反射	正常または軽度亢進	亢進
バビンスキー徴候	なし	あり
運動麻痺	なしまたは軽度	あり

表 2　パーキンソン症候群の鑑別

特発性（一次性，本態性）パーキンソン症候群
パーキンソン病
若年性パーキンソン病
遺伝性パーキンソン病（常染色体優性型と劣性型）

続発性（二次性，症候性）パーキンソン症候群
薬剤性パーキンソン症候群（抗精神病薬，制吐薬，抗潰瘍薬など）
脳血管性パーキンソン症候群
中毒性パーキンソニズム（一酸化炭素，マンガン，二硫化炭素，水銀，その他）
中枢神経系の後天性疾患に伴うパーキンソニズム （正常圧水頭症，頭部外傷の後遺症，慢性硬膜下血腫，脳腫瘍など）
中枢神経系の変性疾患に伴うパーキンソニズム （多系統萎縮症，進行性核上性麻痺，大脳皮質基底核変性症，ハンチントン病，レビー小体型認知症，アルツハイマー病など）
脳炎後パーキンソニズム

病歴聴取のポイント

① 発症の仕方と経過

- 運動緩慢（パーキンソニズム）が急性発症か，慢性発症かをまず聴取する．また，経過が急速進行性か，亜急性の経過か，慢性の経過かを聴取する．パーキンソン病の発症は「いつの間にか」であり経過は慢性進行性である．発症が 2～3 週間と急速な場合には薬剤性・中毒性を疑う．また，パーキンソン病の場合，必ず一側上肢または下肢から発現し，進行すると対側に広がる．

② 随伴症状

- 従来パーキンソン病は静止時振戦，筋強剛，運動緩慢・無動，姿勢保持障害に代表される運動症状を呈する疾患と考えられていたが，近年さまざまな非運動症状を呈することが明らかになった．そのなかで嗅覚障害，レム睡眠行動異常症，便秘，うつなどは運動症状に先行して出現することがあることが注

目されている．また，病初期からの自律神経症状や認知機能低下の有無はそれぞれ多系統萎縮症やレビー小体型認知症を鑑別するうえで役立つ．病初期からの易転倒性は進行性核上性麻痺や多系統萎縮症で出現しやすい．

③ 既往歴
- 脳血管障害・脳炎の既往，頭部外傷歴などを聴取する．抗精神病薬，制吐薬などは薬剤性パーキンソニズムの原因となるので服薬歴の聴取は非常に重要である．

④ 生活歴
- 職業歴を聴取する．たとえば，電池工場勤務（マンガン中毒）がないかなど．

⑤ 家族歴
- 発症年齢が若いほど家族集積率は高く，特に40歳未満発症例では家族性の頻度は約40％という報告もある．

神経学的診察（パーキンソニズムの診察）

- パーキンソニズムを呈する最も代表的な疾患はパーキンソン病であり，ここではパーキンソン病の特徴を中心にパーキンソニズムの診察について概説する．

① 振戦（tremor）
- 振戦とは骨格筋の規則的かつ律動的な反復運動により生ずる異常運動である．
- まず膝の上に力を抜いて手を置いて静止時振戦があるかどうかをみる．次に，上肢を前方に伸展させ，手指を開くように命じ，その状態で姿勢時振戦があるかどうかをみる．さらに，運動時に起こる振戦（運動時振戦）の有無をみる．
- パーキンソン病の初発症状として最も頻度が高い症状．パーキンソン病では静止時にみられるのが特徴で，4〜6 Hzで上肢または下肢に左右差をもって観察される．丸薬を丸めているような指の動き（pill rolling）が特徴．
- 精神負荷，対側の随意運動，歩行などにて振戦は増大し観察されやすくなる．睡眠中は消失する．

錐体外路症状

- パーキンソン病における振戦は静止時が主であるが，姿勢時（上肢を挙上したとき）にも約60％の症例でみられる．

> **Point**　パーキンソン病での姿勢時振戦は，姿勢をとらせた後，数秒～十数秒の潜時をもって出現するのが特徴である（re-emergent tremor）．

- 振戦は四肢の他にも口唇，下顎にも出現することがある．頭部に出現した際は前後にふるえる yes-yes type の振戦となり，no-no type の本態性振戦と対比される．

② 筋強剛（rigidity）

- 各関節を受動的に動かして，そのときに生じる抵抗を評価する．筋強剛は手関節に最もよく現れ，次いで肘関節，肩関節など近位部に及ぶことが多い．
- 痙縮（spasticity）のように関節を素早く動かしたときに感じられる折りたたみナイフ（clasp-knife）のような抵抗ではなく，比較的ゆっくりした関節運動で持続的に感じられる抵抗である．がくがくとした抵抗になる歯車様筋強剛（cogwheel rigidity）と一定の抵抗になる鉛管様筋強剛（lead-pipe rigidity）に分類される．前者がパーキンソン病の特徴とされてきたが，後者も決して少なくない．
- パーキンソン病における筋強剛には必ず初発側優位の左右差が認められる．
- 軽い筋強剛を見いだすにはフロマン徴候（Froment sign）と呼ばれる手首の固化徴候が有用である．これは，診察する側とは反対側の上肢で指を折って数を数えたり，回内回外運動を行ったり，手の把握運動をしたり，上げ下げを繰り返したりすると診察する側の軽度の筋強剛が増強するというものである．
- 暗算を行うなどの負荷をかけても筋強剛は増強する．
- 筋強剛は手では signpost phenomenon（腕木信号現象）を示す．これは，力を抜き，肘をついて前腕を挙上させ，そのまま保持させると，手首が伸展位をとり，信号灯が上向きにあ

るような姿勢をとる現象である．
- 四肢のみならず，頸部・体幹の筋強剛も評価する．体幹の筋強剛は肩揺すり試験などでチェックする．
- 前頭葉徴候の gegenhalten（抵抗症）を筋強剛と見誤らないことが大切である．

③ 運動緩慢（bradykinesia）・無動（akinesia）
- 運動緩慢とは運動の幅と量が減少し，運動の速度が遅くなることで，障害が高度になると無動に至る．
- 歩行・起き上がり・立ち上がり・寝返りなどさまざまな日常動作が障害される．
- 言語：声は小さく（low voice）短調（monotone）になる．発声不全（hypophonia）を認めることもある．
- 顔の表情が乏しくなり仮面様顔貌（mask-like face）を示す．
- 指タップ（finger tapping〈母指と示指をできるだけ大きな振幅で素早くタッピングする〉），手の開閉運動（できるだけ大きくかつ素早く手の開閉運動を繰り返す），手の回内回外運動（空中でできるだけ早く両側同時に行う），下肢の敏捷性（下肢全体を上げて踵で床をタップする，踵は 7.5 cm 以上上げる），椅子からの立ち上がり（椅子から腕を組んだまま立ち上がる）をチェックし，運動緩慢の程度を評価する．
- 書字は小字症（micrographia）になる．
- 流涎も嚥下回数の低下が原因であり無動の症状と考えられている．

④ 歩行障害，姿勢保持障害
- パーキンソン病では歩幅，腕の振りが減少し，膝を曲げ前屈みの姿勢で小刻みになる．
- 歩行の開始時に第一歩を踏み出すのが困難で足がすくんでしまうすくみ足歩行（frozen gait）もみられる．すくみ足は視覚や聴覚などの感覚刺激により改善することがある（矛盾性運動〈kinésie paradoxale〉）．
- 歩くうちに速度が速くなり駆け出しそうになる加速歩行や，歩行中に急には止まれず前方へ突進してしまう突進現象がみ

られる.
- 進行期のパーキンソン病や進行性核上性麻痺では姿勢保持障害がみられる. push test/pull test, push & release test を行いチェックする.

> **予備知識**
> ### push test/pull test, push & release test
> push test/pull test:自然な姿勢で立たせ,検者は患者の両肩を持ち前方へ引く.その後,患者の後方に回り,後方へ引く.踏みとどまれず,転倒しそうになる場合は突進現象(pulsion)陽性とする.
>
> push & release test:立位の患者の肩甲骨部に検者の手を当てて支え,少し寄りかかってもらう.突然その支えを解放し,踏みとどまれるかどうかをみる.

⑤ 姿勢異常
- 特徴的な姿勢は,肘および膝を軽く屈曲し,首は前方に突き出してやや下がり,背中を軽く丸めた前傾前屈姿勢(円背:stooped posture)である.
- 時に体幹の高度前屈姿勢(腰曲がり:camptocormia)・側屈姿勢(側彎:scoliosis),頸部の高度前屈(首下がり:antecollis)などの高度の姿勢異常を呈する症例が存在する.
- 四肢にも striatal hand や striatal foot といった変形がみられることがある.

⑥ マイアーソン徴候
- 眉間をハンマーで軽く叩いたときには両側眼輪筋の収縮がみられる(眉間反射).
- パーキンソン病ではこの反射が亢進し,何度繰り返してもよく出るのをマイアーソン徴候という.

必要な検査

① 頭部 MRI
- パーキンソン病に特異的な MRI 所見はないが,パーキンソ

ニズムを認める他の疾患では特異的異常が知られ，鑑別診断に有用である．特異的異常とは，多発性脳梗塞（脳血管性パーキンソン症候群），大脳基底核の変化（多系統萎縮症），脳幹萎縮（多系統萎縮症），著明な脳室拡大（正常圧水頭症），著明な大脳萎縮などの所見をいう．

② ^{123}I-MIBG 心筋シンチグラフィー

- パーキンソン病では高率に心臓の MIBG 集積が低下し，他のパーキンソニズムを来す疾患との鑑別に有用であることが知られ，現在臨床の場において汎用されている．MIBG 集積が低下することは，心筋に分布している交感神経線維の神経終末の密度が低下していることを反映している．ただし，レビー小体型認知症においても集積が低下する．また，パーキンソン病の病初期では低下がみられない例もあり，検査結果は臨床症状と合わせ，慎重に評価する必要がある．症例によっては経時的に検査を繰り返すことも大切である．

③ 嗅覚検査

- 近年，パーキンソン病では運動症状に先行して嗅覚障害がみられることがあることが注目されている．早期診断への有効性が期待され，今後は診断時に重視される可能性がある．

④ 経頭蓋超音波検査

- パーキンソン病では約 90 ％で中脳の黒質が高輝度に描出され，これは鉄の沈着を反映している可能性が指摘されている．ただし，日本人，ことに閉経後の女性では頭蓋骨の特徴から検査が適用できないことが多い．

⑤ 脳血流シンチグラフィー（SPECT）

- パーキンソン病に特異的な所見はないが，時に後頭葉の血流低下がみられる．パーキンソニズムを認める他の疾患では，前頭葉の血流低下（進行性核上性麻痺），血流の左右差（大脳皮質基底核変性症）などの特徴的な異常を認める．

⑥ ドパミントランスポーターシンチグラフィー（SPECT）

- ドパミントランスポーター（DAT）は主として黒質-線条体系ドパミン神経の神経終末に存在し，シナプス間隙に放出さ

れたドパミンの再取り込みを行っている．パーキンソン病を含むパーキンソン症候群およびレビー小体型認知症ではドパミン神経終末の減少を反映し線条体におけるDAT密度が低下していることが知られている．2013年9月に^{123}I-FP-CIT（^{123}I-イオフルパン）がDATに結合能をもつSPECT用リガンドとして日本でも承認され，2014年から臨床で用いられている．パーキンソン病では線条体の尾側から集積低下を認める．また，症状の左右差を反映して線条体におけるDATの集積低下も運動症状が優位な側の対側の被殻に始まり左右非対称に進行することが多い．一方，多系統萎縮症，進行性核上性麻痺，レビー小体型認知症では，左右対称性および三日月型を維持したまま，線条体全体での集積低下を示す傾向がある．パーキンソン病では病初期から集積低下を認めることも報告されており，早期診断および診断精度の向上に有用な可能性がある．

鑑別診断

特発性パーキンソン症候群

① パーキンソン病（Parkinson disease：PD）
- 中脳の黒質線条体系ドパミン神経細胞の変性・脱落により生じる進行性の神経変性疾患である．
- 日本では人口10万人あたり100〜150人と推定されているが，人口の高齢化に伴い有病率は増えている．発症年齢は50〜65歳に多いが，高齢になるほど発病率が増加する．40歳以下で発症するものは若年性パーキンソニズムと呼ばれ，このなかの約40％に遺伝歴を認めるといわれている．
- 静止時振戦（tremor at rest），筋強剛（rigidity），運動緩慢・無動（bradykinesia, akinesia），姿勢保持障害（postural instability）という4大徴候に代表される運動障害を呈する疾患．
- 近年，さまざまな非運動症状（精神症状，感覚症状，自律神

表3 パーキンソン病診断基準

(1) 自覚症状

- A：安静時のふるえ（四肢または顎に目立つ）
- B：動作がのろく拙劣
- C：歩行がのろく拙劣

(2) 神経所見

- A：毎秒4〜6回の安静時振戦
- B：無動・寡動
    - a：仮面様顔貌，b：低く単調な話し方，c：動作の緩徐・拙劣，d：姿勢変換の拙劣
- C：歯車現象を伴う筋強剛
- D：姿勢・歩行障害
    - a：前傾姿勢，b：歩行時に手の振りが欠如，c：突進現象，d：小刻み歩行，e：立ち直り反射障害

(3) 臨床検査所見

- A：一般検査に特異的な異常はない
- B：脳画像（CT，MRI）に明らかな異常はない

(4) 鑑別診断

- A：脳血管障害性のもの
- B：薬物性のもの
- C：その他の脳変性疾患

診断の判定（次の1〜5のすべてを満たすものをパーキンソン病と診断する）

1. 経過は進行性である．
2. 自覚症状で，上記のいずれか1つ以上がみられる．
3. 神経所見で，上記のいずれか1つ以上がみられる．
4. 抗パーキンソン病薬による治療で，自覚症状・神経所見に明らかな改善がみられる．
5. 鑑別診断で上記のいずれでもない．

参考事項（診断上次の事項が参考になる）

1. パーキンソン病では神経症状に左右差を認めることが多い．
2. 深部反射の著しい亢進，バビンスキー徴候陽性，初期から高度の痴呆，急激な発症はパーキンソン病らしくない所見である．
3. 脳画像所見で，著明な脳室拡大，著明な大脳萎縮，著明な脳幹萎縮，広範な白質病変などはパーキンソン病に否定的な所見である．

（厚生省〈現厚生労働省〉特定疾患・神経変性疾患調査研究班 1996年）

経症状，睡眠障害，認知症など）を呈することが明らかとなり，包括的にとらえた概念として Parkinson's complex という概念も提唱されている．非運動症状のなかでも嗅覚障害，レム睡眠行動異常症，便秘，うつなどは運動症状に先行して出現することがある．
- パーキンソン病の診断基準はさまざまなものが提唱されているが，わが国では 1996 年に厚生省（現厚生労働省）の特定疾患・神経変性疾患調査研究班が診断基準を作成した（**表3**）．
- 重症度分類は，通常 Hoehn & Yahr の重症度分類（☞ 巻末付録 p.396）が用いられる．
- 詳細な臨床症状の評価には Unified Pakinson's Disease Rating Scale（UPDRS）が用いられてきた（☞ 巻末付録 p.394）．しかし，説明文言にあいまいな部分がある，いくつかの症状評価尺度が適切でない，非運動症状に関する質問が不十分であるなどの欠点が指摘され，2008 年に MDS-UPDRS が発表された（日本語版も発表されている）＊．
- パーキンソニズムを呈する患者をみたとき，パーキンソン病以外の疾患を考える臨床徴候としては**表4**に示したようなものがある．これらの徴候があるときはパーキンソン病以外の疾患を考える必要がある．

▶治療を知りたい！◀　☞ パーキンソン病 p.259

続発性パーキンソン症候群

① 脳血管性パーキンソニズム（vascular parkinsonism：VP）
- 大脳基底核の多発性脳梗塞や大脳白質の広範な虚血性病変によりパーキンソニズムを来すものである．小刻みの開脚歩行，すくみ足など下半身の症状が中心で lower body parkinsonism と呼ばれる．

＊ MDS-UPDRS は下記で入手できる．
http://www.movementdisorders.org/MDS/Education/Rating-Scales/Rating-Scales-By-Disorder.htm

■ 診断のコツ

表4 パーキンソン病以外のパーキンソン症候群を示唆する臨床徴候 "Red Flags"

運動症状
● L-ドパの効果が乏しいまたは効果漸減
● 小脳症状
● 錐体路徴候
● 早期からの姿勢反射障害または転倒
● 進行が早い（車椅子徴候）
● 口顔面ジストニアもしくはジスキネジア（特発性もしくは L-ドパ誘発性）
● 体幹のジストニア（ピサ症候，早期からの camptocormia）
● 頸部の前屈（不均衡な antecollis）
● Jerky, myoclonic postural/actiontremor
● 重度の構音障害，嚥下障害，発声障害
● 四肢の拘縮
● lower body parkinsonism
● 同語反復
● 核上性眼球運動障害
● 眼瞼痙攣

非運動症状
● 重症の自律神経症状
● 異常な呼吸（異様ないびき，喘鳴）
● 四肢末梢の皮膚温低下と色調変化
● 感情失禁（強制泣き，強制笑い）
● 早期からの認知症

- パーキンソン病と比べて筋強剛や運動緩慢は目立たず，四肢の振戦はまれである．直立姿勢をとり，症状の左右差ははっきりしないことも多い．

② 薬剤性パーキンソニズム（drug-induced parkinsonism：DIP）

- 薬剤投与に伴うパーキンソニズムの出現・増悪はまれな副作用ではない．60％が原因薬剤を開始後1か月以内に，90％は3か月以内に発症する．抗精神病薬，制吐薬・消化管機能改善薬，抗うつ薬などが原因になる．原因となりうる薬剤の一覧を表5に示す．

錐体外路症状

表5 パーキンソニズムを悪化させる可能性のある薬剤

薬物名	主な商品名	薬物の種類
ドパミン受容体遮断効果を持つ薬物（パーキンソニズムを出現・悪化しやすい薬物）		
フェノチアジン系		
クロルプロマジン	コントミン	抗精神病薬
レボメプロマジン	ヒルナミン	抗精神病薬
ペルフェナジン	ピーゼットシー	抗精神病薬
ブチロフェノン系		
ハロペリドール	セレネース	抗精神病薬
ピモジド	オーラップ	抗精神病薬
ベンザミド系		
メトクロプラミド	プリンペラン	消化器用薬
スルピリド	ドグマチール	抗精神病薬/消化器用薬
チアプリド	グラマリール	向精神薬
ドンペリドン*	ナウゼリン	消化器用薬
レセルピン	アポプロン	循環器用薬
非定型抗精神病薬		
リスペリドン	リスパダール	抗精神病薬
ペロスピロン	ルーラン	抗精神病薬
オランザピン	ジプレキサ	抗精神病薬
クエチアピン	セロクエル	抗精神病薬
ドパミン受容体遮断効果は知られていない薬剤（頻度は少ないが報告がある薬剤）		
Caチャネル阻害薬		
ベラパミル	ワソラン	循環器用薬
ニフェジピン	アダラート	循環器用薬
アムロジピン	アムロジン・ノルバスク	循環器用薬
マニジピン	カルスロット	循環器用薬
ジルチアゼム	ヘルベッサー	循環器用薬
アプリンジン	アスペノン	循環器用薬
アミオダロン	アンカロン	循環器用薬
アムホテリシンB	ファンギゾン	抗真菌薬
シクロホスファミド	エンドキサン	免疫抑制薬
シクロスポリン	サンディミュン	免疫抑制薬
シタラビン	キロサイド	抗腫瘍薬
ジスルフィラム	ノックビン	抗酒薬
プロカイン	塩酸プロカイン	麻酔薬
リチウム	リーマス	気分安定薬
メチルドパ	アルドメット	循環器用薬
バルプロ酸ナトリウム	デパケン	抗てんかん薬
シメチジン	タガメット	抗潰瘍薬
ファモチジン	ガスター	抗潰瘍薬
SSRI		抗うつ薬
ドネペジル	アリセプト	抗認知症薬

*：ドパミン遮断効果を持つが血液脳関門を通過しにくいため，パーキンソニズムの出現・増悪は極めてまれ．
（日本神経学会監修．パーキンソン病治療ガイドライン2011より）

動作がおそい

> **Point**
> DIPはPDより進行が速い，左右差が少ない，静止時よりも姿勢時あるいは動作時振戦が出現しやすい，ジスキネジア・アカシジアを伴うことが多い，抗PD薬の効果が不十分といった特徴があるが，臨床症状のみでは薬剤性かどうか判断するのが困難な場合もある．

③ 多系統萎縮症（multiple system atrophy：MSA）

- パーキンソニズム，小脳失調症状，自律神経症状を呈する神経変性疾患である．MSAのなかでもパーキンソニズムを主症状とする線条体黒質変性症（striatonigral degeneration：SND，MSA-Pとも呼ばれる）はPDとの鑑別が容易でない症例も多い．
- 筋強剛，無動，姿勢保持障害などのパーキンソニズムが中心で，静止時振戦は少ない．進行すると，歩行時のふらつき，構音障害などの小脳失調症状や排尿障害，起立性低血圧症などの自律神経症状が目立ってくることが多い．
- L-ドパの効果は乏しい．
- 頭部MRIでは大脳基底核の変化（被殻の萎縮），脳幹・小脳の萎縮といった特徴的な所見を認めることが多い．

▶治療を知りたい！◀　☞ 多系統萎縮症 p.279

④ 進行性核上性麻痺（progressive supranuclear palsy：PSP）

- 中年以降に発症するパーキンソニズムと認知症を呈する神経変性疾患である．初期から歩行障害を認め，姿勢保持障害により転倒を繰り返すのが特徴である．何度注意しても転倒を繰り返して外傷を負うことが多い．
- 中期以降は，眼球運動の障害を認め，垂直方向，特に下方視が強く制限される．筋強剛は四肢よりも頸部や体幹に強く，進行すると頸部が後屈する．静止時振戦は通常みられない．
- L-ドパの効果は乏しい．
- 頭部MRIでは，中脳被蓋部の萎縮，第Ⅲ脳室の拡大を認め，脳血流シンチグラフィーでも前頭葉の血流低下がみられる．

- このような典型的なPSPの臨床像を示すタイプ（リチャードソン症候群と呼ぶ）の他に，PDとの鑑別が困難なタイプ（PSP-parkinsonism：PSP-P），小脳失調を認めるタイプなどがあることもわかってきている．

▶治療を知りたい！◀　☛ 進行性核上性麻痺 p.275

⑤ 大脳皮質基底核変性症（corticobasal syndrome：CBS）

- 基底核症状としてパーキンソニズム，大脳皮質症状として失行（麻痺・失調・感覚障害などはないのに要求された行為を正しく遂行できない状態）を認める神経変性疾患である．
- パーキンソニズムの中では筋強剛・無動の頻度が高い．これらの症状に顕著な左右差がみられるのが特徴である．
- 画像検査でも左右差がみられるのが特徴で，CT/MRIは進行とともに非対称性の大脳萎縮を認め，脳血流シンチグラフィーでも左右差を認めることが多い．しかし近年，左右差のない例，認知症が前景にたつ例，PSPの臨床像を呈する例など非典型例が数多く報告され，CBSの臨床像はきわめて多彩であることが明らかになっている．

▶治療を知りたい！◀　☛ 大脳皮質基底核変性症 p.276

⑥ 特発性正常圧水頭症（idiopathic normal pressure hydrocephalus：iNPH）

- 認知症，歩行障害，尿失禁の三徴を来す疾患で，画像検査で脳室拡大を認めるにもかかわらず，腰椎穿刺で測定した髄液圧は正常範囲内である．
- 症状は髄液シャント手術により改善を認める可能性があり，治療可能な認知症として近年注目されている．
- 歩行障害は歩幅の減少（petit-pas gait），足の挙上低下（magnet gait），歩隔の拡大（broad-based gait）が特徴である．起立時や方向転換時に特に不安定になる．
- 排尿障害については臨床的には切迫性尿失禁を認める．

⑦ レビー小体型認知症（dementia with Lewy bodies：DLB）

- アルツハイマー型認知症，血管性認知症とともに三大認知症と呼ばれ，欧米ではアルツハイマー型認知症に次いで2番目

に多い認知症である．日本では高齢者の認知症の約 20 %を占める．
- 記憶障害を中心とする認知症の他に，かなりの頻度でパーキンソニズムを呈する．病初期には幻覚がみられることが多い．
- PD 患者にみられる認知症と DLB の異同については議論があるが，PD における認知症が進行期に多いのに対して，DLB では認知症がパーキンソニズムの前か同時に出現する．

▶治療を知りたい！◀　☞ レビー小体型認知症 p.277

MEMO

● 主訴

歩きにくい

● 症候

歩行障害

● Step

1. 歩行に関与する器官を理解する
2. 急激に進行する歩行障害に注意する

「歩きにくい」という患者がきた

- 歩行には大脳，脳幹，小脳，脊髄，末梢神経，筋肉など多くの器官が関与している．したがって歩行障害を引き起こす原因もさまざまなものが考えられるが，しばしば疾患特異的な歩行障害を呈する．そのため，歩き方を注意深く観察することが非常に重要である．
- 急激に進行する歩行障害は，緊急の診断・治療を行う必要がある場合が多く注意が必要である．

病歴聴取のポイント

① 発症の仕方と経過
- いつから症状が出現したのか，急性発症か慢性発症かをまず確認する．
- 症状は進行性なのかを確認する．
- 急性発症の場合は脳あるいは脊髄の血管障害，感染，脱髄性疾患などが考えられる．

② 症状の内容
- どのように歩きにくいのか，どういった動作が難しいのかを具体的に聴取する．

③ 誘因
- 症状が出現する誘因があるか．

④ 随伴症状
- 下肢以外の運動・感覚障害，膀胱直腸障害，頭痛，めまい，嚥下障害，発熱などの有無を確認する．

⑤ 既往歴
- 出産時の異常の有無，幼少時の運動能力など．

⑥ 家族歴
⑦ 職業歴
⑧ 嗜好歴

- アルコール多飲の有無．
⑨ **出身地**

神経学的診察

- まず自然な状態で**歩き方，姿勢，椅子への座り方**をよく観察する．
- 歩行を観察する際のポイント
  - 姿勢
  - 左右対称性
  - 歩幅と歩隔
  - 腕のふりや不随意運動
  - 歩行開始，停止時や方向転換時の様子
  - 歩行の安定性
  - 股・膝・足関節の角度と動き
  - 疼痛の有無
  - 前方突進現象の有無
- **継ぎ足歩行**（tandem gait）と**まわれ右**（on turn）：直線上を綱渡りのように歩かせる．運動失調があると継ぎ足歩行をさせたときにふらつきやよろめきが目立ち，方向転換もうまくできない場合がある．PDと二次性パーキンソン症候群（多系統萎縮症，脳血管性パーキンソン症候群，進行性核上性麻痺など）の鑑別に有用との報告がある．
- **かかと歩行**（gait on heels），**つま先歩行**（gait on toes）：前脛骨筋麻痺ではかかと歩行，腓腹筋麻痺ではつま先歩行ができない．
- **ロンベルク試験**：足をそろえて立位をとらせた後閉眼し，ふらつきが増悪するかどうかをみる．脊髄後索・末梢神経障害・前庭迷路の障害ではふらつきが増悪する．
- **筋力，筋萎縮，筋緊張，深部感覚，協調運動，深部腱反射，病的反射**などを調べる．
- **身体診察**：体格，外表奇形の有無なども観察する．

必要な検査

① 血液検査
- 血算,生化学,炎症反応のスクリーニング.必要があればビタミン B_1,ビタミン B_{12},葉酸,膠原病関連自己抗体,腫瘍マーカー,梅毒反応,抗 HTLV-1 抗体などを調べる.

② 頭部 CT・MRI
- 中枢神経疾患のチェック.頭部 CT はできるだけ初診時に撮影するようにする.

③ 脊髄 MRI
- 脊髄疾患のチェック.

④ 髄液検査
- 細胞数,蛋白,糖,蛋白分画.

⑤ 平衡機能検査
- 迷路疾患のチェック.

⑥ 単純 X 線撮影
- 脊椎・関節疾患のチェック.

⑦ 神経伝導検査,針筋電図検査
- 末梢神経・筋疾患のチェック.

⑧ 筋生検

歩行障害の鑑別

- 歩行障害と姿勢のパターンから障害部位や原因疾患を推測することができる(表1).

① 痙性歩行(spastic gait)

a) 痙性片麻痺歩行
- 一側の錐体路障害による歩行で,麻痺側の上肢は内転屈曲し下肢は伸展したウェルニッケ・マン肢位をとる.股関節は外旋,膝関節は伸展,足関節は底屈位を示す.股関節を中心に伸展した下肢で半円を描くようにして歩く(草刈り歩行).
- 原因疾患:脳血管障害,腫瘍,脊髄疾患,多発性硬化症など.

表1　歩行障害の分類

1. 痙性歩行（spastic gait）
   a. 痙性片麻痺歩行
   b. 痙性対麻痺歩行

2. 運動失調性歩行（ataxic gait）
   a. 小脳性
   b. 感覚性
   c. 前庭迷路性
   d. 前頭葉性

3. 錐体外路性歩行（extrapyramidal gait）
   a. パーキンソン歩行
   b. すくみ足
   c. ジストニー歩行
   d. 脳血管性パーキンソニズム

4. 小刻み歩行（marche à petis pas）

5. 鶏歩（steppage gait）

6. アヒル歩行または動揺性歩行（waddling gait）

7. 間欠性跛行（intermittent claudication）
   a. 動脈性
   b. 脊髄性
   c. 馬尾性

8. 歩行失行（apraxia of gait）

9. ヒステリー歩行（hysterical gait）

b）痙性対麻痺歩行

- 両下肢の痙縮による歩行障害で，両膝は伸展し，内反尖足位で床をこすりながら，歩幅を狭く歩く（すり足歩行，尖足歩行）．
- アヒルのように腰から歩くアヒル歩行（duck gait）や両足を鋏のように組み合わせて歩くはさみ脚歩行（scissors gait）もみられる．
- 原因疾患：脊髄血管障害，脊髄炎，脊髄腫瘍，遺伝性痙性対麻痺，脳性小児麻痺など．

② 運動失調性歩行（ataxic gait）
- 左右への動揺を認める不安定な歩行で両足を広げ（wide based gait），歩幅は不規則で歩行のリズムも乱れる．軽度なものは継ぎ足歩行などをさせると異常が目立つ．

a）小脳性（cerebellar ataxic gait）
- 両足を開き，酔っ払いのようで（酩酊歩行 drunken gait），全身の動揺が強い．小脳半球障害では障害側に倒れやすい．虫部の障害では体幹失調が目立つ．ロンベルク徴候は陰性である．
- 原因疾患：各種小脳疾患（脊髄小脳変性症，急性小脳炎，腫瘍など）．

b）感覚性（sensory ataxic gait），**脊髄性**（spinal ataxic gait）
- 下肢の深部感覚障害によるものである．足を高く持ち上げ，これを投げ出すようにしてかかとを床に強くたたきつける（踏みつけ歩行）．両足を開き（broad-based gait），体幹は左右に動揺する．ロンベルク徴候陽性である．
- 原因疾患：末梢神経・脊髄後索・視床・頭頂葉の障害．

c）前庭迷路性
- 全身の動揺が強く，一側性障害の場合は患側に偏位する．ロンベルク徴候陽性である．
- 原因疾患：前庭神経炎，中毒など．

d）前頭葉性
- 前頭葉の障害によって生じる．小脳性と前庭迷路性失調性歩行の両方の特徴を示す．
- 原因疾患：脳腫瘍，脳血管障害など．

③ 錐体外路性歩行（extrapyramidal gait）

a）パーキンソン歩行（parkinsonian gait）
- 歩幅，腕の振りが減少し，膝を曲げ前屈みの姿勢でつま先から床を擦るように小刻みに歩く．歩くうちに速度が速くなり駆け出しそうになる（加速歩行）．押されると重心をくずして倒れそうになり，小股で駆ける（突進現象）．すくみ足現象もみられる．

- 原因疾患：パーキンソン病，パーキンソン症候群など．

b）すくみ足（frozen gait）
- 歩行の開始時に第一歩を踏み出すのが困難で足がすくんでしまう現象である．視覚や聴覚などの感覚刺激で一時的に良くなる現象を kinésie paradoxale（矛盾性運動）という．
- 原因疾患：パーキンソン病，進行性核上性麻痺，純粋無動症など．

c）ジストニー歩行（dystonic movement）
- 捻転ジストニアや症候性ジストニアに伴う．脊椎の後彎，側彎，捻転がみられ，上肢は内旋・伸展位で背中側にまわし，しばしば内転させることも多い．前進よりも後退のほうがスムーズのことが多い．

d）脳血管性パーキンソニズム（vascular parkinsonism）
- パーキンソン病とは異なり，やや開脚位で上肢を広げて両手で何かにつかまろうとする姿勢をとる．左右差は不明瞭で，体幹は直立姿勢で前傾前屈姿勢はみられないことが多い．
- 足底をほとんど床から持ち上げることなく（すり足）小刻みに歩き，すくみ足も出現する．逆ハの字を呈する．
- 下半身の症状に比して，顔面や上肢の症状が軽度で lower body parkinsonism と呼ばれる．
- 原因疾患：大脳基底核の多発性ラクナ梗塞，大脳皮質下白質の広範な梗塞．

④ 小刻み歩行（marche à petis pas）
- パーキンソン歩行に似た小刻み歩行だが，つま先からつくというより，足の裏全体で床を擦るように歩く．責任病巣は錐体路を含んだ両側前頭葉の比較的軽症の障害．
- 原因疾患：ラクナ状態，ビンスワンガー型白質脳症，正常圧水頭症．

⑤ 鶏歩（steppage gait）
- 垂れ足（drop foot）になっているときに，足を高く持ち上げ，つま先から投げ出すようにして歩く．主に前脛骨筋に筋力低下がある時にみられる．

- 原因疾患：各種ニューロパチー，L4-5 神経根障害，遠位型ミオパチーなど．

⑥ アヒル歩行（duck gait）または動揺性歩行（waddling gait）

- 体幹を左右に揺すりながら歩く歩行で，下肢近位筋，特に中殿筋が障害されたときに起こる．腰帯筋が弱いため一歩ごとに骨盤が傾くので，腰と上半身を左右に振って歩く．ガワーズ徴候陽性となる．
- 原因疾患：多発筋炎，各種筋ジストロフィー，クーゲルベルグ・ウェランダー病など．

⑦ 間欠性跛行（intermittent claudication）

- 長い距離を歩くと腓腹筋の痛みと疲労感が強くなり歩行が困難になるが，しばらく休むとまた歩けるようになるもの．
- 下肢血管性（下肢動脈の慢性閉塞性病変により起こる），脊髄性（下位胸髄，腰髄の一過性血流不全によって起こる），馬尾性に分けられる．

⑧ 歩行失行（apraxia of gait）

- 運動失行の一種で，前頭葉障害時にみられる．足を前に出そうとしても足趾が地面を強くとらえるように屈曲して，なかなか前に出せない．

⑨ ヒステリー歩行（hysterical gait）

- 奇妙で誇張された歩き方をするが，一定ではなくいろいろな異常歩行を示す．

MEMO

● 主訴

しゃべりにくい
むせる

● 症候

構音障害
嚥下障害

● Step

1. 急激に生じた構音障害・嚥下障害は脳血管障害に起因することが多い
2. 舌咽神経・迷走神経の解剖をふまえて症候を理解する
3. 構音障害・嚥下障害を来す疾患を知る

「しゃべりにくい」「呂律が回りにくい」という患者がきた！

- ここで解説する「しゃべりづらい状態」とは，言葉を適切に発するのに必要な筋肉の筋力低下や筋力の調節機能の障害による構音障害を指す．言葉が思い浮かんでも言葉を発せない状態は運動性失語である（☞p.223 参照）．
- 構音障害・嚥下障害の鑑別診断についてのアルゴリズムを図1に示す．

詳細な病歴聴取
- 発症の速さ
- 筋力低下・歩行障害などの有無
- 嚥下に関しては固形物主体か液状物主体か？

→ 消化器疾患や強皮症や耳鼻咽喉科疾患が疑われたら当該科へ

詳細な神経診察
- 咽頭筋の診察・催吐反射など
- 他の神経症候の合併の有無
  運動麻痺，パーキンソニズム，小脳失調など

→ 脳血管障害が疑われたら速やかな頭部 CT・MRI 検査

鑑別診断
- テンシロンテスト，採血，頭部 MRI，筋電図，MIBG 心筋シンチグラフィーなど

重症筋無力症，パーキンソン病，多系統萎縮症，ギラン・バレー症候群など

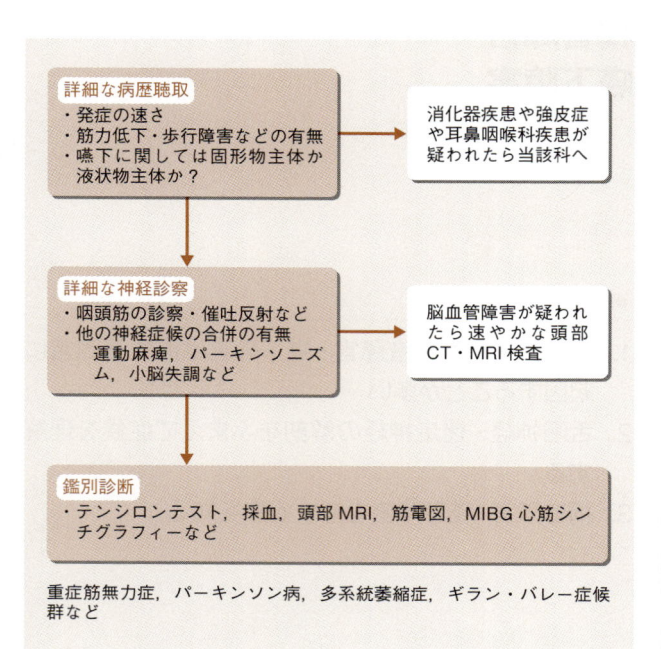

図1　構音障害・嚥下障害の鑑別診断に関するアルゴリズム

表1　構音障害の鑑別疾患

脳血管障害
ワレンベルク症候群などによる球麻痺，両側性核上性病変による偽性球麻痺，小脳梗塞，小脳出血
脳幹腫瘍
多発性硬化症
ベーチェット病
運動ニューロン疾患
筋萎縮性側索硬化症，ケネディ病
延髄空洞症
アルコール性小脳変性症
ウェルニッケ脳症
多系統萎縮症
晩発性小脳皮質萎縮症
遺伝性小脳失調症
SCA1，SCA2，SCA3/マシャド・ジョセフ病，SCA6，SCA31，DRPLA など
パーキンソン病
進行性核上性麻痺
大脳皮質基底核症候群
頭蓋底病変
腫瘍・肉芽腫性疾患などによる舌咽・迷走神経障害
末梢神経障害
ギラン・バレー症候群，ミラー・フィッシャー症候群
神経筋接合部疾患
重症筋無力症，ボツリヌス中毒，ランバート・イートン症候群
筋疾患
多発筋炎，眼咽頭筋ジストロフィー，筋強直性筋ジストロフィー
喉頭ポリープ・喉頭癌
喉頭炎
胸部疾患による反回神経麻痺
大動脈瘤，縦隔腫瘍など
心因性
失声症

■ 診断のコツ

● 病歴聴取のポイント

① どれぐらいの速さで生じた症状か？
- 急激に生じた構音障害は，ほとんどは脳血管障害に起因するため，画像診断による早急な診断が重要である．
- 亜急性に生じた構音障害は，ギラン・バレー症候群やウェルニッケ脳症など特有の治療法を要するものが含まれるため注意が必要である．

② 他の神経症状はないか？
- 構音障害単独というよりも，錐体路徴候や小脳失調など他の神経学的所見を合併することがほとんどであり，その組み合わせを考えて原因疾患の診断に迫る必要がある．

> **Red flags sign**
>
> ❶ 急激に生じた構音障害は脳血管障害の可能性を疑う．
> ❷ ウェルニッケ脳症を疑った場合には，ビタミンB_1の前にグルコースを投与するのは禁忌．
> ❸ 睡眠時の喘鳴（stridor）は上気道閉塞の危険を知らせる徴候である．
> ❹ 一側性の反回神経麻痺では胸部悪性腫瘍の合併も考慮する．

MEMO

「むせる」という患者がきた！

病歴聴取のポイント

① どれぐらいの速さで生じた症状か？
- 急激に生じた嚥下障害は，ほとんどは脳血管障害に起因するため，画像診断による早急な診断が重要である．

② 日内変動はあるか？
- 日内変動があれば重症筋無力症を考慮する．

③ 他の神経症状はないか？
- 嚥下障害単独というよりも，錐体路徴候や小脳失調など他の神経学的所見を合併することがほとんどであり，その組み合わせを考えて原因疾患の診断に迫る必要がある．

④ 神経疾患以外に消化器疾患や強皮症の可能性も考える
- 悪心・嘔吐・腹痛・嚥下痛などの有無を聴取して消化器疾患の可能性も考慮する．
- 強皮症に特徴的な皮膚症状の有無についても聴取する．
- 体重減少は嚥下障害による食物摂取不良も原因になるが，悪性腫瘍の可能性も考慮する．

> **Red flags sign**
> ❶ 急激に生じた嚥下障害は脳血管障害の可能性を疑う．
> ❷ 対光反射減弱・複視などがあればボツリヌス毒素の可能性を考慮→呼吸筋麻痺を来すこともあるので注意．
> ❸ 嚥下障害単独の症例では，食道疾患を疑って消化器内科専門医にコンサルトする．

表2 嚥下障害の鑑別疾患

脳血管障害
　ワレンベルク症候群などによる球麻痺，両側性核上性病変による仮性球麻痺

脳幹腫瘍

多発性硬化症

ベーチェット病

運動ニューロン疾患
　筋萎縮性側索硬化症，ケネディ病

延髄空洞症

パーキンソン病

進行性核上性麻痺

大脳皮質基底核症候群

頭蓋底病変
　腫瘍・肉芽腫性疾患などによる舌咽・迷走神経障害

末梢神経障害
　ギラン・バレー症候群

神経筋接合部疾患
　重症筋無力症，ボツリヌス中毒，ランバート・イートン症候群

筋疾患
　多発筋炎，眼咽頭筋ジストロフィー，筋強直性筋ジストロフィー

食道疾患
　食道癌・食道アカラシアなど

強皮症

神経学的診察

構音障害・嚥下障害の診察のポイント

- 名前を言わせたり，物品呼称や復唱をさせたりして失語症の要素がないことを確認する（→失語に関しては p.223 参照）．
- 喉咽頭筋（舌咽・迷走神経）の障害ではガ行が，舌運動（舌下神経）の障害ではラ行が，口唇運動（顔面神経）の障害ではパ行が不明瞭になる．軟口蓋運動が障害されていると鼻声になる．
- 小脳性の構音障害では，断綴性となり滑らかにしゃべれない．緩徐言語になり，発声開始が爆発的になる．パーキンソニズムでは，小声で平板なしゃべり方になる．
- 一側の項部痛に構音障害と嚥下障害が合併した場合は椎骨動脈解離に起因するワレンベルク症候群の可能性が高い（図2）．
- 「アー」と言わせて，口蓋垂の偏位の有無・口蓋弓の挙上・カーテン徴候の有無をチェック．
- 催吐反射が明らかに低下していれば，舌咽・迷走神経の核お

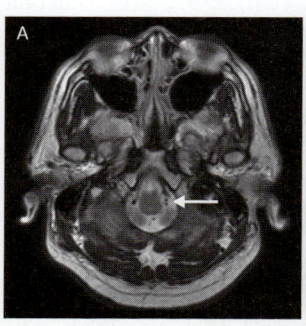

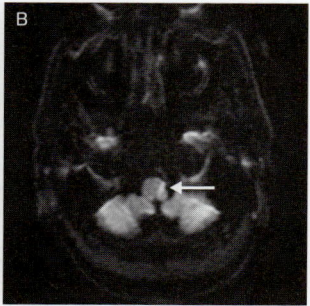

図2 椎骨動脈解離によるワレンベルク症候群症例
A：水平断T2強調像．左椎骨動脈に double lumen 形成を認める（矢印）．
B：水平断拡散強調像．延髄外側に高信号を認める（矢印）．

■ 診断のコツ

よび核下性障害（球麻痺）が疑われる．
- 舌や四肢筋の萎縮・線維束攣縮・筋力低下を調べ，腱反射異常・小脳失調・パーキンソニズムの有無もチェックする．
- 副神経障害を示す胸鎖乳突筋や上部僧帽筋の麻痺の合併が認められたら頭蓋底病変を考える．
- 日内変動や，長く話していると症状が増悪するような疲労現象がないか．これがあれば重症筋無力症を疑う．眼瞼下垂や眼球運動症状の合併に注意．
- 声帯のポリープや喉頭癌などの耳鼻科的疾患や胸部疾患による反回神経麻痺の可能性も考慮する．
- 嚥下障害単独の場合には食道疾患や強皮症の可能性が高い．

診察の実際

① 咽頭の観察
- 舌圧子で舌を下方に押しつけて，咽頭が見えやすくする．
- 「アーと言ってください」と言って，咽頭の動きを観察する（図3）．
- 一側の麻痺がある場合には，障害側の軟口蓋の挙上が悪く口蓋垂が健側に引かれる（図3）．かつ，咽頭後壁が健側に引かれて健側にしわが寄る．これがカーテン徴候（curtain

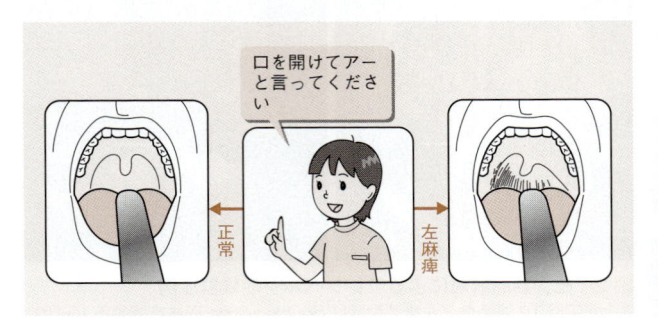

図3　咽頭の観察

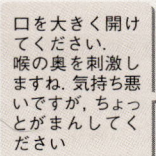

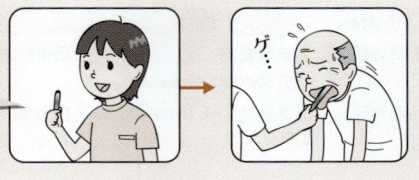

図4 催吐反射

② 催吐反射（gag reflex）

- 舌圧子を咽頭後壁・口蓋に当てると咽頭筋が収縮し，嘔吐するような動きが誘発される（図4）．このとき，口蓋垂は挙上して咽頭の内腔は狭まる．求心路は舌咽神経で遠心路は舌咽・迷走神経である．注意すべきは，催吐反射の誘発は健常人間でも個人差があり，約40％で欠如しているという指摘もある．しかし，片側で欠如している場合は病的である．疑核（Nucleus ambiguus）以下の障害で本反射は低下する．

③ 嚥下の評価

- 嚥下は，①先行期，②口腔期，③咽頭期，④食道期に分けられる．舌咽・迷走神経がかかわるのは②と③である．嚥下の正確な評価は，造影剤を用いた透視映像をビデオ撮影して行われる．

舌咽・迷走神経の解剖と症候との関連

病巣部位

① 舌咽・迷走神経による支配筋

- 舌咽・迷走神経による咽頭筋の支配関係を表3に示す．口蓋帆張筋（M. tensor veli palatini）は三叉神経支配であり，舌咽・迷走神経の障害によっても咽頭の開口が完全には障害

表3 舌咽・迷走神経によって支配される筋肉とその機能

支配神経	筋肉	機能
舌咽神経	茎突咽頭筋 （M. stylopharyngeus）	咽頭の挙上と拡張に関与する．
迷走神経	口蓋垂筋（M. uvulae）	口蓋垂を短縮し，後方へ曲げる．嚥下に際して，鼻腔への逆流を防ぐ．
	口蓋帆挙筋 （M. levator veli palatini）	軟口蓋を挙上し，後方へ引く．嚥下に際して，鼻腔への逆流を防ぐ．
	口蓋咽頭筋 （M. palatopharyngeus）	咽頭と甲状軟骨を上方へ引き，軟口蓋を引き下げる．咽頭と口蓋の距離を短縮する．
	耳管咽頭筋 （M. salpingopharyngeus）	咽頭の上部と外側部を挙上する．
	口蓋舌筋 （M. palatoglossus）	舌の後部を挙上し，口峡を狭める．軟口蓋を下方に引く．
	上・中・舌咽頭収縮筋 （Superior, middle, and inferior constrictors of the pharynx）	嚥下に際して，咽頭を平坦化し収縮させる．嚥下に際して，内容物を食道へ押し込む．
上喉頭神経	輪状甲状筋 （M. cricothyroid）	声帯の主要な張筋
反回神経	後輪状披裂筋群（posterior cricoarytenoids）	声帯の主要な外転筋．披裂軟骨を外方へ回転させ，声門裂を開く．
	外側輪状披裂筋群 （lateral cricoarytenoids）	声帯の主要な内転筋．披裂軟骨を内方へ回転させ，声門裂を閉じる．
	甲状披裂筋 （Thyroarytenoid）	披裂軟骨を前方へ引き，声帯を短縮して弛緩させる．

されないのは，同筋機能の残存による．声門付近の筋肉の模式図を図5に示す．

構音障害・嚥下障害

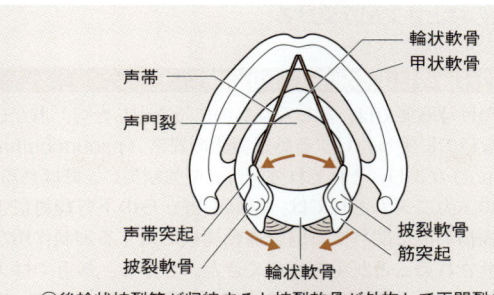

- 輪状軟骨
- 甲状軟骨
- 声帯
- 声門裂
- 声帯突起
- 披裂軟骨
- 披裂軟骨
- 筋突起
- 輪状軟骨

①後輪状披裂筋が収縮すると披裂軟骨が外旋して正門裂を開く.

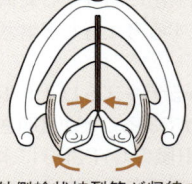

②外側輪状披裂筋が収縮すると披裂軟骨が内旋して声門裂が閉鎖する.

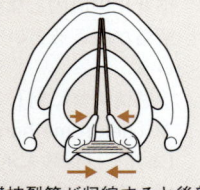

③横披裂筋が収縮すると後部声門裂が閉鎖する.

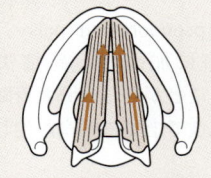

④甲状披裂筋が収縮すると声帯が短縮し,かつ披裂軟骨が近接して声門裂は閉鎖する.

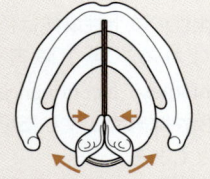

⑤斜披裂筋が収縮すると披裂軟骨が近接して,声門裂は閉鎖する.

図5 咽喉頭の筋肉の神経支配と声門付近の筋肉の作用
すべて上方から見た様子を示している.

② 舌咽・迷走神経の解剖

- 舌咽神経の運動ニューロンは疑核(Nucleus ambiguus)に存在する.後述の迷走神経の運動ニューロンも含めいずれの筋

■ 診断のコツ

も両側性の核上性支配を受ける．

偽性球麻痺による感情失禁の治療

予備知識

偽性球麻痺では，悲しくないのに泣き出したり，おかしくないのに笑ったりする感情表出の異常（pseudobulbar affect）があり，それぞれ強制泣きや強制笑いと呼ばれる．そのメカニズムとしては，前頭前野からの下行線維による表情形成に関与する脳幹運動諸核に対する抑制作用が遮断されることが重視されてきた．しかし，最近では大脳皮質から小脳に至る連絡線維が障害されることで，感情変化の原因となる刺激と感情表出に関与する機構との解離が起こるという機序を重視する考え方も提唱されている．

感情失禁に対して鎮咳薬であるデキストロメトルファン（dextromethorphan）が有効であることが証明された（本邦では保険未承認）．同薬は肝臓のCYP2D6によって代謝されやすいため，CYP2D6阻害作用のあるキニジンとの合剤で海外では使用されている．

- 両側性の核上性麻痺は偽性球麻痺（pseudobulbar palsy）と呼ばれる．嚥下障害や構音障害に加えて，感情失禁（emotional incontinence）を呈することがある．脳血管障害で偽性球麻痺が生じた場合には，急性で上気道閉塞が生じることもある．
- 咽頭・扁桃・外耳道などの一般体性求心路は，上および下舌咽神経節（superior and inferior glossopharyngeal ganglion）に一次ニューロンが存在し，三叉神経脊髄路核へ入力する．
- 舌咽神経痛（glossopharyngeal neuralgia）では，支配領域の激痛が一過性に起こる．咽頭壁や口峡部にトリガーゾーンが存在する．嚥下などに際して，誘発される．
- 頸動脈小体（carotid body）からの特殊内臓求心路も舌咽神経を通るため，この求心路の刺激症状として徐脈やそれによる失神が起こりうる．

構音障害・嚥下障害

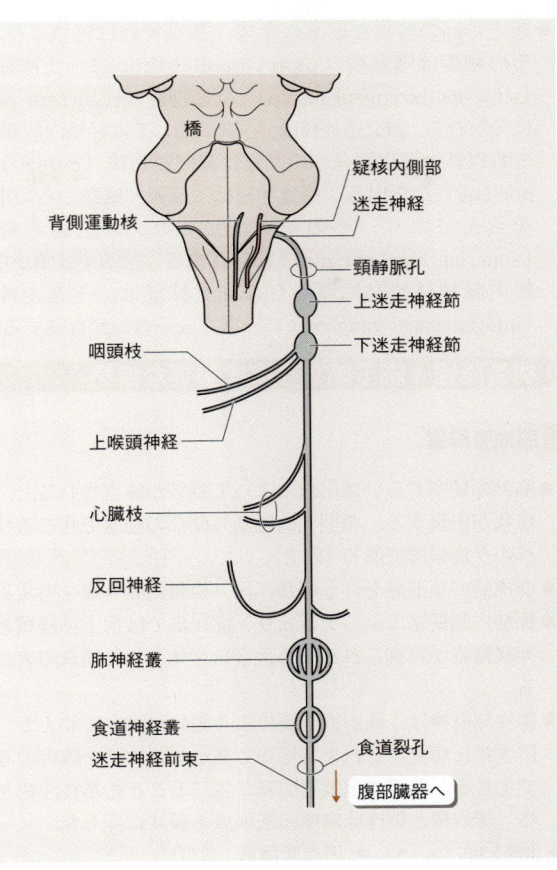

[図：迷走神経の解剖]
- 橋
- 背側運動核
- 疑核内側部
- 迷走神経
- 頸静脈孔
- 上迷走神経節
- 咽頭枝
- 下迷走神経節
- 上喉頭神経
- 心臓枝
- 反回神経
- 肺神経叢
- 食道神経叢
- 迷走神経前束
- 食道裂孔
- 腹部臓器へ

図6 迷走神経の解剖

- また，下唾液核（inferior salivatory nucleus）由来の副交感神経節前線維が小錐体神経（lesser petrosal nerve）から耳神経節（otic ganglion）に至り，耳下腺への節後線維とシナプスを形成する．

- 迷走神経の解剖を図6に示す．運動神経は疑核に存在し，その軸索は咽頭枝（pharyngeal branch）・上喉頭神経（superior laryngeal nerve）・反回神経（recurrent nerve）に分かれる．副交感神経は，心臓に関しては疑核内側部から，それ以外の消化器系への神経は背側運動核（dorsal motor nucleus）から出る．感覚神経は，咽頭・喉頭からの求心路を含んでおり，その一次ニューロンは上迷走神経節（superior vagal ganglion）に存在する．咽頭や喉頭からの一般内臓神経や喉頭蓋からの味覚神経は，下迷走神経節（inferior vagal ganglion）に一次ニューロンが存在する．

構音障害・嚥下障害を来す重要な疾患

脳血管障害

- 脳幹の梗塞あるいは出血によって疑核が障害されると，強い症状が出現する．典型例は延髄外側部の梗塞で起こるワレンベルグ症候群である（図2）．
- 麻痺側の項部痛を伴う場合には，椎骨動脈解離を考える．
- 延髄内側梗塞によるデジュリン症候群では舌下神経核と髄内神経線維が障害されるため舌音を主体とした構音障害が生じる．
- 偽性球麻痺は，陳旧性病変による錐体路障害に加えて，新たに生じた病変がそれまで健側であった錐体路を障害することで生じる．急速に上気道閉塞が生じることもあり注意を要する．球麻痺と偽性球麻痺の鑑別点を表4に記した．

▶治療を知りたい！◀　➡ 脳血管障害 p.240

運動ニューロン疾患

- 進行性筋力低下，筋萎縮，線維束収縮，錐体路徴候があるかが鑑別点である．
- まれではあるが，進行性球麻痺（progressive bulbar pasy）のパターンを呈することがある．呼吸不全に至るまでの期間

表4 球麻痺と偽性球麻痺の鑑別点

	球麻痺	偽性球麻痺
病態	下位運動ニューロン障害	両側上位運動ニューロン障害
嚥下障害	固形物中心	液状物中心
催吐反射	低下	正常～低下
強制泣き・笑い	なし	認めることあり
舌萎縮	舌下神経障害で出現	なし

予備知識：動脈解離による神経症状出現のメカニズム

動脈解離では血管壁内の出血による血腫形成が起きる。血腫形成の主な原因は内膜断裂や栄養血管である vasa vasorum の破裂である。血腫の増大が内腔側に向かうと内腔狭窄が起こり、外膜側に向かうと瘤状の血管拡張となる。血腫形成によって交感神経や脳神経が伸展されることでホルネル徴候や脳神経麻痺が生じると考えられている。動脈解離による虚血発生には、内膜断裂部に生じた血栓による塞栓性の機序と血行力学的な機序が関与する。また、頭蓋内動脈は内膜と外膜が薄く外弾性板がないために破裂しやすい傾向がある。

が短く予後不良とされる。

▶治療を知りたい!◀ ☞ 運動ニューロン疾患 p.286

重症筋無力症

- 眼瞼下垂や眼球運動症状とともに構音障害や嚥下障害の頻度は高い。鼻咽頭の運動障害では鼻声になる。
- 診断確定には、テンシロンテスト、末梢神経反復刺激検査、jitter 増大の確認、自己抗体検索（抗アセチルコリン受容体抗体・抗 MuSk 抗体など）が重要である。

▶治療を知りたい!◀ ☞ 重症筋無力症 p.298

ボツリヌス中毒

- 臨床症状としては，複視・眼瞼下垂・構音障害・嚥下障害が先行し，その後四肢筋力低下や呼吸筋麻痺が認められる．また，自律神経障害として対光反射鈍麻・口渇・腸管運動低下・徐脈が生じることがある．

予備知識

ボツリヌス中毒は，*Clostridium botulinum* のA，B，E型によって産生されるボツリヌス毒素が原因である．毒素は最初に 150 kDa の蛋白質として産生されるが，重鎖（heavy chain）と短鎖（light chain）にその後分解される．

重鎖のC末側は細胞膜に結合し，C末側は細胞内に取り込まれて SNARE（Soluble NSF Attachment Protein Receptor）蛋白（SNAP25 など）を分解することでエクソサイトーシスを阻害する．その結果，アセチルコリンの放出が抑制されて，神経筋接合部や自律神経系のシナプス伝達がブロックされる．

微量でも人体に甚大な影響を及ぼす毒素ではあるが，その強力な薬理学的性質を利用して，ジストニアや慢性疼痛疾患などの治療に応用されている．

筋疾患

- 構音障害・嚥下障害の頻度が高いのは筋強直性ジストロフィーと眼咽頭筋ジストロフィーである．前者は，筋強直（myotonia），顔面筋萎縮，禿頭，眼球運動障害，白内障，糖尿病，認知機能障害など特徴的な臨床症状があり診断は容易である．後者はまれであるが，poly（A）binding protein nuclear 1（PABPN1）のアラニン鎖の異常伸長を認める常染色体優性遺伝を示す病型が知られている．

表5 筋強直性ジストロフィーの病型比較

	DM1	DM2
遺伝子座	19 q13.3	3 q21
遺伝子異常	*DMPK* の CTG 異常伸長	*zinc finger protein 9* の CCTG 異常伸長
発症年齢	乳児期～成人期	成人期
罹患筋	顔面・前腕・指屈筋	頸部屈筋・大腿・臀部
心伝導障害	多い	少ない
認知機能障害	しばしば著明	軽度

筋強直性ジストロフィーの病型

予備知識

筋強直性ジストロフィーは，咽頭・喉頭筋も障害されるため構音障害と嚥下障害の頻度が高い．

責任遺伝子の同定が比較的早い時期に行われたが，表5に示すように *myotonic dystrophy type-1 protein kinase* (*DMPK*) 遺伝子内の CTG リピート異常伸長によって引き起こされるのが DM1 で， *zinc finger protein 9* 遺伝子内の CCTG リピート異常伸長によって引き起こされるのが DM2 である．

これらの遺伝子異常は，RNA スプライシングに必要な蛋白質の核内への異常集積を惹起し，さまざまな遺伝子のスプライシング異常を引き起こす．たとえば，本症で認められる筋強直はスプライシング異常による骨格筋の Cl チャネル発現低下が原因である．

DM2 は DM1 に比較して近位筋障害が強く，疼痛や有痛性筋攣縮を認めるのが特徴である．

ギラン・バレー症候群

- 急速に進行する筋力低下や腱反射低下が合併する．抗 GT1a 抗体陽性では，咽頭・頸部・上腕を主体に障害する病型を呈

■診断のコツ

することがある．また，ミラー・フィッシャー症候群の一部では失調性の構音障害が認められる．

▶治療を知りたい!◀　☞ ギラン・バレー症候群 p.304

小脳疾患

- 多系統萎縮症（multiple system atrophy：MSA）に関しては，MSA-C で失調性の構音障害が認められ，MSA-P ではパーキンソン病同様に小声を呈する．
- 声帯外転麻痺や sleep-induced laryngomalacia による上気道閉塞にも注意する．後者は，睡眠時に声帯や喉頭蓋や披裂部も吸気時の陰圧によって尾側へ牽引されて上気道閉塞が起こる現象である．多くの場合，閉塞性睡眠時無呼吸症候群が合併する．
- MSA では症状が進行すると嚥下障害も明らかとなる．頭部 MRI では小脳と脳幹の萎縮が明らかであり，T2 強調画像などで橋に hot cross bun sign を認める．これは，小脳求心系線維の変性を反映した所見と考えられている．
- マシャド・ジョセフ病/SCA3，SCA6，SCA31（図7）など

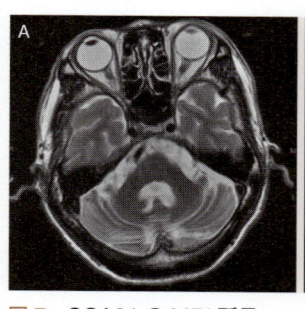

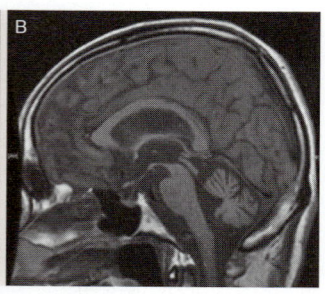

図7　SCA31 の MRI 所見
A：水平断 T2 強調像．B：矢状断 T1 強調像．小脳の高度の萎縮と脳幹の軽度の萎縮を認める．著明な失調性構音障害を認めた症例．

表6 診断に必要な検査

舌咽・迷走神経障害	
a. 核上性の障害	
脳血管障害	MRI/MRA
脳腫瘍	MRI
多系統萎縮症	MRI
運動ニューロン疾患	筋電図
多発性硬化症	MRI, 髄液検査, VEP
b. 核あるいは髄内核下性線維の障害	
脳血管障害 (ワレンベルク症候群など)	MRI/MRA
運動ニューロン疾患	筋電図
延髄空洞症	MRI
脳幹腫瘍	MRI
c. 髄外核下性線維	
腫瘍	MRI
動脈瘤	MRI/MRA, 3D-CT アンギオグラフィー
外傷	
神経接合部疾患	
重症筋無力症	ハーベイ・マスランド試験, 抗 ACh 受容体抗体
ボツリヌス毒素中毒	培養, 毒素検出, 毒素の PCR
筋疾患	
筋強直性ジストロフィー	筋電図, 遺伝子検査
眼咽頭筋ジストロフィー	筋電図
食道疾患	
食道癌	造影, 内視鏡, 生検
食道アカラシア	造影, 内視鏡
縦隔疾患	
悪性リンパ腫	胸部 CT・MRI, ガリウムシンチグラフィー, 生検
リンパ節転移	胸部 CT・MRI, ガリウムシンチグラフィー
喉頭疾患	
喉頭癌	内視鏡, 生検
喉頭ポリープ	内視鏡

の常染色体優性脊髄小脳変性症も失調性の構音障害を呈する．

▶治療を知りたい！◀ ☛ 脊髄小脳変性症 p.279

パーキンソニズムを来す疾患

- パーキンソン病，進行性核上性麻痺（progressive supranuclear palsy：PSP），大脳皮質基底核症候群（corticobasal syndrome：CBS）と前述の MSA-P なども構音障害や嚥下障害を呈する．
- CBS では，左半球の障害が主体となる場合には，進行性失語と構音障害が合併した臨床像を呈する．

▶治療を知りたい！◀ ☛ パーキンソン病関連疾患 p.259

ウェルニッケ脳症

- 眼球運動障害・失調，意識障害を呈する．失調性構音障害を認めることが多い．診断には頭部 MRI で第三脳室周囲異常信号などを検出する．大酒家や妊婦などに認められる．

▶治療を知りたい！◀ ☛ ウェルニッケ脳症 p.381

声帯疾患

- 喉頭炎や声帯ポリープによって嗄声が生じる．喉頭の腫瘍性病変としては喉頭白斑症，乳頭腫，癌などがある．
- 喉頭癌が筋層に及ぶと声帯の運動障害が起こり，声門閉鎖不全となる．

参考文献

1) Debette S, Leys D. Cervical-artery dissections：predisposing factors, diagnosis, and outcome. Lancet Neurol 2009；8：668-678.
2) Miller A, Panitch H. Therapeutic use of dextromethorphan：Key learnings from treatment of pseudobullar palsy. J Neurol Sci 2007；259：67-73.
3) Johnson NE, Heatwole CR. Myotonic dystrophy：From bench to bedside. Semin Neurol 2012；32：246-254.

4) 柴田　護, 森田陽子. Guillain-Barré 症候群と自己抗体. 臨床検査 2008；52：531-539,
5) Bigalke H. Botulinum toxin：application, safety, and limitations. Curr Top Microbiol Immunol 2013；364：307-317.
6) 柴田　護. 第Ⅸ・Ⅹ脳神経（舌咽・迷走神経）. 神経診察クローズアップ（鈴木則宏 編）. メジカルビュー社；2011, pp52-55.

MEMO

MEMO

●主訴

もの忘れ

●症候

記憶障害

●Step

1. 発症形式が重要
   急性か, 慢性か?
2. 治療可能な認知症を正確に鑑別する

「もの忘れが気になる」という患者がきた！

- 記憶とは，ある情報や対象を憶えること（記銘），憶えた情報を忘れずに持ち続けること（保持），保持している情報（対象）を思い起こすこと（再生）より構成されている．
- 発症形式により，表1 に記載されている疾患が頭の中に浮かぶぐらいの基礎知識は必要である．
- 一般に治療可能な認知症は，急性，亜急性発症に多い．

病歴聴取のポイント

記憶の保持時間，内容から記憶障害の性質を診断する

- 記憶は保持の時間から下記のように3つに分類される．
  ① 即時記憶（immediate memory）：1分以内の保持される記憶，数字の順唱，逆唱がこれに相当する．その時遂行して

表1　記憶障害を含む認知症を来す疾患

急性（数日以内）：脳血管障害やてんかん

一過性全健忘，脳血管障害，慢性硬膜下血腫，てんかん

亜急性（数週間～数か月）：感染症，内分泌・代謝性，中毒性疾患が多い

クロイツフェルト・ヤコブ病，亜急性硬化性全脳炎，進行性多巣性白質脳症，脳炎・髄膜炎，脳腫瘍，脳寄生虫，神経梅毒，HIV脳症，慢性硬膜下血腫，intravascular lymphomatosis，甲状腺機能低下症，ビタミン B_{12} 欠乏，ビタミン B_1 欠乏，ペラグラ，ミトコンドリア脳筋症

慢性（数か月～数年）：ほとんどが神経変性疾患

アルツハイマー病，レビー小体型認知症，嗜銀顆粒性認知症，前頭側頭葉変性症，進行性核上性麻痺，大脳皮質基底核変性症，ハンチントン病，ビンスワンガー病，CADASIL，正常圧水頭症，多発性硬化症，神経ベーチェット，サルコイドーシス

いる作業を維持するために必要な記憶で，作業記憶と呼ばれることもある．

②**近時記憶**（recent memory）：数分から数か月間，いったん脳裡から消えてから再生される記憶（昨日の夕食の内容や今日の病院への交通手段など）．

③**遠隔記憶**（remote memory）：年単位のいわゆる過去の出来事に関する記憶（小学校の名前や学生時代のクラブ活動があたる）．

- 記憶の内容からは下記のように分類される．

①**陳述記憶**：内容により2つに分かれる．
- エピソード記憶：本人が体験した記憶，昨日の夕食の内容や病院への交通手段など．
- 意味記憶：一般的な知識（たとえば「日本でいちばん高い山は富士山」）に相当する．

②**非陳述記憶（手続記憶）**："体で覚える記憶"（たとえば，運動技能や楽器演奏など）である．

- アルツハイマー病では，初期より記憶障害が前景に出ることが臨床上の特徴である．特に，近時記憶，エピソード記憶の障害が初期にみられる．一方，再生が障害されているとき，答を教えると「ああ，そうだった」と思い出すことを再認という．アルツハイマー病では，再生以外に，この再認も障害される．

- 近年，注目されている概念である軽度認知障害（mild cognitive impairment：MCI）は，年齢や教育レベルの影響のみでは説明できない認知機能の低下がみられるが，日常生活動作は自立している場合と定義される．したがって，認知症ではないが認知症の前段階を含めた疾患概念である（軽度認知障害の項参照）．特に，記憶障害を主体とするamenestic MCI は，アルツハイマー病の極早期として重要な対象と考えられている．

- 即時記憶は，背外側前頭前野の障害で起こる．

- 前向性健忘とは，ある時点以降の記憶が抜け落ち，記憶の保

■ 診断のコツ

持ができない状態を意味する．急性発症の前向性健忘では一過性全健忘を疑う．
- 加齢に伴うもの忘れと認知症との鑑別は，臨床において重要である．鑑別ポイント（**表2**）として，加齢に伴うもの忘れは，体験の一部のみを忘れている（去年，家族で温泉に行ったことは覚えているが，交通手段や泊まったホテルの名前を覚えていない）が，認知症では，体験すべてを忘れている（旅行に行ったことすら覚えていない）．

> **key word 一過性全健忘**
>
> 急性発症の健忘として，比較的頻度が高い疾患に一過性全健忘がある．静脈うっ滞による海馬 CA1 の機能不全により出現すると考えられている．神経学的局所徴候，意識障害はなく，高次脳機能障害は健忘に限られる．発作は 24 時間以内に消失する．予後は良好で，再発率は 25％以下とされている．
> 脳 MRI で，海馬 CA1 を中心に小さな異常信号を検出できることがある．また，脳波異常を示すこともあり，この場合抗てんかん薬の投与を考慮する．

表2 年齢に伴う心配のいらないもの忘れと認知症によるもの忘れの違い

	認知症によるもの忘れ	加齢によるもの忘れ
記憶	体験した全体を忘れている 最近の出来事の記憶がない	体験の一部を忘れている とっさに思い出せない ヒントで思い出せる
見当識	人の顔を忘れる 現在の時間がわからない 自分のいる居場所がわからない	人の名前が出てこない 現在の時間がわかる 自分のいる居場所がわかる
日常生活	日常生活を営むことが困難	日常生活：支障なく生活できる
判断力	判断ができない	判断はできる
進行性	進行する	進行しない
人格	人格崩壊を招く場合もある	人格：変化なく，維持される

見当識障害はあるのか？

- 見当識障害とは時間，場所，人物や周囲の状況を正しく認識することが障害されることである．すなわち，時間，季節の感覚が薄れてくる．方向感覚，距離感がなくなり，迷子になる．人間関係がわからなくなる．などである．
- 加齢に伴うもの忘れと認知症との鑑別（表2）として，加齢に伴うもの忘れでは，人の名前が出てこない（顔を見て，友人，有名人であることはわかるが，名前が出てこない）．認知症では，顔を見て，知っている人かどうかもわからない．また，加齢に伴うもの忘れでは，時間，場所の見当識は保たれる．
- アルツハイマー病では，時間，場所，人物の順で障害されてくる．

> **Point**　前頭側頭葉変性症では記憶障害は初期には軽度で，パーソナリティ障害，常同行動，模倣行動，食行動異常，失語が前景にでる．記憶障害はある程度進行してから出現する．一方，アルツハイマー病では記憶力低下や構成失行が初発症状となり，失語やパーソナリティ障害は，通常末期に出現する．臨床上の鑑別となる．

神経学的診察

- 認知症では，記憶障害や見当識障害以外に，失語，失行，失認などの大脳高次機能障害も呈する．主に，脳血管障害で急性に発症することが多いが，前頭側頭葉変性症や大脳皮質基底核変性症などの変性疾患では，緩徐進行性に出現することが特徴である．

失語（aphasia）

- 大脳言語中枢およびその関連領域の障害による言語理解・表出の障害をいう．その症状特徴からいくつかの臨床型に分類

■ 診断のコツ

される.
- 以下の検査で失語をスクリーニングし,失語の病型を決定する(図1).

①物品呼称
- 身の回りのものを見せて,その名前が出てくるかどうかを診る.物品呼称はすべての失語に出現するので最初のスクリーニングとなる.

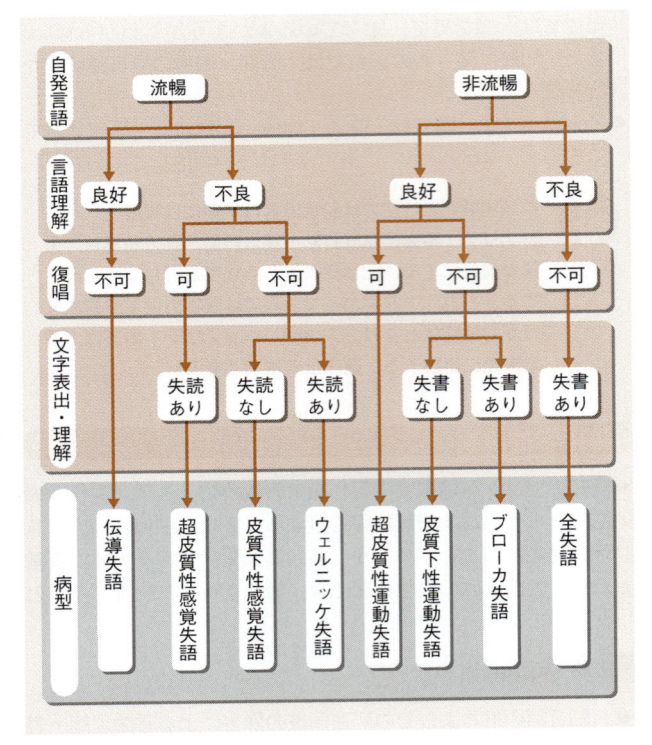

自発言語	流暢				非流暢			
言語理解	良好		不良		良好		不良	
復唱	不可	可	不可		可	不可		不可
文字表出・理解			失読あり	失読なし	失読あり	失書なし	失書あり	失書あり
病型	伝導失語	超皮質性感覚失語	皮質下性感覚失語	ウェルニッケ失語	超皮質性運動失語	皮質下性運動失語	ブローカ失語	全失語

図1　失語の鑑別

②言語理解
- 「目を閉じて」「口を開けて」など簡単な指示に従えるか否かを検査する.

③自発書字
- 簡単な文が書字できるか.

④文字理解
- 単語,短文を流暢に音読できるか,また理解できるか.

⑤復唱
- 単語や短文の復唱. 復唱が保たれていれば超皮質性失語. 逆に復唱のみが強く障害されていれば伝導失語.

神経変性疾患における失語

予備知識

失語は,一般臨床では脳血管障害で急性発症することがほとんどであるが,慢性疾患では原発性進行性失語症（primary progressive aphasia：PPA）といった変性疾患で出現する. さらに下記の2疾患に分類できる.

- 進行性非流暢性失語（progressive non fluent aphasia：PA, もしくはnon-fluent progressive aphasia：NFPA）：努力性,語のリズム・アクセントの障害,途切れ途切れの発語を特徴とし,吃音,構音障害,錯語,失文法,口部顔面失行を伴う例が多い. 前頭葉内側,前頭背外側部の障害とされている.

- 語義失語：語の意味的側面が障害され,語の辞書的意味の障害を中核とする. 左側頭葉前部の障害の場合で生じる.「○○って何ですか」というようにあたかも初めて聞いたような聞き直しが特徴的である. また漢字に特異的な障害を呈し,特に,意味によって読み方が異なる漢字で障害が出やすい(例,海老を「カイロウ」,「時計」を「ジケイ」と読む).

失行（apraxia）

- 運動麻痺・失調・不随意運動・筋緊張異常・感覚障害あるい

は知能障害などがなく，行為についての認識が十分であるにもかかわらず，要求された行為を正しく遂行できない状態をいう．
- 脳血管障害をはじめとして多くの脳障害で出現するが，慢性疾患では大脳皮質基底核変性症で初期から出現し重要な神経所見となる．

①**観念失行**（ideational apraxia）：優位半球頭頂葉の障害
- 複数の物品を系列的に操作する運動が障害され，日常用いる物品の正当な評価，使用ができなくなることを特徴とする．
- タバコにマッチの火をつけられるか，はさみ，歯ブラシをうまく使えるかなど，日常用いる物品を正当に使用できるかどうかをみる．この際，使用すべき物品の呼称，用途を口で述べることができれば，観念失行と診断される．

②**観念運動失行**（ideomotor apraxia）：優位半球頭頂葉の障害
- 物品を使用しない単純動作，また単一の物品や道具を対象とする動作を口頭指示や模倣で実行することが障害された状態．
- 影絵のキツネをまねさせる，ジャンケンのチョキをさせる．これらが，自然にはできるのに，命令されるあるいは意図して行おうとするとうまくできない．

③**構成失行**（constructional apraxia）：優位半球頭頂-後頭葉の障害
- 図形描写や積木の構築などの操作の空間的形態が障害された状態．立体図形を紙に書き，同じものを書いてもらう．
- 劣位半球でも同様な失行が起こりうるが，その場合視空間障害も関与していると考えられている．アルツハイマー病では初期からよくみられる障害である．

④**着衣失行**（dressing apraxia）：劣位半球頭頂-後頭葉の障害
- 衣服の着脱時のみ失行が起き，うまく着衣ができない．

⑤**肢節運動失行**（limb-kinetic apraxia）：対側の中心前回の障害
- 運動麻痺，筋緊張異常，知覚障害などがみられないにもかかわらず，ボタンをかける，ズボンのポケットに手を入れるな

どの習熟された巧緻運動が拙劣化し，その遂行に時間がかかる．

失認（agnosia）

- 感覚が正しく入力されているのに，それを正しく認識できない障害をいう．

①**視覚性失認**（visual agnosis）：両側の後頭葉の障害
- ものが見えてもそれがなんだかわからない状態．触る，音を聞くなどの視覚以外の感覚情報があれば何だかわかる．

②**半側視空間無視**（hemispatial neglect）：劣位大脳半球の障害
- 病側と反対側の視空間を無視すること．軽度なものは，直線の二等分試験にて評価する．

③**手指失認**（finger agnosia）：優位半球角回の障害
- 手指の名前がわからないもしくは，指示された指を示せない状態．
- ゲルストマン症候群とは，優位半球角回の障害で，手指失認，失計算，失書，左右失認の4つの症候を示す．

④**病態失認**（anosognosia）：劣位半球頭頂葉の障害
- 自己の障害を認知しないあるいは否認するもの．狭義には，片麻痺の否認を指している．
- アントン症候群は，皮質盲，皮質聾の否認を示す．

⑤**地誌失認**（topographical agnosia）：劣位半球頭頂葉の障害
- 地図上によく知られている都市の所在を示すことができない．

⑥**相貌失認**（prosopagnosia）：劣位半球後頭側頭葉の障害
- 人間の顔が識別できないこと．しかし，声を聞いて人物同定ができる．また，顔はわからなくても，人物像は保持されている．

> **Point** 劣性半球で起こる失行，失認は，着衣失行，病態失認，地誌失認，相貌失認などがある．

記憶障害をさらに詳しく診断する!

神経心理学的検査

- 一般外来で認知症を簡便にスクリーニングする方法として，Mini-Mental State Examination（MMSE），長谷川式簡易知能評価スケールがありいずれも10〜15分程度で評価できる．国際的には，MMSEが一般的である．
- しかし，これら簡易検査は外来診療中でも施行可能であるが，経時的，定量的な評価はできない．記憶を定量的評価する代表的な神経心理学的検査も②〜④に記す．

① MMSE（Mini Mental State Examination）

- MMSEは，認知症の診断用に1975年，Folsteinらにより考案された簡便な認知機能検査法である．
- 質問内容にはいくつかのバリエーションがあるが，ADNI（Alzheimer's Disease Neuroimaging Initiative）（http://www.adni-info.org/）で採用された質問表が一般的である．その検査法では，質問の仕方，ヒントの出し方など詳細に規定されている．
- 認知症の検知性0.83，特異性0.93と報告されている．
- 認知症の一般に受け入れられているカットオフは24/30点未満だが，認知機能は教育歴に大きく作用することは留意すべきである．

② Reyの15語記銘（Rey Auditory-Verbal Learning Test：RAVLT）

- 言語性記憶能力を調べる検査である．15語の単語即時再生，遅延再生を測定し，さらに再認を評価することで被検者の有する再生障害を明らかにすることができる．所要時間は，約15〜20分である．

③ 論理的記憶（WMS-R の下位課題 Logical Memory I & II）

- RAVLT と同様の言語性記憶の検査であるが，単語の再生というよりも物語の再生が求められる．被検者に物語を読んで聞かせ，直後再生から 30〜45 分後に遅延再生として，その物語を再度思い出しながら話すことを求める．
- 教育期間をもとにした基準値があり，軽度認知障害の記憶障害の有無に用いられる（25 点満点）．
  a）学歴 16 年以上の場合，8 点以下
  b）学歴 8〜15 年の場合，4 点以下
  c）学歴 7 年以下の場合，2 点以下
  を記憶障害とする．

④ Rey の複雑図形（Rey-Osterrieth Complex Figure Test：ROCFT）

- 視覚性記憶検査である．被検者に図形を模写してもらい，その後，3 分間の干渉課題を実施してから，図形を思い出して描くように指示する．用いる図形が複雑であるため，視覚性認知，視空間構成，運動機能などの症状の有無も抽出できる．

画像検査

① 頭部 MRI

- アルツハイマー病では，大脳皮質の萎縮（脳溝の拡大）を認めるが，特に側頭葉内側部，頭頂葉の萎縮がみられる．
- 本邦で利用されている VSRAD（Voxel-based Spesific Regional analysis system for Alzheimer's Disease）は脳萎縮の程度を Z スコア値（Z-score）=（[control mean] − [individual value]）／（control S.D.）として数値化したものである（0〜1：萎縮はほとんどみられない，1〜2：萎縮がややみられる，2〜3：萎縮がみられる）．
- しかし，MRI のみではアルツハイマー病の診断は困難で，脳血管性認知症などの除外診断的意義しかない．また，レビー小体型認知症に特徴的な MRI 画像所見はないとされている．

- 正常圧水頭症では，著明な脳室拡大，シルビウス裂と脳底部のくも膜下腔の拡大，高位円蓋部のくも膜下腔の狭小化が特徴的である．

② 脳血流シンチグラフィー

- アルツハイマー病では，病初期に後部帯状回と楔前部，側頭葉内側部，頭頂葉皮質の血流低下が特徴とされているが，レビー小体型認知症でも同程度に認められ鑑別にはならない．一方，後頭葉の血流低下は，アルツハイマー病ではまれで，レビー小体型認知症を示唆する所見である．また，頭頂葉の血流の上昇は，正常圧水頭症に比較的特徴的である．

髄液検査

- 認知症診断において髄液検査は重要な検査の一つである．最も重要なのは根治療法のある認知症（treatable dementia）の鑑別である．認知症が亜急性や急性の経過をとるなど treatable dementia が濃厚に疑われるような場合には，特に積極的に検査を行う必要がある．
- 髄液検査が必要な treatable dementia としては辺縁系脳炎を含む亜急性や慢性の脳炎・髄膜脳炎，HIV 脳症，神経梅毒，CNS ループス，神経ベーチェット，悪性リンパ腫などの腫瘍などがあるが，これらを鑑別するために細胞数，蛋白，糖，細胞診，各種培養，各種ウイルス PCR，梅毒反応，IgG index，オリゴクローナルバンド，細胞診などの検査を行う．
- また，正常圧水頭症の診断には髄液を 30 mL 採取する前後で症状の変化をみる Tap test が有用である．
- その他の認知症の検査としては，クロイツフェルト・ヤコブ病の診断に 14-3-3 蛋白高値の検出，進行性多巣性白質脳症（PML）の診断に JC ウイルスの PCR などが有用である．
- アルツハイマー病の診断における補助検査の一つとして，髄液バイオマーカーが注目されている．アルツハイマー病では髄液において Aβ42 が低値，総 tau は高値を示すことが知られているが保険適用はない．カットオフを Aβ42

(444 pg/mL），総 tau（195 pg/mL）とすると，感度 92 %，特異度 89 % と報告されている．

MEMO

STEP UP!
「診断基準」から認知症をさらに詳しく診断する

アルツハイマー病の診断基準

主要臨床診断基準

Probable AD dementia

認知症があり
- A. 数か月から年余に緩徐進行
- B. 認知機能低下の客観的病歴
- C. 以下の1つ以上の項目で,検査の明らかな低下
  - a. 健忘症状 b. 非健忘症状：失語,視空間障害,遂行機能障害
- D. 以下の所見がない場合
  - a. 脳血管障害,b. レヴィ小体型認知症,c. behavior variant FTD, d. semantic dementia. non-fluent/agrammatic PPA, e. 他の外科・内科疾患の存在,薬剤性認知機能障害

Probable AD dementia with increased level of certainty

認知機能検査の進行性低下例,原因遺伝子変異キャリアー

Possible AD dementia

非定型な臨床経過,他疾患の合併例（脳血管障害,レヴィ小体型認知症,他疾患,薬剤）

Probable AD dementia with evidence of the AD pathophysiological process

①脳Aβ蓄積のバイオマーカー：CSF Aβ42低下,アミロイドPET陽性
②2次性神経変性や障害のバイオマーカー：CSF tau, p-tau増加,側頭・頭頂葉の糖代謝低下（FDG-PET）,側頭・頭頂葉の萎縮（MRI統計画像処理）
診断目的のルーチン使用は現時点では勧められない
臨床研究,臨床治験や測定可能な施設で臨床医によって必要とされた場合

Possible AD dementia with evidence of the AD pathophysiological process

non-AD dementia の臨床診断,バイオマーカー陽性か AD の脳病理診断

Considerations related to the incorporation of biomarkers in to AD dementia

Pathophysiologically proved AD dementia

Dementia unlikely to be due to AD

FTD：frontotemporal dementia. PPA：primary progressive dementia
（米国国立老化研究所・アルツハイマー病協会による診断基準.玉岡晃.Cognition and Dementia 2012[2]）より）

▶治療を知りたい!◀ ☛ アルツハイマー病 p.253

軽度認知障害の診断基準

- 以前と比較して認知機能の低下がある．これは本人，情報提供者，熟練した臨床医のいずれかによって指摘されうる．
- 記憶，遂行，注意，言語，視空間認知のうち1つ以上の認知機能領域における障害がある．
- 日常生活動作は自立している．昔よりも時間を要したり，非効率であったり，間違いが多くなったりする場合もある．
- 認知症ではない．
- 可能なかぎり，血管性，外傷性または薬物誘起性の原因を除外する．
- 縦断的な認知機能の変化がある．
- ADに関連する遺伝子変異に一致する病歴がある．

(米国国立老化研究所・アルツハイマー病協会による診断基準．荒井啓行．Cognition and Dementia 2012[3] より)

MEMO

■ 診断のコツ

脳血管性認知症の診断基準

probable VD の診断基準：以下の項目をすべて満たす．

1. 認知症がある（臨床診察と神経心理学的検査で確認，日常生活に支障あり）
    a）記憶障害と 2 つ以上の認知機能（見当識，注意力，言語，視空間機能，行動機能，運動制御，行為）障害がある
    b）臨床診察と神経心理学的検査で認知機能障害を確認，
    c）日常生活に支障あり

除外基準：意識障害・せん妄・精神病・重度の失語・著明な感覚運動障害，記憶や認知障害を呈する全身病やアルツハイマー病などがないこと．

2. 神経所見と画像で確認される脳血管障害の確認
    a）局所神経症候（片麻痺，下部顔面神経麻痺，バビンスキー徴候，感覚障害，半盲，構音障害）がみられる．
    b）画像で明らかな，多発性の大梗塞，重要な領域の単発梗塞（角回，視床，基底核，PCA，両側 ACA 領域），多発するラクナ梗塞，もしくは広範な脳室周囲白質病変

3. 上記の 2 つに時間的関連性がみられ，さらに下記の 1 つ以上がある．
    (a) 脳血管障害後 3 か月以内に認知症が発症
    (b) 認知機能の急速な低下，または動揺性・階段的な悪化

（NINDS-AIREN 国際 workshop（1993 年）による診断基準．Roman GC, et al. *Neurology* 1993[4] より）

MEMO

レビー小体型認知症の診断基準

1. 必須症状

   日常生活に支障を来す進行性の認知機能障害．初期には，記憶障害が目立たず，注意障害，実行機能障害，視空間認知障害が前景に立つこともある．

2. 中核症状（2つを満たせば probable DLB，1つでは possible DLB）

   a）注意や覚醒レベルの変動を伴う認知機能の動揺
   b）具体的で鮮明な，繰り返し現れる幻視
   c）パーキンソニズムの出現

3. 示唆症状（possible DLB に1つ以上あれば probable DLB）

   a）レム睡眠行動障害
   b）向精神病薬に対する過敏性
   c）機能画像で基底核のドパミン取り込みの低下

4. 支持症状（通常みられる症状であるが，診断の特異性を上げるものではない）

   a）繰り返す転倒
   b）失神
   c）自律神経機能異常
   d）幻視以外のタイプの幻覚
   e）系統的な妄想
   f）抑うつ状態
   g）画像所見上，側頭葉内側が比較的保たれる
   h）SPECT/PET で後頭葉の血流/代謝の低下
   i）MIBG 心筋シンチの取り込み低下
   j）脳波で初期からの除波活動

（McKeith IG, et al. *Neurology* 2005[5] より）

▶治療を知りたい!◀　☞ レビー小体型認知症 p.277

■ 診断のコツ

前頭側頭葉変性症の診断基準

以下のいずれかにより示される行動異常もしくは認知障害
- (a) しばしば不適切な反応や活動を生じる統制障害により特徴づけられる進行性のパーソナリティ障害が早期からみられる.
- (b) 言語表出の障害,重篤な呼称障害もしくは語義の障害により特徴づけられる進行性の言語障害が早期からみられる.
  - (1) 1aあるいは1bの障害により,社会的あるいは職業的機能が明らかに障害を起こしており,また病前の機能レベルから明らかに低下している.
  - (2) 経過は緩徐な発症と持続的な進行を示す.
  - (3) 1aあるいは1bの障害は,他の神経疾患(脳血管障害など),全身性疾患(甲状腺機能低下症など)や薬物などにより誘発される状態ではない.
  - (4) 障害はせん妄によるものではない.
  - (5) 障害は精神疾患(うつ病など)によって説明されるものでない.

(Mackenzie IR, et al. *Acta Neuropathol* 2010[6] より)

MEMO

記憶障害

特発性正常圧水頭症の診断基準

1. Possible iNPH

必須項目
(1) 60歳代以降に発症する．
(2) 歩行障害，認知障害および尿失禁の1つ以上を認める．
(3) 脳室が拡大（Evans index* ＞ 0.3）している．
*Evans index：両側側脳室前角間最大幅/その部位の頭蓋内腔幅．
(4) 他の神経学的あるいは非神経学的疾患によって上記臨床症状のすべてを説明しえない．
(5) 脳室拡大をきたす可能性のある先行疾患（くも膜下出血，髄膜炎，頭部外傷，先天性水頭症，中脳水道狭窄症など）がない．

参考項目
(1) 歩行は歩幅が狭く，すり足，不安定で，特に方向転換時に不安定性が増す．
(2) 症状は緩徐進行性が多いが，一時的な進行停止や増悪など波状経過を認めることがある．
(3) 症状の内，歩行障害が最も頻度が高く，次いで認知障害，尿失禁の順である．
(4) 認知障害は認知機能テストで客観的な低下が示される．
(5) 他の神経変性疾患（パーキンソン病，アルツハイマー病など）や脳疾患（ラクナ梗塞など）の併存はありうるが，いずれも軽症にとどまる．
(6) シルビウス裂・脳底槽は拡大していることが多い．
(7) PVL，PVHの有無は問わない．
(8) 脳血流検査は他の認知症性疾患との鑑別に役立つ．

＊ possible iNPH with MRI support

possible iNPH の基準を満たし，MRIで高位円蓋部および正中部の脳溝・くも膜下腔の狭小化がみられる場合

2. Probable iNPH

必須項目
(1) Possible iNPHの必須項目を満たす．
(2) 脳脊髄液圧が200mmH₂O以下で，脳脊髄液の性状が正常．
(3) 右記のいずれかを認める．

① 歩行障害があり，高位円蓋部および正中部の脳溝・くも膜下腔の狭小化が認められる．
② タップテスト（脳脊髄液排除試験）で症状改善．
③ ドレナージテスト（脳脊髄液持続排除試験）で症状改善．

3. Definite iNPH

シャント術施行後，客観的に症状の改善が示される．

（特発性正常圧水頭症診療ガイドライン[7]の診断基準より）

参考文献

1) McKhann GM, et al.The diagnosis of dementia due to Alzheimer's disease : recommendations from the National Institute on Aging-Alzheimer's Association workgroups on diagnostic guidelines for Alzheimer's disease.Alzheimers Dement 2011；7（3）：263-269.
2) 玉岡晃．アルツハイマー病による認知症の診断―米国立老化研究所/アルツハイマー病協会よりの推奨．Cognition and Dementia 2012；11（3）：8-15.
3) 荒井啓行．アルツハイマー病を背景にした軽度認知障害の診断―米国国立老化研究所/アルツハイマー病協会合同作業グループからの提言．Cognition and Dementia 2012；11（3）：19-26.
4) Román GC, et al. Vascular dementia : diagnostic criteria for research studies. Report of the NINDS-AIREN International Workshop. Neurology 1993；43（2）：250-260.
5) McKeith IG1, et al. Diagnosis and management of dementia with Lewy bodies : third report of the DLB Consortium. Neurology 2005；65（12）：1863-1872.
6) Mackenzie IR, ew al. Nomenclature and nosology for neuropathologic subtypes of frontotemporal lobar degeneration : an update. Acta Neuropathol 2010；119（1）：1-4.
7) 日本正常圧水頭症学会 特発性正常圧水頭症診療ガイドライン作成委員会（編）．特発性正常圧水頭症診療ガイドライン，第2版．メディカルレビュー社；2011.

MEMO

治療のポイント

- ▶脳血管障害
- ▶認知症
- ▶パーキンソン病関連疾患
- ▶脊髄小脳変性症
- ▶運動ニューロン疾患
- ▶神経免疫疾患
- ▶神経感染症
- ▶てんかん
- ▶頭痛
- ▶めまい
- ▶しびれ・痛み
- ▶不随意運動
- ▶代謝性疾患
- ▶顔面神経麻痺

本文中の太字の薬剤名は製品名を表す

脳血管障害

脳梗塞

> **POINT**
> - 超急性期には，t-PA による血栓溶解療法，血管内治療による血栓除去療法がある．
> - その後の急性期療法としては，病型に合わせた抗血栓療法，脳保護薬投与，脳浮腫治療を行う．
> - 慢性期では，病型に合わせた抗血小板療法，抗凝固療法による抗血栓療法を中心に，リスクファクターの管理，外科的血行再建術などにより再発を予防する．

超急性期治療

- **血栓溶解療法**
- 脳梗塞発症 4.5 時間以内はアテローム血栓症，心原性脳塞栓症，ラクナ梗塞のいずれの場合も，遺伝子組み換えプラスミノーゲンアクチベーター（rt-PA，アルテプラーゼ〈**アクチバシン，グルトパ**〉）静注による血栓溶解療法が適応となる．
- 発症様式を含めた現病歴，既往歴や合併症の有無，NIH Stroke Scale による重症度の評価，採血，CT などをもとに適応，慎重投与，禁忌を判断したうえで治療を開始する．治療開始後は頻回に神経学的診察を行い，特に脳出血の合併による症状の悪化を見落とさないようにする．

- **血栓除去療法**
- 発症後 8 時間以内の急性期脳梗塞では，rt-PA 静注療法の治療適応外または rt-PA 静注療法でも血流再開が得られなかった患者に，Merci リトリーバーを用いた血栓摘除治療が有効とされ日本でも承認された．
- 遠位端にらせんループを有するワイヤー状の医療機器で，マ

イクロカテーテル内に誘導することにより頭蓋内動脈に到達し急性脳動脈閉塞の原因となっている血栓を回収できる．

● **その他の超急性期療法**
- 中大脳動脈の塞栓性閉塞において，重症度が中等症以下で，CT上梗塞巣を認めないか軽微な梗塞にとどまり，発症から6時間以内に治療開始可能なものに対して経動脈的局所線溶療法の有効性が報告されている（MELT-Japan）．
- またバルーンカテーテルを用いた経皮経管的血管形成術（percutaneous transluminal angioplasty：PTA）による血管拡張が有効なものもある．

病型に合わせた急性期治療

● **アテローム血栓性脳梗塞**
- 急性期の治療法としては，抗血小板作用を有するオザグレルナトリウム（**カタクロット，キサンボン**）点滴やアスピリン（**バイアスピリン**）経口投与または抗凝固薬であるアルガトロバン（**ノバスタンHI，スロンノンHI**）点滴を用いる．
- オザグレルナトリウムはトロンボキサンA_2合成酵素の阻害薬であり，発症5日以内の脳血栓症に対して適応がある．
- アスピリン 160〜300 mg/日の経口投与は発症早期（48時間以内）のアテローム血栓症の脳梗塞患者の治療法として用いられることがあるが，経口投与なので誤嚥に注意する．
- 発症48時間以内で病変最大径が1.5 cmを超すような脳梗塞には，選択的トロンビン阻害薬のアルガトロバンを点滴投与する．特に脳梗塞切迫期では主幹動脈が高度に狭窄しているため，抗凝固作用により梗塞の進展を阻止する．
- アテローム血栓症急性期において，ヘパリン，低分子ヘパリン（保険適用外），ヘパリノイド（保険適用外）は使用することを考慮することもあるが，十分な科学的根拠はない．アルガトロバンと同様に，脳梗塞切迫期では高度に狭窄した主幹動脈における血流維持を期待してヘパリンが投与されることがある．

■ 治療のポイント

●心原性脳塞栓症
- 塞栓症における抗血栓症の重要性は塞栓症の再発予防にある．再発予防の観点からは，塞栓症に対する抗凝療法はなるべく早期に行うことが望ましいが，出血性梗塞となる可能性があり，リスクの高い場合は発症後少なくとも7日間は抗凝固療法を見合わせ，それ以外の場合には発症 24 〜 48 時間以降に抗凝固療法を開始する．ヘパリンをボーラス注射後に持続静注し，症状が安定したところでワルファリン（**ワーファリン**）の経口投与に移行する．
- 抗トロンビン薬アルガトロバン，トロンボキサン A_2 合成阻害薬オザグレルナトリウムは塞栓症に適応はない．

●ラクナ梗塞
- ラクナ梗塞急性期の治療には，抗血小板薬オザグレルナトリウムの点滴またはアスピリンの経口投与（81 mg または 100 mg 腸溶錠）が用いられる．
- 発症早期の画像（MRI 拡散強調画像など）では通常のラクナ梗塞の所見を呈しながら進行性の経過をとる場合，分枝動脈アテローム血栓症（BAD）と考え，ヘパリンやアルガトロバンを経験的に使用する．

脳浮腫管理

- 高張グリセロール（10 %）静脈内投与は，心原性脳塞栓症，アテローム血栓性梗塞のような頭蓋内圧亢進を伴う大きな脳梗塞の急性期に推奨される．
- マンニトール（20 %）は脳梗塞の急性期に使用することを考慮してもよいが，十分な根拠はない．
- ステロイド療法は脳梗塞急性期に有効とする根拠はない．
- 中大脳動脈領域全体のうち梗塞巣が少なくとも 50 %以上あり，発症後 48 時間以内の症例では外減圧術が機能予後の改善に有効である．小脳梗塞でも，画像上，脳幹部圧迫を認め，意識低下が進行する症例では減圧開頭術が推奨される．

脳保護薬

- 脳保護作用が期待されるエダラボン（**ラジカット**）は，脳梗塞（血栓症・塞栓症）患者に発症後 24 時間以内に開始し 14 日間投与する．高齢者や腎機能が低下している場合には重篤な腎障害を起こす可能性がある．

慢性期治療

●抗血栓療法による再発予防

- アテローム血栓症，ラクナ梗塞では再発予防の目的で抗血小板薬（アスピリン，クロピドグレル〈**プラビックス**〉，シロスタゾール〈**プレタール**〉）を投与する．チクロピジン（**パナルジン**）はクロピドグレルと同等な再発予防効果を有するが肝機能障害などの副作用のリスクが高いため，現在内服中の場合を除き新たに使用しない．
- 心原性脳塞栓症には抗凝固薬を用いる．ワルファリンにて PT-INR が 2.0 ～ 3.0（高齢者は 1.6 ～ 2.6）となるよう調節する．
- 2011 年，心房細動患者の脳卒中発症予防に経口抗凝固薬ダビガトラン（**プラザキサ**）が承認された．ダビガトラン 150 mg/回，2 回/日は Re-Ly 試験にてワルファリンよりも「脳卒中（出血性を含む）または全身性塞栓症の発症」が少なく，「出血性脳卒中」が少ないことが報告された．しかもワルファリンのような凝固機能のモニタリングは不要でありきわめて有用と考えられる．

●リスクファクターのコントロール

- 高血圧は脳梗塞の強力な危険因子であり，再発予防のためには食生活，降圧薬により降圧する．脳梗塞既往者の降圧の目標値は 140/90 mmHg とされ，降圧薬の種類により脳卒中再発予防効果にほとんど差はないと考えられ，十分な降圧が最も重要である．ただし主幹動脈に狭窄があり側副血行路の発達の悪い症例では降圧によって脳梗塞を発症することがあり

■ 治療のポイント

注意が必要である．
- 糖尿病によりアテローム血栓症のリスクが高くなるため，HbA1cが6.5％未満となるように，栄養管理，投薬により血糖コントロールが必要である．
- 脂質異常症のうち，LDL-コレステロール高値，HDL-コレステロール低値は脳梗塞のリスクファクターであり，スタチンによる治療により脳梗塞の発症が抑制される．スタチンにはプラークの退縮効果も報告されている．
- 内臓肥満，メタボリック症候群は脳梗塞のリスクファクターであり，栄養管理，適切な運動が必要である．

● **後遺症の治療**
- 脳卒中後抑うつ（post-stroke depression）に対して，適切な抗うつ薬を投与する．
- しびれ・めまい感，頭重感，不眠などの自覚症状に対し，抗不安薬，脳循環・脳代謝改善薬，睡眠薬などを考慮してもよいが，漫然と用いないように気を付ける．
- 痙性麻痺，痙攣発作などの神経症状に対して，筋弛緩薬，抗痙攣薬などを投与する．また頻尿，便秘などの自律神経症状が合併しやすく適宜加療する．

● **手術治療**
- 症候性頸動脈高度狭窄では，頸動脈内膜剝離術（carotid endarterectomy：CEA）や頸動脈ステント留置術（carotid artery stenting：CAS）による再発予防を検討する．心不全などの心疾患，重篤な呼吸器疾患，対側頸動脈閉塞，対側喉頭神経麻痺，頸部手術・放射線治療の既往，CEA再狭窄例，80歳以上などのCEAのリスクが高い症例ではCASを考慮する．
- 症候性内頸動脈および中大脳動脈閉塞・狭窄症では，定量的脳循環測定にて中大脳動脈領域の安静時血流量が正常値の80％未満でアセタゾラミド脳血管反応性が10％未満に障害されている場合に，extracranial-intracranial（EC-IC）bypass術が有効との日本のエビデンスがある（JET Study）．

脳出血

手術療法の適用

- 脳出血の部位に関係なく，血腫量 10 mL 未満の小出血または神経学的所見が軽度な症例は手術の適応にならない．また意識レベルが深昏睡の症例でも血腫除去は機能予後を改善しない．
- 部位別では，被殻出血では，血腫量が 31 mL 以上でかつ血腫による圧迫所見が高度な場合，手術の適応がある．皮質下出血では，脳表からの深さが 1 cm 以下のものでは特に手術の適応を考慮してもよい．視床出血では血腫除去の適応はないが，脳室内穿破により脳室拡大の強いものには脳室ドレナージ術の適応がある．
- 小脳出血では最大径が 3 cm 以上の小脳出血で神経学的症候が増悪している場合，または小脳出血が脳幹を圧迫し脳室閉塞による水頭症を来している場合には，手術の適応となる．脳幹出血では血腫除去の適応はない．

手術以外の治療

- 血液凝固系に異常がない場合，血液凝固因子を含めた血液製剤の投与は推奨できない．
- 脳出血急性期の高血圧は血腫増大，再出血と密接に関与していることが知られており，十分な降圧が必要である．
- 高張グリセロール静脈内投与は，頭蓋内圧亢進を伴う大きな脳出血の急性期に推奨される．マンニトールは進行性に頭蓋内圧が亢進した場合や mass effect に随伴して臨床所見が増悪した場合には，考慮してもよい．

リハビリテーション

- 脳梗塞と同様に脳出血でも，発症直後から急性期，回復期，

■治療のポイント

維持期にわたって,一貫した流れでリハビリテーションを行うことが勧められる.

慢性期治療

- 高血圧性脳出血では血圧のコントロール不良例での再発が多く,再発予防のために特に拡張期血圧を 75 ～ 90 mmHg 以下にコントロールするよう勧められる.
- その他,遅発性痙攣発作,脳卒中後うつ症状,しびれ・めまい感などの合併に気を配る.

一過性脳虚血発作

●定義・概念

- 一過性脳虚血発作(transient ischemic attack:TIA)とは,脳局所または網膜の虚血により短時間に認められた神経機能不全のエピソードのことで,画像検査にて急性期脳梗塞の所見を認めないものと定義される.臨床症状は典型的には 1 時間以内に消失するものが多いが,持続時間は定義には含まれない.
- かつては虚血症状の持続時間は 24 時間以内のものとされ,24 時間以上続いた場合は脳梗塞と診断されたが,24 時間以内に症状が消失しても画像検査,特に MRI 拡散強調画像にて高率に梗塞巣が見つかることが明らかにされた.特に症状の持続が 1 時間を超える場合に梗塞巣が出現することが多いため,TIA の持続時間の「目安」は 1 時間以内といわれる.
- 重要なことは,TIA は短時間あるいは軽度ですんだ虚血症状であり,病態としては脳梗塞急性期と連続しているということであり,TIA に対する検査・治療は脳梗塞に準じて行う必要がある.ただし臨床では症状の持続時間だけを根拠にした古い定義がいまだに用いられることもある.

急性期治療と再発予防

- TIA の治療は，それぞれの基礎疾患における脳梗塞切迫期と考え，病巣の進展を抑制するための急性期治療法および再発予防法を適応すべきである．

● 急性期抗血栓療法

- **アテローム血栓性脳塞栓症を起こしかかっている TIA**：抗血小板作用を有するオザグレルナトリウム点滴やアスピリン経口投与または抗凝固薬であるアルガトロバン点滴にて梗塞への進展を阻止する．アルガトロバンと同様に，TIA では高度に狭窄した主幹動脈における血流維持を期待してヘパリンが投与されることがある．
- **心原性脳塞栓症を起こしかかっている TIA**：出血合併のリスクが高くない場合 TIA 発症後すみやかに抗凝固療法を開始する．ヘパリンをボーラス注射後に持続静注し，症状が安定したところでワルファリンの経口投与に移行する．

● 慢性期治療

- 抗血栓療法による再発予防，リスクファクターのコントロール，血管病変の手術治療など，脳梗塞再発予防と同じ基準で梗塞予防を図る．

一過性全健忘

● 定義・概念

- 突然発症し，前向性健忘（新しいことが覚えられない），および逆行性健忘（発症数日から数年前までのことが思い出せない）を呈する．発作中，患者は当惑し「ここはどこか？」を繰り返し訊ねるのが特徴である．発作は数時間持続するが，1 日を超えることはまれである．発作後は逆行性健忘は消失するが，発作直前から発作中のことは思い出せない．

● 原因
- こうした一過性の健忘を来す鑑別疾患として，頭部外傷，薬剤中毒，複雑部分発作，解離状態が挙げられる．視床や側頭葉の一過性虚血によっても，類似する症状が起きる．大部分のTGAは原因不明で，"大脳皮質を抑制波が拡がる"Leaoのcortical spreading depression（皮質抑制拡散）が原因とする説もある．

● 検査
- 二次性の健忘を来す疾患を除外する．頭部MRI，脳血流シンチグラフィー，脳波検査，採血を行う．特にTGAでは一側または両側の側頭葉に拡散強調画像で異常を呈することが多く診断価値が高い．

治療

- 二次性の健忘に対しては，原因疾患の治療を行う．特にてんかん性の健忘には抗てんかん薬を処方する．
- 大部分のTGAは単発性で治療を要しない．25％ほどが2回以上の発作を有し，3回以上の発作は3％以下とされる．

脳静脈血栓症

● 定義・概念
- 脳表静脈およびそれらが集合・流入する脳静脈洞が血栓によって閉塞し，血流のうっ滞から頭蓋内圧亢進症状と局所循環不全症状を示すものを脳静脈血栓症（cerebral venous thrombosis）または脳静脈・静脈洞血栓症という．また血栓以外の原因を含めて脳静脈・静脈洞閉塞症という．

● 疫学
- さまざまな原因が脳静脈血栓症を起こすため，発症年齢は新生児から高齢者までと幅広い．原因として妊娠・出産に続発するものがやや多いため，発症は若年の女性でやや多い．

● **病因・病態生理**
- 従来は副鼻腔炎や中耳炎から感染が頭蓋内に波及する感染性が多かった.
- 最近は非感染性疾患によるものが増加し, 頭部外傷, 頭部手術, 妊娠・産褥, 経口避妊薬, 脱水, 心不全, 溶血性貧血, 夜間発作性ヘモグロビン血症, 潰瘍性大腸炎, 糖尿病, 悪性腫瘍, 自己免疫疾患などの凝固能を亢進する基礎疾患からの発症が多い.
- 静脈のうっ滞により脳実質の血管内圧が亢進し血管原性脳浮腫を生じる. さらに上矢状静脈洞などの閉塞では髄液の静脈洞での吸収も阻害され脳圧亢進を増悪させる. 静脈のうっ滞は灌流不全から脳虚血を来し, さらには内皮細胞の破綻から脳出血を起こす.

治療

- ヘパリンによる抗凝固療法が第一選択となる(脳卒中治療ガイドライン 2009). 頭蓋内出血を伴う症例でも大量でなければヘパリンの使用は禁忌ではない.
- 血栓溶解療法の効果については十分なエビデンスはない. 重症例では血栓溶解薬(ウロキナーゼや t-PA)の局所投与を試みてもよい.
- 痙攣に対し, 抗痙攣薬を投与する. 頭蓋内圧亢進症にグリセロールを使用する.
- 頭蓋内圧亢進が著明な症例では, 減圧開頭術や血腫除去術などを考慮する.
- 原因によっては抗凝固療法にて慢性期の再発を予防する.

● **経過・予後**
- 梗塞・出血にて重篤な後遺症を残す症例も多いが, 閉塞した静脈・静脈洞が自然再開通して後遺症をほとんど残さない予後良好例もある.

■ 治療のポイント

内頸動脈海綿静脈洞瘻

- 外傷などを契機に海綿静脈洞における動静脈瘻が形成されるため，静脈叢のうっ血から逆流性に眼静脈のうっ滞，眼底浮腫，眼底出血を来し，同側の視力低下を来す．さらに眼球突出，眼痛，結膜うっ血を呈する．また海綿静脈洞を通過する脳神経である，動眼神経，滑車神経，外転神経の麻痺を来す．
- 3D-CT 血管撮影や DSA 血管撮影にて動脈相での眼静脈への流入を評価する．

治療

- 治療は，流入路が判明すれば血管内治療が可能な場合がある．

くも膜下出血および脳動脈瘤

- くも膜下出血および脳動脈瘤の治療にあたっては，「脳卒中治療ガイドライン 2009」が指針となる．

初期治療

- 発症直後は再出血を予防するため，十分な安静，鎮痛，降圧が望ましい．高張グリセロール静脈内投与は，頭蓋内圧亢進を伴う大きなくも膜下出血の急性期に推奨される．

急性期脳動脈瘤治療

- Hunt and Kosnik 重症度分類の Grade 0～3 では早期（発症 72 時間以内）に再出血予防処置を行う．搬入時すでに出血後 72 時間を過ぎている場合では，遅発性脳血管攣縮の時期が過ぎるのを待って再出血防止処置を行う．
- 重症度分類 Grade 4 では，患者の年齢，動脈瘤の部位，合併

する頭蓋内病態（急性水頭症，脳内血腫など）を考慮して外科的治療の適応を判断する．
- 最重症例（重症度分類の Grade 5）では，再出血予防処置の適応は乏しいが，状態の改善がみられれば再出血予防の処置を考慮する．

● **外科的治療**
- 一般的には脳動脈瘤頸部クリッピング術（ネッククリッピング）を行う．クリッピングが困難な場合には，動脈瘤トラッピング術，親動脈近位部閉塞術，動脈瘤壁を補強する動脈瘤被包術（コーティング術，ラッピング術）などを行う．

● **血管内治療**
- コイル塞栓術，親動脈閉塞術も出血後早期に施行するべきである．一般的には脳血管攣縮の発症率が低い．

遅発性脳血管攣縮の予防・治療

- 予防法として，早期手術の際，脳槽ドレナージ留置による脳槽内血腫の早期除去に努める．
- 全身的薬物療法として，ファスジル（**エリル**）やオザグレルナトリウムの投与を考慮する．
- 合併する脳循環障害に対しては「triple H 療法」（循環血液量増加〈hypervolemia〉・血液希釈〈hemodilution〉・人為的高血圧〈hypertension〉を組み合わせた治療法）を考慮する．循環血液量を増加させる代わりに，心機能を増強させる hyperdynamic 療法も考慮してもよい．
- 血管内治療として，パパベリンの選択的動注療法や経皮的血管形成術（PTA）などを考慮する．

慢性硬膜下血腫

● **病態**
- 脳実質からの静脈は，脳表と硬膜の間の bridging vein（架橋

■ 治療のポイント

静脈）を介して硬膜側へと流れ，そこで収束して静脈洞に流入する．加齢に伴う脳萎縮により脳表と硬膜の間が広がると，軽度な頭部打撲などで容易に bridging vein が破綻し，硬膜下血腫となる．
- 静脈性の出血のため，受傷から血腫の増大により発症するまでは1か月ほどかかることもあり，高齢者の場合，頭部打撲1か月後には必ず CT にて硬膜下血腫の有無を評価する必要がある．

● **症状**
- 両側前頭葉を圧迫することが多く，1か月ほどの間に，意欲の低下，認知機能の低下で発症して進行することが多い．片側性に前頭葉を圧迫する場合には，血腫と対側の片麻痺，巧緻運動障害を来す．優位半球に血腫がある場合は，失語を来す．頭頂葉を圧迫する病変では「しびれ感」を自覚することもある．

治療

- 少量の硬膜下血腫で，CT 上 midline shift も目立たず，症状も軽いときは，手術をせずに内科的な治療を行う．
- 血腫が多量となり，症状を来してくる場合は，血腫除去手術を行う．

MEMO

認知症

アルツハイマー病

中核症状に対する治療

- アルツハイマー病において，顕著な変化を示す神経伝達物質はアセチルコリンであり，コリンエステラーゼ阻害薬はこの病態をターゲットにし，認知障害の改善に効果を持つ．
- コリンエステラーゼ阻害薬には，世界で最も使用されているドネペジル塩酸塩（**アリセプト**）以外に，ガランタミン臭化水素酸塩（**レミニール**），リバスチグミン（**イクセロン，リバスタッチ**）がある．また，中核症状への有効性に関してドネペジルとガランタミン，リバスチグミンを比較した検討やメタ解析の多くは，薬剤間でその効果に明らかな差がないとする報告が多い．
- コリンエステラーゼ阻害薬以外には，NMDA受容体拮抗薬であるメマンチン塩酸塩（**メマリー**）がアルツハイマー病の治療として使用可能である．メマンチンは，コリンエステラーゼ阻害薬の3種と併用が可能である．コリンエステラーゼ阻害薬どうしの併用はできない．

> **POINT** ▶ **重症度により保険適用が異なるので，適切な使用が必要**
> 軽　症：アリセプト，レミニール，イクセロン・リバスタッチ
> 中等度：アリセプト，レミニール，イクセロン・リバスタッチ，メマリー
> 重　症：アリセプト，メマリー

■ 治療のポイント

● 軽度～中等度アルツハイマー病での処方例

①アリセプト（3 mg）　1錠　分1　2週間投与
　その後　アリセプト（5 mg）　1錠　分1に増量

- アリセプトは世界で最も使用されているコリンエステラーゼ阻害薬で，軽症から重症まですべてのアルツハイマー病に保険適用がある唯一の抗認知症薬である．

②レミニール（8 mg）　分2　4週間投与
　その後　レミニール 16 mg　分2に増量．
　症状に応じて適宜増減する．ただし，増量する場合は，変更前の用量を4週間以上投与した後に増量し，最大用量は1日24 mg．

- レミニールは，可逆的アセチルコリンエステラーゼ阻害作用に加えて，ニコチン受容体に対する増強作用が認められているが，半減期は約7時間であるため1日2回の投与が必要である．
- OD錠以外に内用液（4 mg/mL）が使用できる．
- 他のコリンエステラーゼ阻害薬と比して，焦燥，易怒性など副作用が少ないとの報告がある．

③イクセロンパッチ，リバスタッチ

- 通常，成人にはリバスチグミンとして1日1回 4.5 mg から開始し，原則として4週ごとに 4.5 mg ずつ増量し，維持量として1日1回 18 mg を貼付する．
- 貼付部位は背部，上腕部，胸部のいずれかの正常で健康な皮膚とし，24時間ごとに貼り替える．なお，症状により1日量として 18 mg を超えない範囲で適宜増減する．
- 偽非可逆的アセチルコリンエステラーゼ阻害作用に加え，ブチルコリンエステラーゼに対しても阻害作用を持つ．経皮吸収型製剤（パッチ剤）のため，血中濃度の安定化が期待できる．また，拒薬や嚥下障害がある場合も投与可能である利点がある．
- 貼付剤の大きさとして，$2.5\ cm^2$（1枚中の含有量 4.5 mg），$5\ cm^2$，$7.5\ cm^2$，$10\ cm^2$ の4剤型がある．

> **MEMO コリンエステラーゼ阻害薬使用の留意点**
>
> 1) 増量の際は副作用として最も多い消化器症状に留意する．
> 2) コリン作動性作用により洞不全症候群，心伝導障害等の心疾患，消化性潰瘍，非ステロイド性消炎鎮痛剤投与中，気管支喘息または閉塞性肺疾患の患者，錐体外路障害（パーキンソン病，パーキンソン症候群等）のある患者に対しては症状を誘発または増悪する可能性があるため慎重に投与する．

● **中等度アルツハイマー病（MMSE 10〜19点）での処方例**
　①コリンエステラーゼ阻害薬の使用は上述と同じ
　②メマリー（5 mg）　1錠　分1　1週間ごとに5 mgずつ上げて1日1回20 mg

- 中等度アルツハイマー病とは，もはや介助なしでは一人で生活できない．適切な服を選べないが，選んであげれば自分で着ることができる．入浴は薦めれば一人で入れる．MMSE 15点前後．

> **MEMO メマリー使用の留意点**
>
> 重篤な副作用はないが，高齢者は過抑制が頻度の高い副作用である．高齢者，腎障害患者には，減量維持を考える．

● **高度アルツハイマー病（MMSE 9点以下）での処方例**
　①アリセプト（5〜10 mg）　1錠　分1
　②メマリー（20 mg）　1錠　分1
　もしくは
　③アリセプト（5〜10 mg）　1錠　分1
　　メマリー（20 mg）　1錠　分1　併用投与

- アリセプトは，高度のアルツハイマー病では，5 mg/日で4週間以上経過後，10 mg/日に増量する．
- 高度のアルツハイマー病とは，MMSE 9点以下，人物の見

当識障害,着衣,入浴,トイレに介助が必要などがみられた場合である.

> **MEMO 併用療法**
> コリンエステラーゼ阻害薬の副作用の一つに興奮,焦燥などがあるが,メマリーの抑制作用を期待して,併用による周辺症状の安定化をはかることが一般臨床でしばしば行われている.

アルツハイマー病に伴う興奮,不穏に対する治療

● **処方例**
リスパダール　0.5〜3 mg,分1〜3
ジプレキサ　5〜10 mg,分1

- 非定型抗精神病薬の副作用として,耐糖能異常,高脂血症,不整脈,脳血管系のリスク,死亡率の増加などが挙げられる.
- 食欲増進,糖尿病,非定型抗精神病薬無効例では,
デパケン　200 mg〜800 mg　分2
が有効なことがある.

アルツハイマー病に伴う抑うつに対する治療

● **処方例**
ジェイゾロフト　25 mg　分1より開始し,1日100 mgまで増量

- パキシルは,抗コリン作用があり不適である.
- 上記にて無効,副作用などにより投与困難な場合,徘徊,易興奮性,妄想,不眠などに対しての抑肝散の有効性が報告されている.

抑肝散(TJ-54)成人1日7.5 gを2〜3回に分割し,食前または食間に経口投与.

- 効果発現まで1か月かかるとされる.副作用として,偽アルドステロン症:低カリウム血症,血圧上昇,ナトリウム・体液の貯留,浮腫に注意を要する.

前頭側頭葉変性症

- 前頭側頭葉変性症に対するエビデンスをもつ治療法はない．前頭側頭葉変性症では前頭葉，側頭葉でセロトニン受容体が減少としていることから，セロトニン再取り込み阻害薬（serotonin reuptake inhibitors：SSRI）を試みたいくつかの小規模な研究では，行動異常，常同症状の改善が報告されているが限定的である．一般にアルツハイマー病と異なりコリンエステラーゼ阻害薬の効果は期待できない．
- 在宅での介護，内科病棟での管理は困難な場合が多く，長期施設への入所を必要とする場合が多い．

正常圧水頭症

- 髄液排除試験（タップテスト）で症状が改善した患者では，シャント手術での治療効果を期待できる．特に，歩行障害に対しては有効である．最も改善が期待できる症状は歩行障害である．しかし高齢者の軽症例では，治療には，手術によるリスクを十分に考慮する必要がある．

MEMO

■治療のポイント

髄液排除試験（タップテスト）

腰椎穿刺により髄液 30mL，もしくは終圧 0 まで排除して，歩行障害などの症状が改善するかどうかを試す検査．

■ 3m up & go test のやり方

1. 背もたれと肘掛けのついた椅子，ストップウォッチを用意し，椅子から 3m 離れた床にビニールテープなどで印をつける．
2. 被験者を椅子に座らせて，背もたれに背中をつけ肘を肘掛けに置くようにする．杖や歩行器などの補助器具を普段使用している場合は，手で持たせておく．
3. 被験者に「合図とともに立ちあがって，印の貼ってあるところまで行って，方向転換をして，再び椅子に座ってください．その時間を測りますが，特に急ぐ必要はなく，いつもと同じくらいの自分として安全だと思うスピードで行ってください」と説明する．
4. はじめに 1 回練習をさせ，2 回目に 3m 往復歩行に要する時間と歩数を計測する．
5. 要する時間が 10 %以上改善した場合を陽性とする．

MEMO

パーキンソン病関連疾患

パーキンソン病

診断と病態

- パーキンソン病（Parkinson disease：PD）は中脳の黒質-線条体系ドパミン神経細胞の変性・脱落により生じる進行性の神経変性疾患である．
- 有病率は日本では人口10万人あたり100〜150人と推定されているが，人口の高齢化に伴い有病率は増えている．
- 静止時振戦（tremor at rest），筋強剛（rigidity），運動緩慢・無動（bradykinesia・akinesia），姿勢保持障害（postural instability）という4大徴候に代表される運動障害を呈する．
- 近年，さまざまな非運動症状（精神症状，感覚症状，自律神経症状，睡眠障害，認知症など）を呈することが明らかとなり，包括的にとらえた概念としてParkinson's complexという概念も提唱されている．非運動症状のなかでも嗅覚障害，レム睡眠行動異常症，便秘，うつなどは運動症状に先行して出現することがある（表1）．

治療の考え方

- 2011年に日本神経学会から発表された「パーキンソン病治療ガイドライン2011」*に従って治療を行う．
- 全経過を通じて，L-ドパやドパミンアゴニストによるドパミン補充療法が治療の中核となる．
- 現状の運動症状の改善とともに，L-ドパ長期投与に伴う将来的な運動合併症（wearing off，ジスキネジアなど）の発現をできる限り抑制する必要がある．

---

*http://www.neurology-jp.org/guidelinem/parkinson.html からアクセスできる

■治療のポイント

表1 パーキンソン病にみられる非運動症状

精神症状
うつ*，apathy**（無感情），不安**，anhedonia（無快感） 注意欠陥，幻覚，錯覚，妄想，認知症，強迫行動（通常薬剤性），反復的な行動，錯乱，せん妄（薬剤性のこともある），パニック発作

睡眠障害
むずむず脚症候群**，周期性四肢運動障害 REM sleep behavior disorder（レム睡眠行動異常症）*，REM loss of atonia ノンレム睡眠期運動障害，日中過眠，鮮明な夢，不眠，睡眠時呼吸障害

自律神経症状
膀胱障害 　尿意切迫，夜間多尿，頻尿 発汗障害 起立性低血圧 　起立性低血圧と関連した転倒，coat-hanger pain 性機能障害 　Hypersexuality（薬剤性である可能性が高い），勃起性インポテンス ドライアイ（口腔内乾燥）

胃腸症状（自律神経症状とオーバーラップする）
流涎，嚥下障害，窒息，逆流，嘔吐，悪心，便秘*，不満足な排便，便失禁

感覚症状
痛み，感覚異常，嗅覚障害*

他の症状
疲労**，複視，霧視，脂漏症，体重減少，体重増加（おそらく薬剤性）

＊：パーキンソン病の運動症状に先行する症状と考えられているもの．
＊＊：パーキンソン病の運動症状に先行する可能性が高い症状と考えられているもの．

- L-ドパとドパミンアゴニストの比較を表2に示す．
- L-ドパはドパミンアゴニストに比べて運動症状の改善効果が優れているが，半減期が短く，将来の運動合併症発現のリスクが相対的に高い．一方で，ドパミンアゴニストは症状改

表2 L-ドパとドパミンアゴニストの比較

	L-ドパ	ドパミンアゴニスト
運動症状の改善効果	優れている	L-ドパに比べてやや劣る
認知機能障害や精神症状がない場合の安全性	同等かやや優れる	L-ドパに比べて同等かやや劣る
高齢者,認知機能障害のある場合の安全性	優れている	L-ドパに比べて劣っている
将来の運動合併症のリスク	長期治療した場合,運動症状の日内変動やジスキネジアを生じるリスクが相対的に高い	将来,運動合併症を生じるリスクが相対的に低い

善効果がL-ドパに比べてやや劣るが,半減期は長く将来の運動合併症を回避する点からは優れている.

初期(未治療患者)の治療

- 治療の開始時期は,症状の程度,日常生活の不自由さ,職業を勘案して検討する.治療に伴う潜在的な副作用やコストの問題から,運動障害が日常生活に支障を来した時点で治療を開始すればよいというのが基本的なコンセンサスだが,最近のいくつかの臨床試験の結果からは,早期からのドパミン補充療法の重要性も示唆されている.ガイドラインにも薬物治療の開始を遅らせることの利点は明らかではないと記載されている.
- 初期(未治療患者)の治療のアルゴリズムを図1に示す.
- ドパミンアゴニストまたはL-ドパにより治療を開始することを原則とする.
- いずれを用いるかは,表2に示した両薬剤の特徴を考え,年齢・運動症状の程度・認知症の有無・合併症などの背景によって決める.

治療のポイント

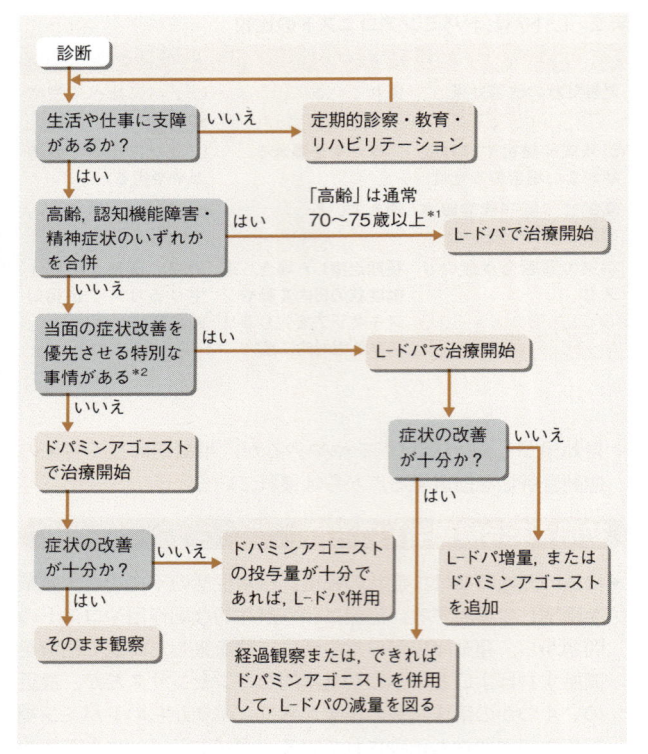

```
診断
  ↓
生活や仕事に支障があるか? ──いいえ→ 定期的診察・教育・リハビリテーション
  ↓はい
高齢, 認知機能障害・精神症状のいずれかを合併 ──はい→ 「高齢」は通常70〜75歳以上*1  L-ドパで治療開始
  ↓いいえ
当面の症状改善を優先させる特別な事情がある*2 ──はい→ L-ドパで治療開始
  ↓いいえ                                        ↓
ドパミンアゴニストで治療開始                    症状の改善が十分か?
  ↓                                    はい↓       ↓いいえ
症状の改善が十分か? ──いいえ→ ドパミンアゴニストの投与量が十分であれば, L-ドパ併用
  ↓はい                                          L-ドパ増量, またはドパミンアゴニストを追加
そのまま観察              経過観察または, できればドパミンアゴニストを併用して, L-ドパの減量を図る
```

図1 パーキンソン病初期(未治療患者)の治療のアルゴリズム

*1: 年齢については, エビデンスはないものの, 通常, 70〜75歳以上を高齢者と考えることが多い.
*2: たとえば, 症状が重い, 転倒のリスクが高い, あるいは患者にとって症状改善の必要度が高い場合などが相当する.

(日本神経学会監修, パーキンソン病治療ガイドライン2011より)

非高齢者（通常 70 〜 75 歳以下）で精神症状・認知機能障害を呈していない場合

- 中・長期的な運動合併症の抑制の観点からドパミンアゴニストで開始し，効果が不十分な場合は L-ドパを併用する．
- 麦角系ドパミンアゴニスト（カバサール＞ペルマックス＞パーロデル）は高用量で心臓弁膜症を惹起する可能性があるため，ドパミンアゴニストの第一選択薬としては使用しない．非麦角系ドパミンアゴニストで治療効果が不十分，または眠気などの副作用のため問題がある場合にのみ麦角系ドパミンアゴニストを使用する．
- ドパミンアゴニストを使用する場合は原則として非麦角系ドパミンアゴニストを用いる．非麦角系ドパミンアゴニストは日中過眠や突発的睡眠を惹起するおそれがあるため，自動車の運転，機械の操作，高所作業など危険を伴う作業に従事する者には推奨されない．
- 将来の運動合併症予防の観点から，持続的ドパミン受容体刺激（continuous dopaminergic stimulation：CDS）が重要視されている．これは通常の L-ドパ内服によるパルス状のドパミン濃度の変動を避け，ドパミン濃度を持続的に一定に保つことで運動合併症を回避しようという考え方である．近年使用可能となったドパミンアゴニスト徐放剤（ミラペックス LA，レキップ CR，ニュープロパッチ）はより理想的な CDS を実現し，運動合併症の発現遅延が期待される．
- また，非高齢者で精神症状・認知機能障害の合併がなくても「当面の症状改善を優先させる特別な事情がある」場合は，症状改善効果に優れている L-ドパで治療を開始する．たとえば，運動症状が重症で失職のおそれがある，転倒のリスクが高い，あるいは患者にとって症状改善の必要度が高い場合などが相当する．

■ 治療のポイント

- **非麦角系ドパミンアゴニスト処方例**

  内服薬：

  ビ・シフロール錠（0.125 mg）2錠　分2から開始し漸増，1.5〜4.5 mg　分3で維持

  ミラペックス LA 錠（0.375 mg）1錠　分1から開始し漸増，1.5〜4.5 mg　分1で維持

  レキップ（0.25 mg）3錠　分3から開始し漸増，3〜15 mg　分3で維持

  レキップ CR 錠（2 mg）1錠　分1から開始し漸増，16 mg を超えないこととする

  貼付剤：

  ニュープロパッチ 4.5 mg/日から開始し漸増，9〜36 mg/日で維持

- 非麦角系ドパミンアゴニストでは日中過眠や突発的睡眠が惹起されるおそれがあるため，自動車の運転，機械の操作，高所作業など危険を伴う作業に従事する者には推奨されない．

- **麦角系ドパミンアゴニスト処方例**

  ペルマックス錠（50 μg）1錠　分1から開始し漸増，750〜1,250 μg　分3で維持，原則 L-ドパ併用

  カバサール錠（0.25 mg）1錠　分1から開始し漸増，最大3 mg　分1まで増量（推奨は2 mg/日以下）

  パーロデル錠（2.5 mg）1錠　分1から開始し漸増，7.5〜22.5 mg　分3で維持

- 麦角系ドパミンアゴニストは心臓弁膜の病変が確認された患者や既往のある患者には禁忌．

- ペルマックス，カバサールを使用する場合，頻度は低いが心臓弁膜症，心肺後腹膜線維症が起きる可能性があることを患者に説明し，カルテに説明したことを記載する．開始したら，開始から3〜6か月後，およびその後は6〜12か月に1回，身体所見，心エコー，胸部 X 線検査などにより異常のないことを確認する．

高齢者（70～75歳以上）で精神症状・認知機能障害のある場合

- 安全性を考慮してL-ドパで治療を開始する．
  ネオドパストン配合錠（L-ドパ100 mg/カルビドパ）1錠
  　分2から開始し漸増
  イーシー・ドパール配合錠（L-ドパ100 mg/ベンセラジド）
  　1錠　分2から開始し漸増

症状が軽症で認知機能障害がない場合

- MAO-B阻害薬（**エフピー**）も第一選択薬となりうる．最近，本邦でも保険外使用という形ではあるが，L-ドパ非併用（単独使用）が認可された．
- **シンメトレル**，**アーテン**は，通常L-ドパやドパミンアゴニストに比べて症状改善効果が劣るが，ドパミン補充療法で効果が不十分な場合には副作用に配慮して投与する．
  エフピーOD錠　1錠　分1から開始
  若年で振戦が優位な場合：**アーテン**錠（2 mg）1錠　分1から開始し漸増
  シンメトレル錠（50 mg）1～3錠　分1-3

- 抗パーキンソン病薬（特にL-ドパ，ドパミンアゴニスト）開始時は悪心などの消化器症状が出現することが多いので，以下を併用する
  ナウゼリン（5 mg）3錠　分3
  ガスモチン（5 mg）3錠　分3

進行期の治療

- L-ドパ内服が長期になると症状の日内変動（wearing off, no on, delayed on, on-off），ジスキネジアが出現する．これらの症状は運動合併症と呼ばれ患者のQOLを大きく損なう．L-ドパによる治療開始後，4～6年で約40％の患者に出現

■ 治療のポイント

する．
- 進行期とはすでに L-ドパ治療が開始されており，L-ドパ使用に伴うこれらの問題点が出ている患者を指す．進行期はこれらの運動合併症とともにさまざまな非運動症状への対応が重要な課題となる．

● wearing off に対して

- 抗パーキンソン病薬の効果持続時間が短縮し，薬物濃度の変動とともに症状が変動する現象を wearing off 現象と呼ぶ．「パーキンソン病治療ガイドライン 2011」では，L-ドパ製剤を1日3～4回服用してなお，次の薬剤を服用する前に効果の消退を自覚する場合を wearing off 現象と呼ぶと定義されている．
- 病気の進行とともに，ドパミン神経終末が減少しドパミン貯蔵能力が低下することが主な原因であり，L-ドパ製剤の半減期が短いために顕在化する．
- 治療は図2の順序で行うことが推奨されている．
- まずは投与量不足の可能性を検討し，十分なドパミン補充療法を行う．
- **コムタン**（L-ドパの末梢での分解を阻害する），ドパミンアゴニスト，**トレリーフ**は off 時間の短縮に有効である．**エフピー**（L-ドパの中枢での分解を阻害する），**トレリーフ**は off 症状を改善する．
- 近年使用可能となった**ノウリアスト**は新規の作用機序を持つ薬剤（アデノシン A_{2A} 受容体拮抗薬）で，wearing off の改善が示されている．
- ジスキネジアを伴わないときは**コムタン**，**エフピー**，**トレリーフ**が使用される．ジスキネジアを伴うときは L-ドパ1回量を減らして**コムタン**併用または**トレリーフ**が使用される．
- L-ドパ頻回投与（1日5～8回），ドパミンアゴニストの変更も有用である．これらで効果不十分な時は定位脳手術も考慮する．

- **アポカイン**は患者自身が自己注射するドパミンアゴニストの皮下投与製剤である．皮下投与後，速やかに（5〜10分で）効果が現れるが持続時間は約1時間である．オフ時のレスキューとして使用される．

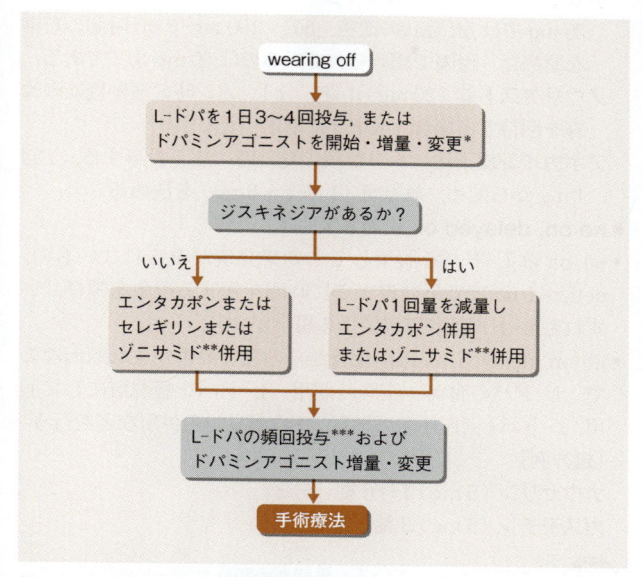

図2 wearing off の治療アルゴリズム

*：wearing off 出現時は，投与量不足の可能性もあるので，L-ドパを1日3〜4回投与にしていない，あるいはドパミンアゴニストを十分加えていない場合は，まず，これを行う．

**：ゾニサミドは 25 mg では off 症状の改善を，50〜100 mg で off 時間の改善を認めた．現在パーキンソン病に対して保険で認められているのは 50 mg までである．

***：1日5〜8回程度

（日本神経学会監修，パーキンソン病治療ガイドライン 2011 より，下線部は筆者が変更）

■ 治療のポイント

[処方例]

コムタン錠（100 mg）1錠をL-ドパ/DCIと同時に内服．1日8回まで併用可能．1回2錠まで増量可

エフピーOD錠（2.5 mg）1錠　分1から開始し2週ごとに増量．標準維持量7.5 mg．1日5 mg以上は朝・昼食後に分服．三環系抗うつ薬およびSSRIは併用禁忌．

トレリーフ錠（25 mg）1錠　分1朝食後．トレリーフは25 mgではoff症状の改善，50〜100 mgでoff時間の短縮を認めた．保険で認められているのは50 mgまでである．

ノウリアスト錠（20 mg）1錠　分1．オン時の運動機能の改善を期待する場合，40 mgに増量できる．

アポカイン皮下注　オフ症状の発現時に皮下投与する．1回1 mgから始め，維持量（1回1〜6 mg）を決める．

● **no on, delayed on に対して**

- no onはL-ドパを服用しても効果発現がみられないもの，delayed onは効果発現までに時間を要する現象を呼び，いずれもL-ドパ吸収障害による場合が多い．
- no on, delayed onは消化管からの吸収障害が主な原因なので，L-ドパの食前・空腹時服用，L-ドパを懸濁液にして服用，L-ドパ1回服用量の増量，**ナウゼリンの併用**などを行う．

[処方例]

ナウゼリン（5 mg）1〜6錠　分3

ガスモチン（5 mg）3錠　分3

> **MEMO**　制酸薬を使っていると胃酸が中和され，L-ドパが溶けにくくなって吸収が悪くなることがある．no on, delayed onをみた時には制酸薬を内服しているか否かの確認も重要である．

● **on-off に対して**

- on-offはスイッチを入れたり切ったりするように急激に症状が変動する現象である．wearing offとno on, delayed onに対する治療に準じた対策を試みる．

●ジスキネジアに対して

- ジスキネジアの治療にあたっては,まず,出現しているジスキネジアのタイプを正しく同定することが重要である.
- L-ドパ誘発性ジスキネジアには peak dose dyskinesia(L-ドパ血中濃度の高い時期に一致して出現する)と diphasic dyskinesia(L-ドパ血中濃度の上昇期と下降期に二相性に出現する)があるが,多くは前者である.
- 軽症で ADL を低下させていなければ治療は不要である.
- peak dose dyskinesia の治療は図3の順序で行うことが推奨されている.
- 血中濃度のピークを下げるために,まず,併用している**エフピー・コムタン**を減量中止する.その上で,L-ドパ1回量を減らして内服回数を増やす.
- 無効の場合,ドパミンアゴニストは L-ドパに比べてジスキ

```
生活に支障となる peak-dose ジスキネジア
            ↓
       セレギリンを中止
            ↓
       エンタカポンを中止
            ↓
   L-ドパ1回量を減らして頻回投与
            ↓
L-ドパ1日総量を減らして不足分をドパミンアゴニストで補充
            ↓
       アマンタジンを追加
            ↓
         手術療法
```

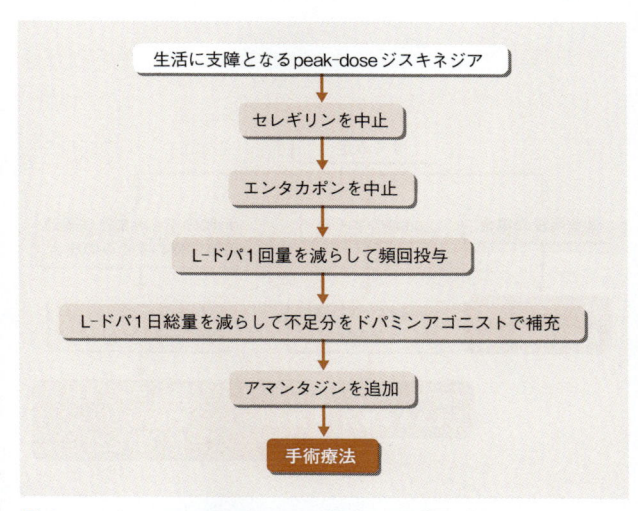

図3 peak dose dyskinesia の治療アルゴリズム
(日本神経学会監修,パーキンソン病治療ガイドライン 2011 より)

■治療のポイント

ネジアが起こりにくいので L-ドパ 1 日量を減らして，不足分をドパミンアゴニストで補う．
- それでも無効の場合，**シンメトレル**（200〜300 mg　分 2〜3）を投与する．
- **シンメトレル**は NMDA 受容体阻害作用があり，パーキンソニズムを悪化させずにジスキネジアの改善作用をもつ．その効果は一過性のことが多く 8 か月ほどで元の状態になってしまう．
- これらの薬物療法で十分な効果が得られない場合に定位脳手術を考慮する．

● **すくみ足に対して（図 4）**
- wearing off の off 時に出現するすくみ足の場合，wearing off 対策を行う．
- ドパミン補充療法に抵抗性の場合には**ドプス**を投与する．
- 視覚のキュー（床にテープを貼る），聴覚のキュー（2 拍子の

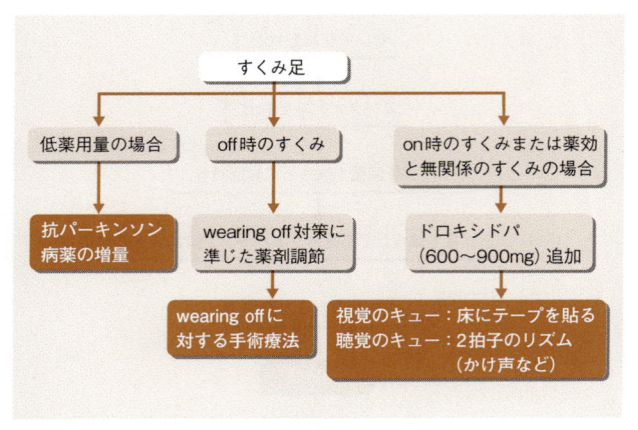

```
                    すくみ足
    ┌──────────────┼──────────────┐
低薬用量の場合    off時のすくみ    on時のすくみまたは薬効
                                   と無関係のすくみの場合
    │              │              │
抗パーキンソン  wearing off対策に   ドロキシドパ
病薬の増量     準じた薬剤調節     （600〜900mg）追加
                   │
              wearing offに      視覚のキュー：床にテープを貼る
              対する手術療法      聴覚のキュー：2拍子のリズム
                                  （かけ声など）
```

図 4　すくみ足の治療アルゴリズム
（日本神経学会監修，パーキンソン病治療ガイドライン 2011 より）

かけ声）が有効なこともある．
[処方例]
ドプス OD 錠（100 mg）3～9 錠　分 3

手術療法の適応

- 薬物療法によっても改善が不十分な運動症状や，運動症状の日内変動とジスキネジアに対しては，両側視床下核刺激術や両側淡蒼球刺激術を考慮する．
- 視床下核刺激術のほうが淡蒼球刺激術よりも全般的な効果は高い傾向がある．
- 手術効果は L-ドパに対する反応性が良く，手術時の年齢が若いほど高い傾向がある．
- L-ドパなどの薬剤量の減量を目的とする場合には両側視床下核刺激術が推奨される．

非運動症状の治療

- パーキンソン病では表 1 に示したような多彩な非運動症状を来すことが明らかになっている．このなかには運動症状に先行して出現するものもあり，パーキンソン病の早期診断の観点からも注目を集めている．

● レム睡眠行動異常症に対して

- レム睡眠行動異常症（REM sleep behavior disorder：RBD）とはレム睡眠期の正常な筋抑制の欠如によって睡眠中に夢内容と一致して異常な行動を呈するものである．RBD はパーキンソン病患者の 46～58 % に認める重要な睡眠時随伴症状である．

[処方例]
リボトリール錠（0.5 mg）1～2 錠　分 1 就寝前

● うつに対して

- 診断基準の違いなどにより，パーキンソン病患者におけるうつの頻度は 23.7～42.4 % と報告ごとにさまざまである．
- パーキンソン病におけるうつは，一般人口のうつと比べて典

■治療のポイント

型的な大うつ病を呈する割合が少ない，小うつ病・気分変調性障害・アパシーが多い，罪業感や無力感が少ない，自殺念慮はあるものの自殺企図は少ないなどの特徴が挙げられる．
- パーキンソン病の十分な治療を行ってもうつの改善が認められない場合，三環系抗うつ薬（**ノリトレン**，**トリプタノール**），SSRI（**ジェイゾロフト**，**デプロメール/ルボックス**），ドパミンアゴニスト（**ビ・シフロール**，**ペルマックス**）を試みる．

●幻覚・妄想に対して

- 幻視，幻聴，幻触，幻臭，体感幻覚などあらゆる種類の感覚でみられる．幻視が最も多く，幻覚の70〜90％を占める．
- 妄想の頻度は1〜6％で，被害妄想，物盗られ妄想，不義妄想，見捨てられ妄想，嫉妬妄想などの複数の妄想が混在することが多い．
- 中枢ドパミン系，コリン系，セロトニン系，ノルアドレナリン系の変性脱落や，レビー小体の出現を伴う病理が内因として幻覚・妄想発現の背景となる．抗パーキンソン病薬などの薬物は外因として幻覚・妄想の出現を修飾する．
- 生活に支障がある幻覚・妄想の場合，**図5**のアルゴリズムに従い治療を行う．
- 幻覚・妄想のせいで日常生活に支障が生じた時点で治療を開始する．
- 薬剤を追加した後に発症した場合，直近に加えた薬剤を中止する．
- それと同時に身体的要因，心理社会的要因，環境要因などの促進因子の是正を試みる．
- 次に，症状が悪化しない程度にL-ドパ以外の抗パーキンソン病薬を減量・中止する．まず，**アーテン**，**シンメトレル**，**エフピー**を中止する．次いで，**トレリーフ**，ドパミンアゴニスト，**コムタン**を中止する．ドパミンアゴニストのなかでは非麦角系でより幻覚・妄想が生じやすいとされる．
- 抗パーキンソン病薬減量と並行してコリンエステラーゼ阻害

```
          ┌─────────────┐
          │ 幻覚・妄想  │
          └──────┬──────┘
                 ↓
       ┌──────────────────┐  いいえ  ┌──────────┐
       │ 生活に支障があるか？├────────→│ 経過観察 │
       └──────┬───────────┘          └──────────┘
              │はい
              ↓
    ┌──────────────────────┐
    │ 直近に加えた薬物を中止 │
    └──────┬───────────────┘
           ↓
    ┌──────────────┐
    │ 抗コリン薬中止 │
    │ アマンタジン中止│
    │ セレギリン中止 │
    └──────┬───────┘              ┌────────────────────────┐
           │                      │ コリンエステラーゼ阻害薬* │
           ↓                      └────────────────────────┘
    ┌─────────────────────┐
    │ ドパミンアゴニスト減量・中止│
    │ エンタカポン中止          │
    │ ゾニサミド中止            │
    └──────┬──────────────┘
           ↓
    ┌──────────┐
    │ L-ドパ減量 │
    └──────┬───┘
           ↓
    ┌──────────────┐
    │ 非定型抗精神病薬│
    └──────┬───────┘
           ↓
    ┌──────────────┐
    │ 定型抗精神病薬 │
    └──────────────┘
```

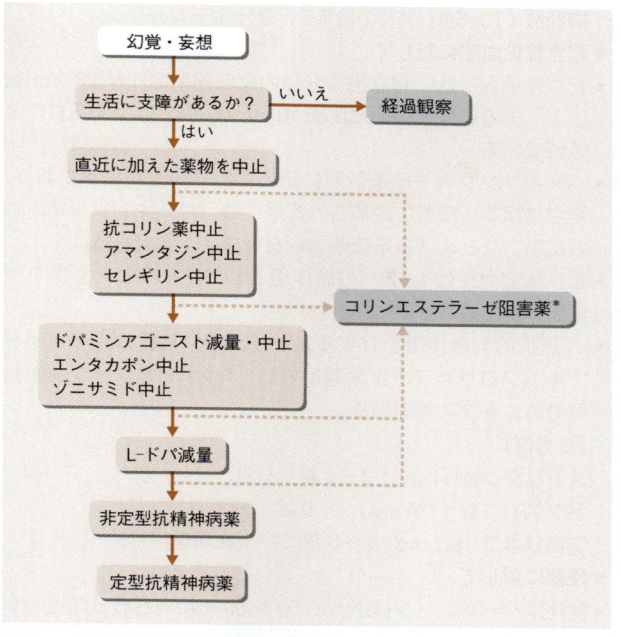

図5　幻覚・妄想の治療アルゴリズム
＊：抗パーキンソン病薬減量と並行して追加を考慮
（日本神経学会監修，パーキンソン病治療ガイドライン 2011 より）

薬の追加を考慮する．
- 改善しない場合には非定型抗精神病薬を投与する．**クエチアピン**が第一に試みるべき抗精神病薬である．

［処方例］

セロクエル錠（25 mg）0.5 錠　分1就寝前から開始し，効果が不十分であれば慎重に増量

アリセプトD錠（3 mg）1 錠　分1朝食後から開始し，2週間後に5 mgに増量（保険適用外）

■ 治療のポイント

抑肝散（TJ-54）成人1日7.5gを分3

● **起立性低血圧に対して**
- 起立性低血圧は，起立後3分以内に収縮期血圧が20 mmHg以上，あるいは拡張期血圧が10 mmHg以上低下するものとされている．
- パーキンソン病では進行期に認められる非運動症状であり，発症早期から顕著に認められる場合は，パーキンソン病以外の疾患，たとえば多系統萎縮症を考慮すべきである．
- 起立性低血圧はL-ドパの副作用として生じることもあり注意が必要である．
- a_1選択的刺激作用を有する**メトリジン**，鉱質コルチコイドである**フロリネフ**（保険適用外），ノルエピネフリン前駆物質である**ドプス**を用いる．

  [処方例]
  メトリジン錠（2 mg）2～4錠　分2
  ドプスOD錠（100 mg）3～9錠　分3
  フロリネフ（0.1 mg）1～5錠/日　（保険適用外）

● **便秘に対して**
- 便秘はパーキンソン病患者の50～80％にみられる頻度の高い自律神経症状である．
- パーキンソン病の便秘には結腸通過時間延長，周期的直腸収縮運動の低下といった腸管運動障害に加えて，排便時の肛門括約筋の奇異性収縮や腹筋を用いたいきみが十分行えないなど複数の機序が関与している．
- パーキンソン病自体によるものの他に，抗コリン薬や抗うつ薬による薬剤性便秘もありうる．
- まず食物繊維と水分摂取を行う．

  [処方例]
  酸化マグネシウム　1日0.5～3g　食後1～3回
  アローゼン　0.5～1g　分1就寝前
  プルゼニド錠（12 mg）1～2錠　分1就寝前

- **排尿障害に対して**
- 過活動性膀胱に対しては，ベシケア，デトルシトール，ウリトスを用いる．
- 排尿困難に対しては，α遮断薬であるエブランチルを用いる．

進行性核上性麻痺

診断と病態

- 進行性核上性麻痺（progressive supranuclear palsy：PSP）は，中年以降に発症するパーキンソニズムと認知症を呈する神経変性疾患である．
- 初期から歩行障害を認め，姿勢保持障害により転倒を繰り返すのが特徴である．中期以降は，垂直性の核上性眼球運動障害を認める．
- 筋強剛は四肢よりも頸部や体幹に強く，進行すると頸部が後屈する．
- 頭部 MRI では，中脳被蓋部の萎縮・第三脳室の拡大を認め，脳血流シンチグラフィーでは前頭葉の血流低下を認める．
- 典型的な PSP の臨床像を示すタイプ（リチャードソン症候群）の他に，パーキンソン病との鑑別が困難なタイプ（PSP-parkinsonism：PSP-P），小脳症状を認めるタイプ，失語を認めるタイプなどがあることもわかってきている．

治療

- 現時点では PSP の根本的治療は見つかっていない．
- 経過中に生じる症状に対して，各種の対症療法やリハビリテーションを行い ADL や QOL の改善を図る．
- パーキンソニズムに対してはパーキンソン病に準じて L-ドパが使用されるが，効果は限定的である．
- すくみ足に対してはドプスが試みられることもあるが，やは

■ 治療のポイント

り効果は不十分である．
- 初期から易転倒性を認め，転倒を繰り返してしまうことも多い．怪我・骨折には十分注意する必要がある．

大脳皮質基底核変性症

診断と病態

- 大脳皮質基底核変性症（corticobasal syndrome：CBS）は，基底核症状としてパーキンソニズム，大脳皮質症状として失行（麻痺・失調・感覚障害などがないのに要求された行為を正しく遂行できない状態）を認める神経変性疾患である．
- パーキンソニズムのなかでは筋強剛・無動の頻度が高い．
- これらの症状に顕著な左右差がみられるのが特徴である．
- 画像検査でも左右差がみられるのが特徴で，CT/MRIは進行とともに非対称性の大脳萎縮を認め，脳血流シンチグラフィーでも左右差を認めることが多い．
- 近年，左右差のない例，認知症が前景にたつ例，PSPの臨床像を呈する例など非典型例が数多く報告され，CBSの臨床像はきわめて多彩であることが明らかになっている．

治療

- 現時点ではCBSの根本的治療は見つかっていない．
- 経過中に生じる症状に対して，各種の対症療法やリハビリテーションを行いADLやQOLの改善を図る．
- パーキンソニズムに対してはL-ドパが使用されるが，効果は限定的である．有効例は5～25％程度である．

レビー小体型認知症

診断と病態

- レビー小体型認知症（dementia with Lewy bodies：DLB）は，幻視，認知機能の変動を特徴とした進行性の認知機能障害に加え，パーキンソニズムを示す神経変性疾患である．
- 認知症の約2割を占め，日本ではアルツハイマー型認知症，脳血管性認知症に次いで多い認知症である．
- 認知症を伴うパーキンソン病（Parkinson's disease with dementia：PDD）と同一疾患スペクトラムに属すると考えられており，病理学的には大脳皮質に広範にレビー小体を認める．
- 脳血流シンチグラフィーでは後頭葉の血流低下を認め，MIBG心筋シンチグラフィーではパーキンソン病と同様にH/M比の低下を認める．
- レム睡眠行動異常症を合併することも多い．
- 抗精神病薬への過敏性を認めることも多い．

治療

認知機能障害に対して

- 認知機能低下の遅延を期待してコリンエステラーゼ阻害薬を投与することが多い（保険適用外）．
- アルツハイマー型認知症に比べて**アリセプト**による認知機能の改善効果は大きく，幻覚・妄想などの周辺症状の改善も報告されている．ただし，コリン作用でパーキンソニズムが悪化するおそれもあるため過敏性を認めやすく，少量から開始することが推奨される．
- リバスチグミン，メマンチンについても有効性が報告されている．

■ 治療のポイント

[処方例]
アリセプトD錠（5mg）1錠　分1朝食後
（1日1回3mgから開始し，2週間後に5mgに増量）（保険適用外）

●周辺症状に対して

- レビー小体型認知症のBPSDとしては，具体的で鮮明な幻視が反復的に現れるのが特徴的で，コリンエステラーゼ阻害薬が有効であることが示されている（保険適用外）．
- コリンエステラーゼ阻害薬が無効の場合には**セロクエル・リスパダール**などの非定型抗精神病薬（保険適用外）の使用も考慮するが，過敏反応などの副作用が発現しやすく投与量には注意を要する．
- 近年，漢方薬の抑肝散がBPSDの改善を示した報告が多くみられる．

[処方例]
抑肝散（TJ-54）成人1日7.5gを分3

●パーキンソニズムに対して

- パーキンソン病に比べて有効性は劣るもののL-ドパの使用が推奨される．精神症状を回避するために少量から開始し，ゆっくり増量する．

MEMO

脊髄小脳変性症

診断と病態

- 脊髄小脳変性症は，脊髄や小脳の変性により，主症状として小脳失調を呈する疾患群の総称で，全国で約3万人の患者がいると推定される．
- 遺伝性と孤発性に大別され，いずれも小脳失調のみが目立つもの（純粋小脳型）と，小脳失調以外の症状（錐体路徴候・錐体外路徴候など）が目立つもの（非純粋小脳型）に大別される（表1）．
- 全体の約3割は遺伝性で，その多くが優性遺伝性で，劣性遺伝性は数％を占めるにすぎない．遺伝性のなかではマシャド・ジョセフ病（MJD/SCA3），SCA6，SCA31，DRPLAの頻度が高い．
- 残りの約7割は孤発性である．孤発性は変性が小脳に限局する晩発性小脳皮質萎縮症（late cortical cerebellar atrophy：LCCA）と変性が小脳にとどまらず多系統に及ぶ多系統萎縮症に分けられる．

多系統萎縮症

- 多系統萎縮症（multiple system atrophy：MSA）はパーキンソニズム，小脳失調，自律神経症状を呈する神経変性疾患で，

表1 脊髄小脳変性症の分類

1. 孤発性脊髄小脳変性症
多系統萎縮症
晩発性小脳皮質萎縮症
2. 遺伝性脊髄小脳変性症
● 常染色体優性遺伝性：SCA1～31
● 常染色体劣性遺伝性

■ 治療のポイント

稀突起グリア細胞の細胞質内封入体（glial cytoplasmic inclusion：GCI）を病理学的特徴とする．
- 起立・歩行時のふらつきなどの小脳失調が主体のオリーブ橋小脳萎縮症（OPCA，MSA-C），パーキンソニズムが主体の線条体黒質変性症（SND，MSA-P），起立性低血圧や排尿障害などの自律神経障害が主体のシャイ・ドレーガー症候群の3つの病型がある．
- 欧米では MSA-P のほうが多く，日本では MSA-C のほうが多い．
- MSA-P はパーキンソン病との鑑別が容易でない症例も多い．筋強剛，無動，姿勢保持障害などのパーキンソニズムが中心で，静止時振戦は少ない．進行すると，歩行時のふらつき，構音障害などの小脳失調症状や排尿障害，起立性低血圧症などの自律神経症状が目立ってくることが多い．L-ドパの効果は乏しい．頭部 MRI では大脳基底核の変化（被殻の萎縮），脳幹・小脳の萎縮といった特徴的な所見を認めることが多い．
- MSA-C は初発・早期症状として小脳症状が前景に現れる．頭部 MRI では小脳や橋の萎縮，T2 強調画像での橋の十字サインを認めることが多い．

治療

- 現在でも脊髄小脳変性症の根本的治療は見つかっていない．
- 経過中に生じる各症候に対して，適切な対症療法やリハビリテーションを行い ADL や QOL の改善を図る．

● 運動失調に対して

- 運動失調に対しては甲状腺刺激ホルモン放出ホルモン（TRH）製剤である，**セレジスト**（内服）もしくは**ヒルトニン**（注射薬）が使用される．
- 効果は限定的で，セレジスト内服では効果が乏しく，定期的にヒルトニン点滴を投与する症例もある．

[処方例]

ヒルトニン点滴 0.5～2 mg（重症例）筋注，静注1日1回．2週間．

セレジスト OD 錠（5 mg）2 錠 分2

- 多系統萎縮症の進行期で，小脳求心路のみならず遠心路障害により企図振戦/ミオクローヌスが目立つ場合，GABA 系薬剤が有効なことがある．

● **パーキンソニズムに対して**

- パーキンソニズムに対してはパーキンソン病に準じて薬を使用するが，症状改善効果の強い L-ドパが第一選択である．
- 標的である線条体の神経細胞が障害されてしまうので，パーキンソン病に比べて L-ドパは効きづらく，多量を要することが多い．

[処方例]

ネオドパストン配合錠（L-ドパ 100 mg/カルビドパ）3～9 錠 分3

イーシー・ドパール配合錠（L-ドパ 100 mg/ベンセラジド）3～9 錠 分3

● **自律神経障害に対して**

- 自律神経障害は起立性低血圧，不整脈，尿閉，尿失禁，陰萎，便秘，発汗障害など多岐にわたる．

起立性低血圧

- 仰臥位で数分間安静にした後，立位へ体位変換し，3分以内に収縮期血圧で 20mmHg，拡張期血圧で 10mmHg 以上の低下がみられ，かつ代償性の脈拍数増加がみられない場合に起立性低血圧と診断する．
- 臥位から立位になると，正常では交感神経による調節反射（心拍数の増加，心臓の収縮力上昇，末梢血管の抵抗上昇）が働き血圧が維持される．しかし，自律神経障害があるとこのような反射が起こらず血圧低下を来す．

非薬物療法

- 体位変換をゆっくりと段階的に行うよう指導する．

■ 治療のポイント

- 水分や塩分の摂取を励行する.
- 弾性ストッキングを着用し下肢の静脈系への血液貯留を軽減する.

薬物療法

- 非薬物療法で症状の改善が得られないときにのみ薬物療法を行う.
- α_1 選択的刺激作用を有する**メトリジン**,$\alpha \cdot \beta$ 刺激作用を有する**リズミック**,末梢循環改善薬の**ジヒデルゴット**などを用いる.
- 重症例には循環血漿量増加のため鉱質コルチコイドである**フロリネフ**を用いる(保険適用外).血中カリウム濃度をチェックしながら使用する.
- ノルエピネフリン前駆物質である**ドプス**も用いられる.
- 単剤から使用し,必要に応じて多剤併用とするが臥位高血圧に注意しながら薬剤調整を行う.

  [軽症の処方例]
  リズミック錠(10 mg)2〜4錠　分2
  メトリジン錠(2 mg)2〜4錠　分2
  ジヒデルゴット錠(1 mg)3〜6錠　分3

  [中等度以上の処方例]
  ドプスOD錠(100 mg)3〜9錠　分3
  フロリネフ(0.1 mg)1〜5錠/日　(保険適用外)

排尿障害

- 蓄尿障害(過活動膀胱:頻尿・尿意切迫感・切迫性尿失禁)と排尿障害(低活動膀胱:尿閉,多量の残尿)に分類されるが,多系統萎縮症の典型例では尿失禁と多量の残尿を認め両方の障害が混在する場合も多い.

  ▶蓄尿障害(過活動膀胱)に対して

- 抗コリン作用を有する薬剤(**ポラキス**,**バップフォー**,**ブラダロン**)を用い排尿筋の収縮力を減弱させる.
- 最近ではより選択性が高い(副作用が少ない)**ベシケア**,**ウリトス**などが用いられる.

[処方例]
ポラキス　1回2～3 mg　1日3回
バップフォー錠（20 mg）1錠　分1
ブラダロン（200 mg）3錠　分3
ベシケア錠（5 mg）1～2錠　分1
ウリトスOD錠（0.1 mg）2錠　分2

▶排尿障害（低活動膀胱）に対して

- 括約筋の緊張をとるためにα_1遮断薬である**ハルナール**や**フリバス**が用いられる．起立性低血圧に注意が必要である．
- 膀胱収縮力を高めるコリン作動薬（**ウブレチド**）や副交感神経を興奮させる薬剤（**ベサコリン**）も用いる．

[処方例]
ハルナールD錠（0.2 mg）1錠　分1
ベサコリン散　30～60 mg（成分量）分3
ウブレチド（5 mg）1錠　分1

- 薬物のみで十分な排尿が得られないときには，排尿直後の残尿量100 mL以上を目安として間欠的自己導尿を患者・家族に指導する．

排便障害

- 多系統萎縮症ではパーキンソン病と同程度の高度便秘がみられることがあり，適宜下剤などを使用する．

● **痙縮に対して**

- 痙縮とは錐体路障害でみられる筋緊張が亢進した状態である．はじめは抵抗が大きいが，あるところで急に抵抗が減る折りたたみナイフ現象が特徴．
- 遺伝性痙性対麻痺は進行性の下肢痙縮と筋力低下を主徴とする神経変性疾患で，脊髄小脳変性症の一つの亜型である．
- 遺伝性の脊髄小脳変性症のなかで頻度が高いマシャド・ジョセフ病（MJD/SCA3）などでも錐体路症状として痙縮を認める．

筋弛緩薬

- 対症療法として用いるが，脱力のためにかえって歩行障害が

■ 治療のポイント

悪化することもあり注意が必要である．眠気，ふらつきを誘発する可能性もあるため，処方開始時には注意が必要．

[処方例]

ミオナール錠（50 mg）3錠　分3

テルネリン錠（1 mg）3錠　分3より開始，6〜9錠　分3まで

アロフト錠（20 mg）3錠　分3

ムスカルム（50・100 mg）300 mg　分3

リオレサール（5・10 mg）または**ギャバロン錠**（5・10 mg）5〜15 mg　分1〜3で開始，2〜3日ごとに1日5〜10 mgずつ増量，30 mg　分3まで

ダントリウムカプセル（25・50 mg）25 mg　分1で開始，1週ごとに25 mgずつ増量　分2〜3，150 mg　分3まで

セルシン錠（2・5 mg）または**ホリゾン錠**（2・5 mg）6〜15 mg　分3

ボツリヌス毒素注射

- 下肢の痙縮に対して，通常，成人にはA型ボツリヌス毒素（ボトックス）として複数の緊張筋に合計300単位を分割して筋肉内注射する．1回あたりの最大投与量は300単位であるが，対象となる緊張筋の種類や数により，投与量は必要最小限となるよう適宜減量する．再投与は前回の効果が減弱した場合に可能だが，3か月以内の再投与は避ける．上肢痙縮に対しても保険適用がある．

バクロフェン髄腔内投与

- 既存治療で効果不十分な重症の痙縮が適応．本剤専用のポンプシステムを植え込む前に，本剤の効果を確認するためにスクリーニングを行う．100 μgでも効果が認められない場合，本剤の治療対象とはならない．効果があればポンプ植え込みを行い，適正用量を決定する．

●呼吸障害に対して

- 多系統萎縮症ではしばしば睡眠時に呼吸障害を来す．特に，声帯外転麻痺は突然死の原因となりうるため，夜間のいび

き・喘鳴を認めた際は注意が必要である．非侵襲的陽圧換気療法（NPPV）や気管切開術などにより早期に対応する必要があることもある．
- Floppy epiglottis が疑われる場合は CPAP により反対に窒息の危険性があり，注意が必要である．

MEMO

運動ニューロン疾患

筋萎縮性側索硬化症

病態と診断

- 筋萎縮性側索硬化症（amyotrophic lateral sclerosis：ALS）は，上位運動ニューロンと下位運動ニューロンが選択的に侵される進行性の神経変性疾患である．
- 約5％は家族性で，その多くが常染色体優性遺伝形式をとる．
- 孤発性 ALS は 50 歳代〜 60 歳代に多く発症し，症状は上肢遠位筋から始まることが多い．
- 症状は筋萎縮と筋力低下が主体で，上位運動ニューロン徴候として痙縮・深部腱反射亢進・病的反射出現・仮性球麻痺，下位運動ニューロン徴候として筋力低下・筋萎縮・線維束性攣縮・球麻痺・呼吸筋麻痺を認める．
- 病初期には上位運動ニューロン徴候もしくは下位運動ニューロン徴候のみが前景となることがあるが，最終的には両者ともに障害される．
- 感覚障害，眼球運動障害，膀胱直腸障害，褥瘡は認めにくい症候（陰性徴候）とされている．
- 数か月から数年で四肢麻痺に至り寝たきりの状態になる．

治療

- 現時点では ALS の根本的治療は見つかっていない．
- 経過中に生じる症状に対して，対症療法やリハビリテーションを行い ADL や QOL の改善を図る．
- **進行抑制を期待して**
  [処方例]
  リルテック（50 mg）2 錠　分 2　朝・夕食前
- 保険適用のある唯一の薬剤であるが，効果が十分とはいえない．

●痙縮に対して

筋弛緩薬

- 対症療法として用いる．脱力のためにかえって歩行障害が悪化しないように注意しながら用量の調整を行う．眠気やふらつきを誘発する可能性もあるため，処方開始時には注意が必要．

  [処方例]

  ミオナール錠（50 mg）3錠　分3

  テルネリン錠（1 mg）3錠　分3より開始，6～9錠　分3まで

  アロフト錠（20 mg）3錠　分3

  ムスカルム（50・100 mg）300 mg　分3

  リオレサール（5・10 mg）または**ギャバロン**錠（5・10 mg）5～15 mg　分1～3で開始，2～3日ごとに1日5～10 mgずつ増量，30 mg　分3まで

  ダントリウムカプセル（25・50 mg）25 mg　分1で開始，1週ごとに25 mgずつ増量　分2～3，150 mg　分3まで

  セルシン錠（2・5 mg）または**ホリゾン**錠（2・5 mg）6～15 mg　分3

ボツリヌス毒素注射

- 下肢の痙縮に対して，通常，成人にはA型ボツリヌス毒素（ボトックス）として複数の緊張筋に合計300単位を分割して筋肉内注射する．1回あたりの最大投与量は300単位であるが，対象となる緊張筋の種類や数により，投与量は必要最小限となるよう適宜減量する．再投与は前回の効果が減弱した場合に可能だが，3か月以内の再投与は避ける．上肢痙縮に対しても保険適用がある．

バクロフェン髄腔内投与

- 既存治療で効果不十分な重症の痙縮が適応．本剤専用のポンプシステムを植え込む前に，本剤の効果を確認するためにスクリーニングを行う．100 μgでも効果が認められない場合，本剤の治療対象とはならない．効果があればポンプ植え込み

●呼吸困難に対して

- 呼吸筋麻痺による慢性呼吸不全に対し，呼吸補助を行うか否かは患者本人・家族が十分検討し自己決定するものであり，適切な情報を提示し患者本人・家族が正しく判断できるようにしていくことが求められる．
- 呼吸補助には鼻マスクによる非侵襲的な呼吸補助（non-invasive ventilation）と気管切開による侵襲的呼吸補助がある．
- 侵襲的人工呼吸器管理を患者が希望したときには，緊急挿管のリスクを避けるために時期をみて安全なタイミングでの気管切開・人工呼吸器装着を検討する．
- ALS患者の客観的な呼吸機能評価としては％FVCの測定が多く用いられ，ALSでは50％以下が呼吸補助の基準として挙げられている．ただし，患者が換気不全に伴う症状を訴えた時点でその値によらず呼吸補助の可能性を考えていくべきである．
- NAMDRCでは鼻マスクによる非侵襲的な呼吸補助の基準を以下のうち1項目でも満たされた時点としている．
  1. $PaCO_2$ 45 mmHg以上
     通常$PaCO_2$上昇がPaO_2や％VCの低下に先行することが多い
  2. 睡眠中の血中酸素飽和度88％以下が5分以上持続
  3. ％FVCが50％以下となるか最大吸気圧が60 cmH_2O以下

●嚥下障害に対して

- 球麻痺による嚥下障害は呼吸障害とともに，放置すると生命にかかわる重要な点である．
- 嚥下障害の程度に応じて，食物の大きさ・形・柔らかさ・ねばり・トロミなどを工夫する．食べるときの姿勢（顎をひいて嚥下するなど）も考えていく必要がある．
- キザミ食はあまり小さくすると食塊を作れずにむせるので注意．

- 進行したときには，IVH（経静脈栄養），経鼻経管栄養，胃瘻造設を考慮する．
- **流涎に対して**
- 水様の分泌物が主体の場合，アトロピン，アーテン，スコポラミンなどの抗コリン作用を有する薬物が有効．イレウスや排尿困難などの副作用に十分注意する．
- **不安や抑うつに対して**
- 精神安定薬や抗うつ薬を考慮する．
  ［処方例］
  パキシル　10〜20 mg　分1
  ジェイゾロフト　25〜50 mg　分1
- **強制泣き・強制笑いに対して**
  ［処方例］
  トリプタノール 10 mg　分1　適宜増量
  有効でないか，副作用がある場合
  ルボックス/デプロメール　50 mg　分2から開始
- **コミュニケーション手段として**
- 状態に応じて，筆談，文字盤，コンピューターなどを使用する．
- **呼吸苦に対して**
- 緩和ケアの観点からモルヒネを単独または酸素投与と組み合わせて使用することもある（保険適用外）．

脊髄性筋萎縮症

病態と診断

- 脊髄性筋萎縮症（progressive spinal muscular atrophy：SMA）は，脊髄前角細胞の変性により，下位運動ニューロンのみが障害される運動神経疾患である．
- 狭義のSMAは第5染色体に存在するSMN遺伝子異常によ

る常染色体劣性遺伝形式をとる.
- 発症時期・重症度からⅠ〜Ⅲ型に分類される.本症の筋力低下は神経原性であるにもかかわらず四肢近位筋に強い.

治療

- 根治治療は知られていない.

球脊髄性筋萎縮症

病態と診断

- 球脊髄性筋萎縮症(spinal and bulbar muscular atrophy:SBMA,ケネディ病)は伴性劣性遺伝を示す脊髄性筋萎縮症の一型で,下位運動ニューロン変性に伴う筋力低下や線維束性攣縮を主症状とする.
- 緩徐に進行する筋萎縮・筋力低下は球筋と四肢近位筋に認められる.
- 手指振戦,顔面の筋力低下,舌萎縮,舌線維束性攣縮が認められ,女性化乳房,精巣萎縮などを合併する.
- triplet-repeat disease の一つでアンドロゲンレセプター遺伝子における CAG triplet repeat の過剰伸長が原因とされる.

治療

- 筋萎縮の進行は緩徐で,生命予後は比較的良好であるが,末期には嚥下機能・呼吸不全に対する配慮が必要である.
- 呼吸筋麻痺が高度になった場合は NPPV の導入も検討すべきである.
- 抗アンドロゲン療法として LHRH アナログによってテストステロン分泌を抑制する治療法が開発されている.現在,リュープリン投与による治験の結果が待たれている.

痙性対麻痺

病態と診断

- 痙性対麻痺は，上位運動ニューロンの障害による痙縮を伴う両下肢麻痺を呈する病態をいう．
- 神経学的には，両下肢の痙縮，深部腱反射亢進，バビンスキー徴候などの病的反射の出現などの錐体路徴候がみられる．
- 下肢の伸展，内旋，内反尖足のため痙性歩行となる．

治療

- 痙性対麻痺の原因を明らかにし，原因疾患に対する治療を行うことが重要である．そのために血液検査，画像検査，髄液検査などを行う．

●外科的治療

- 脊髄圧迫性病変，脊髄腫瘍などは外科的治療の適応となることがある．

●内科的治療

- 急性散在性脳脊髄炎，視神経脊髄炎などの炎症性・免疫性疾患，脱髄性疾患（多発性硬化症）が原因の場合ステロイド治療を行う．HTLV-1 associated myelopathy（HAM）については，インターフェロンα療法，ビタミンC大量療法，ステロイド内服・点滴大量療法を行う．

●痙縮に対する対症療法

筋弛緩薬

- 脱力のためにかえって歩行障害が悪化する場合には用量の調整が必要である．

  ［処方例］
  ミオナール錠（50 mg）3錠　分3
  テルネリン錠（1 mg）3錠　分3より開始，6〜9錠　分3

まで
アロフト錠（20 mg）3錠　分3
ムスカルム（50・100 mg）300 mg　分3
リオレサール（5・10 mg）または**ギャバロン錠**（5・10 mg）5〜15 mg　分1〜3で開始，2〜3日ごとに1日5〜10 mgずつ増量，30 mg　分3まで
ダントリウムカプセル（25・50 mg）25 mg　分1で開始，1週ごとに25 mgずつ増量　分2〜3，150 mg　分3まで
セルシン錠（2・5 mg）または**ホリゾン錠**（2・5 mg）6〜15 mg　分3

ボツリヌス毒素注射
- 下肢の痙縮に対して，通常，成人にはA型ボツリヌス毒素（ボトックス）として複数の緊張筋に合計300単位を分割して筋肉内注射する．1回あたりの最大投与量は300単位であるが，対象となる緊張筋の種類や数により，投与量は必要最小限となるよう適宜減量する．再投与は前回の効果が減弱した場合に可能だが，3か月以内の再投与は避ける．

バクロフェン髄腔内投与
- 既存治療で効果不十分な重症の痙縮が適応．本剤専用のポンプシステムを植え込む前に，本剤の効果を確認するためにスクリーニングを行う．100 μgでも効果が認められない場合，本剤の治療対象とはならない．効果があればポンプ植え込みを行い，適正用量を決定する．

●リハビリテーション
- 継続的なリハビリテーションはきわめて重要である．

神経免疫疾患

中枢神経の疾患

視神経脊髄炎（およびその疑い）

> **POINT**
> ▶ 視神経脊髄炎はしばしば重篤な後遺症を遺すため，疑わしきは積極的に治療する．
> ▶ 脳幹や上位頸髄など致命的になり得る箇所の炎症性疾患が疑われる場合も同様である．
> ▶ ステロイドパルス療法が無効の場合は血漿交換療法を考慮する．

- 視神経脊髄炎（neuromyelitis optia：NMO）は多発性硬化症（multiple sclerosis：MS）との異同がしばしば議論される脱髄疾患であるが，前者は病理学的に強い壊死を伴う疾患であり，治療の遅れはしばしば重篤な後遺症を遺す．診断基準（**表1**）に照らし合わせ，NMOが疑わしい症例は積極的に治療介入する．
- ただし，初診時にNMOの診断基準を満たす症例ばかりとは限らず，視神経炎のみないし脊髄炎のみで来院し，後日

表1　視神経脊髄炎（NMO）の診断基準

- 視神経炎があること
- 急性脊髄炎があること
- 以下の3つのうち2つを満たすもの
① 3椎体以上に及ぶ連続的な脊髄MRI病変
② 脳MRIが多発性硬化症のPaty診断基準を満たさない（4つ以上の白質病変か，側脳室周囲を含む3つの白質病変）
③ 血清NMO-IgG／抗アクアポリン4抗体が陽性

（Wingerchuk DM, et al. Revised diagnostic criteria for neuromyelitis optica. *Neurology* 2006；66：1485-1489. より）

■ 治療のポイント

　NMOマーカーの抗アクアポリン4（AQP4）抗体が陽性と判明する症例（NMO-spectrum disorder）も多く，また一見するとMS様の脳病変を有する症例も存在するので，疑わしきは積極的に治療介入するしかない．
- 両側性の視神経炎や3椎体以上に及ぶ長い脊髄炎は，NMO-spectrum disorderが特に疑われる．
- 脳幹や上位頸髄など生命にかかわる領域の炎症が示唆される場合，急速に拡大する急性散在性脳脊髄炎（ADEM）のような場合も同様な積極的治療が必要である．
- 治療の主体はステロイドパルス療法である．ステロイドパルス療法は**ソル・メドロール**（メチルプレドニゾロン）1,000 mg/日を3日間点滴投与するのが標準的であるが，同量を5日間投与する方法や，2,000 mg/日を3〜5日間投与する方法（通称，メガパルス療法）もある．

●**処方例**

ソル・メドロール静注用　1,000 mg
＋生理食塩水　500 mL　点滴静注（4時間で）　3日間
　および
ネキシウム　20 mgカプセル　1カプセル・分1朝

- ステロイドパルス療法終了後は，後療法として，**プレドニン**（プレドニゾロン）1 mg/kgBW/日を投与し漸減する．この量の**プレドニン**は，特に脳血管関門が破綻していない場合は，脳脊髄に移行させ直接炎症を抑えるには少ない量であり，あくまでリバウンド効果の防止が目的である．したがって，ステロイドパルス療法の効果はあったが，不十分であった場合には，後療法を漫然と続けるのではなく，再度ステロイドパルス療法を施行することも検討されるべきである．
- ステロイドパルス療法の効果がまったく認められない場合は，たとえば抗体や補体介在性に組織障害が生じている可能性があり，これらを除去するために血漿交換療法を検討する．
- 免疫吸着療法では特定の抗体しか除去できないことから，原因が特定できない場合は原則として単純血漿交換を40 mL/

kgBW（アルブミン置換）を週2回，合計4回程度行う．
- なお，血漿交換療法を施行した後に，再びステロイドパルス療法を施行すると一転して著効することがある．
- 後療法は5 mg/5日間のペースで漸減してよいが，15 mg/日を下回るとNMOはしばしば再燃することが経験的に知られているため，検査結果が揃い，NMOなどのステロイド依存性の疾患であることが除外されるまでの間は，15 mg/日で維持するのが望ましい．

● **処方例**

プレドニン　5 mg錠　8錠・分2朝昼*
ネキシウム　20 mgカプセル　1カプセル・分1朝
　＊5日ごとに5 mg（1錠）減量し，15 mg（3錠）/日まで漸減する

- NMOないしNMO-spectrum disorderと診断された症例は，原則として，**プレドニン**15 mg/日を1年半程度続けることが望ましい．同経過後に症状の安定が確認された場合は，1 mg/月以下のゆっくりとした速度で，5 mg/日まで漸減を目指す．5 mg/日以下への減量はしばしば再燃を招く．
- ステロイドが副作用などのため，使用継続困難な症例は，**イムラン**（アザチオプリン）を併用し，ステロイドの減量を図る．**イムラン**は脳脊髄液への移行性が高い点で他の免疫抑制剤に勝っている．他に**セルセプト**（ミコフェノール酸モフェチル）が有効であるが保険適用がない．

● **処方例（ステロイド併用）**

イムラン　50 mg錠　1錠・分1朝
※症例に応じて，100〜150 mg/日程度まで増量を検討する

MEMO

■ 治療のポイント

多発性硬化症

POINT
▶ 多発性硬化症（MS）の再発時（急性増悪期）にはステロイドパルス療法を行う．MSにおいて経口ステロイド内服には再発予防効果はなく，後療法は一般に行わない．

▶ MS再発防止には病態修飾療法（DMT）を使用する．DMTの選択・導入は，専門医に委ねることが望ましい．

▶ 明らかな再発を伴わずに悪化する病型（一次性進行型多発性硬化症〈PPMS〉，二次性進行型多発性硬化症〈SPMS〉）の進行防止にエビデンスのある治療は乏しい．

- 多発性硬化症（MS）再発に伴う急性増悪期のステロイドパルス療法はNMO治療に準ずる．ただし後療法は一般に行う必要はない（後療法がないと症状が再燃する場合は，むしろNMOやNMO-spectrum disorderの可能性を再考する必要がある）．

● 処方例

  ソル・メドロール静注用 1,000 mg
  ＋生理食塩水 500 mL 点滴静注（4時間で） 3日間
  および
  ネキシウム 20 mg カプセル 1カプセル・分1朝

- MS再発は1〜2年に1回程度生じることが多いが，臨床的再発以外にも脳萎縮やそれに伴う高次脳機能障害などが進行することなども昨今明らかとなっており，DMTによる再発防止・脳萎縮防止を図るべきである．

- 現時点で本邦では2種類のDMT（インターフェロンβ〈ベタフェロン・アボネックス：注射薬〉，フィンゴリモド〈ジレ

ニア，イムセラ：内服薬））が承認されているが，いずれもNMOないしNMO-spectrum disorderには禁忌であり，診断を誤ると症状の増悪を招く可能性がある．
- 抗アクアポリン4（AQP4）抗体の測定は必要であるが，同抗体の感度は70％程度と推定されており，同抗体陰性のNMO-spectrum disorderの存在も議論されている．
- また，フィンゴリモドは経口薬であるが導入に際しては入院のうえで心電図モニターの監視が必要であり，かつその副作用から，眼科や循環器内科などとの事前協議が必要である．
- これらのことから，原則としてDMTの選択・導入は多発性硬化症の専門医に委任することが望ましい．

● 処方例

ベタフェロン皮下注用　800万IU　皮下注　隔日
※注射後に出現するインフルエンザ様症状に備え，NSAIDsの処方を検討する

- 再発寛解型のMS（RRMS）はしばしば次第に二次性進行型（SPMS）に移行し，明確な再発を伴わずに神経学的な増悪を認めるようになる．あるいは発病当初から再発を認めない症例（一次性進行型多発性硬化症〈PPMS〉）も存在し，特に40歳代以降の発症例で多い．
- 現時点でPPMS/SPMSに有効な治療法は開発されていない．エビデンスは確立されていないが，定期ステロイドパルス療法（3か月に1回ステロイドパルスを実施する）が進行防止に有効と思われる症例が存在する．

MEMO

■治療のポイント

神経筋接合部・筋疾患，末梢神経疾患

自己免疫性重症筋無力症

- 自己免疫性重症筋無力症（autoimmune myasthenia gravis：MG）の現実的な治療目標は，眼瞼下垂などMGの症状はあっても日常生活にほぼ支障のない程度まで回復し（minimal manifestation）かつ治療薬として長期内服に伴う副作用を可能な限り軽減するために，ステロイドの使用量は5 mg連日まで減量することである．そのためカルシニューリン阻害薬の併用や短期的な改善を期待して，血液浄化療法や免疫グロブリン大量静注療法（IVIg）も行われる．
- 一方，非胸腺腫例における拡大胸腺摘除術の効果については現在治験が進行中である．

対症療法

- 抗コリンエステラーゼ（ChE）阻害薬があり，ピリドスチグミン臭化物は30分以内に効果が発現し2～4時間持続する．またアンベノニウム塩化物は効力が強く4～8時間持続する．あくまでも対症療法であり，根本治療ではないことを患者に説明する必要がある．
- メスチノンは1日上限を3錠程度として，症状に合わせて自己調節も可能である．また，眼瞼下垂と複視に対しては，ナファゾリン硝酸塩点眼の効果も報告されている．

●処方例
メスチノン（60 mg）2錠　分2
マイテラーゼ（10 mg）1錠　分1
プリビナ点眼液　適宜（1日数回点眼）

副腎皮質ステロイド

- MG治療の中心的な免疫治療である．全身型で球症状を有する場合や中等症以上の場合には必ず使用されるが，その基準

について統一した見解はない.

- 一般的には抗ChE阻害薬で効果不十分な場合には,眼筋型でも使用される.初期増悪(1週間以内)を避けるため,10 mg連日(または20 mg隔日)から開始し,最大60 mg連日(または120 mg隔日)まで増量し1〜3か月程度維持し,症状安定後はゆっくりと減量(1か月ごとに5 mg程度)していく方法がこれまでの標準であった.
- しかし,漸増大量療法は多くの副作用が出現するため,最近ではステロイドの使用量を少なめに設定し,早期からカルシニューリン阻害薬を併用する方法が主流になってきた.また短期的な効果を期待する場合にはメチルプレドニゾロンによるステロイドパルス療法も行われる.

> **患者さんへの注意!**
> ステロイドの内服は最低でも1年間,多くは数年以上継続するので副作用への対策が重要である.胃潰瘍や骨粗鬆症の予防内服に加え,感染症に対して日常生活で注意するように指導を行う.

● **処方例**
プレドニン錠(5 mg)4錠　分1

カルシニューリン阻害薬

- ステロイドとの併用が基本である.本邦ではタクロリムス(FK506)やシクロスポリン(CsA)の2種類のカルシニューリン阻害薬が保険適用である.抗体産生の原因となる自己反応性T細胞の増殖とそれに関与するサイトカインの抑制が主たる作用機序である.
- ステロイド剤の減量と副作用の軽減が可能であり,早期に導入することでステロイド剤の最大投与量を抑制することも可能である.しかし,長期に使用した場合は感染や腫瘍に対する免疫機能が抑制する可能性もある.
- FK506は体重に関係なく3 mg/日の投与で,CsAは3〜5 mg/kgの範囲でトラフ値を見ながら投与量を決定する.

■ 治療のポイント

両者の使い分けについては副作用の出現を考慮し，耐糖能異常がある場合は CsA を，腎機能障害や高血圧がある場合は FK506 を選択する．

● 処方例

プログラフ（0.5 mg）6 カプセル　分 1
ネオーラル（25 mg）8 カプセル　分 2

血液浄化療法と免疫グロブリン大量静注療法（IVIg）

- 自己抗体に直接作用するかあるいは除去することで作用を発揮するため，早期の治療効果が期待できる．これまではクリーゼの状態，急速に進行する球麻痺，胸腺摘出術までの症状改善に対して使用されてきた．最近ではより積極的に施行する傾向にある．文献的には両者の効果は同等とされている．
- 血液浄化療法は単純血漿交換や二重膜濾過法に加えて，TR350 を用いた免疫吸着療法も行われている．本邦では抗 AChR 抗体陽性の場合には免疫吸着療法を，抗 MuSk 抗体陽性例を含む抗 AChR 抗体陰性例では単純血漿交換を選択している施設が多いようである．基本的には 1 日おきに 3〜5 回を 1 クールとして施行している．
- 一方，免疫グロブリン投与は 400 mg/kg を 5 日間投与する．血液浄化療法とほぼ同等の有効性を示すと考えられている．

● 処方例

献血ヴェノグロブリン IH　1 回 400 mg/kg　1 日 1 回点滴静注　5 日間

> **MEMO**　免疫グロブリン大量静注療法（IVIg）は適用疾患によって使用する薬剤が異なることに注意をする．点滴オーダーを行ううえでは上級医に必ず確認を行うこと．誤って選択した場合には保険請求ができずに多額の損失につながってしまう．

拡大胸腺摘除術

- 胸腺腫のある場合は可能な限り早期に胸腺腫の摘出を行う.
- これまでは胸腺腫非合併の全身型 MG で年齢が 16～60 歳であれば積極的に行われていた. しかし 2000 年の *Neurology* で発表された広汎な review の結果, 胸腺腫を伴わない MG に対する治療法として有効性を証明できないという結論に至った.
- 20～40 歳の全身型 MG (特に女性) で胸腺過形成が疑われかつ抗 AChR 抗体陽性例では, 拡大胸腺摘除術の有効性が期待される. 胸腺摘除術については従来の胸骨切開法に代わり, 美容的に優れ, 侵襲の少ない胸腔鏡や縦隔鏡による術式が普及しつつある.

クリーゼとその治療

- 急激な呼吸困難, 球麻痺が進行し呼吸管理を要する重篤な状態をクリーゼという.
- 感染, 疲労, 術後, 禁忌薬投与 (麻酔薬, 精神安定薬, アミノグリコシド系抗生物質, 筋弛緩薬など) が原因となる myasthenic crisis と抗 ChE 阻害薬過剰投与による cholinergic crisis があるが, 両者を完全に鑑別することは容易ではない.
- 気道確保, 呼吸管理と誘因除去を行いながら, 免疫療法を組み合わせて MG の管理を行う. MG に対する免疫療法が一般的になり, 重症例を抗コリンエステラーゼ阻害薬だけで治療するような症例がほとんどなくなった現在では, コリン作動性クリーゼの頻度はきわめて低いと考えられる.

> **MEMO** 安定している MG 患者が夜間急激にクリーゼになる可能性はきわめて低い. 通常は嚥下困難や構音障害が増悪してからクリーゼに至る. CO_2 が蓄積することによる夜間不眠や血液ガス所見で腎性代償を反映した重炭酸の上昇に注意が必要である.

■ 治療のポイント

多発筋炎・皮膚筋炎

- 多発筋炎・皮膚筋炎（polymyositis/dermatomyositis：PM/DM）の治療の目標は，筋力の回復により日常生活動作の機能を回復させ，四肢筋力以外の症状（皮疹，嚥下障害，呼吸困難，発熱など）を改善させることにある．筋力が改善すればそれに応じて CK 値は低下する．
- ステロイドで治療を開始するが，悪性腫瘍を合併している場合にはその治療を優先する．悪性腫瘍の治療により筋炎も改善する場合がある．

副腎皮質ステロイド

- 第一選択はプレドニン（プレドニゾロン）の経口投与である．1 日に 40～60 mg，あるいは 1 mg/kg を初回投与量として早い時期より投与する．
- 3～4 週間継続したのち，筋力などの理学的所見，検査所見の改善を確認しながら 1～2 週間に 10％の割合で漸減する．プレドニン 5～10 mg を維持量として長期投与（1 年以上）を続ける．

● 処方例

プレドニン錠（5 mg）10～12 錠　分 3 毎食後
- 一般に血清 CK 値の改善は筋力の改善に先行する．反応が悪いときには，投与量の 50％増しのステロイドを経口投与するか，ステロイドパルス療法が行われる．

ソル・メドロール注　1 回 1,000 mg ＋生理食塩水 200 mL
1 日 1 回　2～3 時間かけて点滴静注　3 日間

- ステロイド大量療法を 3 か月継続しても筋力の改善がみられない場合には，ステロイド抵抗性と考え，免疫抑制剤の投与を考慮する．プレドニゾロンにより CK 値が正常または不変であっても筋力低下が増悪することがある．その場合はステロイドミオパチーあるいは疾患活動性の変化によるステロイ

ド耐性を考える．

免疫抑制剤

- 免疫抑制剤が必要となるのは，ステロイド抵抗性例，ステロイド耐性が起きたとき，ステロイドに関連した副作用が出現したとき，ステロイドを減量するたびに再発するとき，疾患が急速に進行して重度の筋力低下や呼吸不全が起きたときなどである．

● 処方例
- いずれかの薬剤をステロイドと併用する．
  イムラン錠（50 mg）1～2錠　分1～2
  メソトレキセート錠（2.5 mg）3～6錠/週　分1～3　曜日を決めて12時間ごとで2日以内に内服
  ネオーラルカプセル（25 mg）3～5 mg/kg　分2　食後（血中トラフ値を100～200 ng/mLに維持）
  プログラフカプセル（0.5 mg）1.5～3 mg　分1　夕食後

免疫グロブリン大量静注療法（IVIg）

- 免疫グロブリン（400 mg/kg/日，5日間点滴静注）は，ステロイド抵抗性の難治性筋炎や再発性筋炎に有効性が報告されており，2010年に保険適用となっている（献血ヴェノグロブリンIHのみ）．副作用は少ないが高額である．

● 処方例
  献血ヴェノグロブリンIH　1回400 mg/kg　1日1回　3時間かけて点滴静注　5日間
- 2回以上投与するときは少なくても4週間以上はあける．

薬剤の使用順序

- プレドニゾロン大量経口投与を行うが，急速進行例，重篤例ではステロイドパルス療法や免疫抑制剤をはじめから考慮する．
- プレドニゾロン大量経口投与やステロイドパルス療法で改善

■ 治療のポイント

がみられない場合には免疫抑制剤を使用し，これでも改善が不十分であれば，IVIg 製剤を使用する．

> **MEMO** 多発筋炎・皮膚筋炎では筋力の回復は病勢の回復よりも遅れる．また息切れや空咳などの呼吸器症状が出現したら，間質性肺炎や感染症の可能性があり早目に受診するように伝える．

ギラン・バレー症候群

- ギラン・バレー症候群（Guillain-Barré syndrome：GBS）の急性期には，自己免疫疾患をコントロールするために免疫グロブリン大量静注療法（IVIg）や血液浄化療法を行う．どちらもランダム化比較試験により有効性が示されており，また両者は同等に有効とされている．
- 副腎皮質ステロイドは，単独での有効性は否定されている．
- IVIg とメチルプレドニゾロンパルス療法の併用は，IVIg 単独と比較してより有効であるとの傾向はあるものの大規模試験での有意差は得られなかった．
- フィッシャー症候群においても，IVIg や血液浄化療法の少数例での有効性の報告はあるが，大規模な臨床試験は行われていない．
- 初期にフィッシャー症候群であっても，経過とともに四肢麻痺が出現して GBS になる場合もあり慎重な管理が必要である．

免疫グロブリン大量静注療法（IVIg）

●処方例
献血ベニロン-I 1回 400 mg/kg　1日1回点滴静注　5日間

- 副作用としては頭痛，筋肉痛，血栓症，皮疹などがある．ショックやアナフィラキシー様症状を来す可能性もあり，初

回点滴時には慎重に時間をかけて点滴する必要がある．

血液浄化療法

- 単純血漿交換　1回40 mL/kg，置換液には5％アルブミンを用いる．比較的軽症で5 m以上歩ける場合には2回，5 m以上歩けない場合には計4回が目安になる．
- 副作用として，血圧低下，ショック，不整脈，感染症，血栓症などがある．

> **MEMO**　GBSの急性期の管理において呼吸筋麻痺や重篤な自律神経障害(不整脈や血圧変動など)は生命予後にかかわる．球麻痺も誤嚥性肺炎を併発する可能性が高い．重症例では全身管理が重要であり，心電図・血圧・血中の酸素飽和度などのモニターなど集中治療室での管理が望ましい．

リハビリテーションなど

- 長期臥床に伴う関節拘縮，廃用性筋萎縮，深部静脈血栓症の予防のために早期よりリハビリテーションを開始する．血栓症の予防には弾性ストッキングやヘパリンを使用する場合もある．回復期のリハビリテーションは重要である．

慢性炎症性脱髄性多発ニューロパチー

- 慢性炎症性脱髄性多発ニューロパチー（chronic inflammatory demyelinating polyneuropathy：CIDP）の治療は免疫グロブリン大量静注療法（IVIg），副腎皮質ステロイド療法，血液浄化療法である．この3つの治療法の短期的な効果について差はないものの，近年ではIVIgが選択される頻度が高い．これらの治療に良好な反応が得られない場合には免疫抑制剤の使用が検討される．

■治療のポイント

免疫グロブリン大量静注療法（IVIg）

● 処方例

献血グロベニン-I注 あるいは **献血ヴェノグロブリンIH注** 1回400 mg/kg 1日1回点滴静注 5日間

- 多くの症例では反復投与を要する．症状が安定してきた場合には投与間隔の延長を試みる．

副腎皮質ステロイド

● 処方例

プレドニン錠（5 mg）1 mg/kg 分1 4〜8週間，以後2.5〜5 mg/週で減量

- 20 mgになったら減量のスピードをさらにゆっくりとし，1日5〜10 mgの維持量の目安とする．
- 内服前にステロイドパルス療法から入ることも推奨される．**ソル・メドロール注** 1,000 mg/日 1週間のうち3日間連続して1クールとする．
- 1〜2クール施行後に経口療法に切り替える．

血液浄化療法

- 隔日2〜3回を1クールとして3クールを目安に施行する．現行の保険制度では月7回までの施行が認められている．
- 国際的に有効性が認められているのは単純血漿交換のみであるが，本邦では血液製剤による置換を必要としない免疫吸着療法が選択される傾向である．

その他の治療法

- CIDPは原因が多岐にわたる疾患と考えられ，上記のいずれにも反応しない場合がある．その場合には以下の薬剤が併用される場合があるものの，どの免疫抑制剤が有効であるかは不明である．

- **処方例**
  ネオーラルカプセル（25 mg）3 mg/kg　分2
  エンドキサン（50 mg）1～2錠　分1～2

多巣性運動ニューロパチー

- 多巣性運動ニューロパチー（multifocal motor neuropathy：MMN）の治療は無作為二重盲検試験で唯一 MMN に対して有効性が証明されている免疫グロブリン大量静注療法（IVIg）である．
- 一般的に IVIg の効果持続は1～3か月で，1～2か月ごとに IVIg（合計1～2 g/kg）の反復投与が必要になる．反復投与期間および投与量は治療反応性などにより判断する．IVIg では緩徐進行性の軸索変性を防ぐことは困難である．
- IVIg 無効例または頻回に再発を繰り返す症例では，IVIg と免疫抑制剤（シクロスポリン，シクロホスファミドなど）の併用が試みられる．プレドニゾロンや血液浄化療法は無効である．

免疫グロブリン大量静注療法（IVIg）

- **処方例**
  献血グロベニン-I 注　1回400 mg/kg　1日1回点滴静注　5日間
  ネオーラルカプセル（25 mg）3 mg/kg　分2

腫瘍の遠隔効果による神経障害

- 傍腫瘍性神経症候群（paraneoplastic neurologic syndrome：PNS）は，腫瘍の直接浸潤や転移，栄養・代謝・凝固障害，化学療法や放射線治療の副作用，日和見感染によらず神経抗

治療のポイント

原を異所性に発現した腫瘍に対する免疫反応が神経組織を障害して起こると考えられている.
- 患者血清・髄液中に腫瘍と神経組織の共通抗原に対する自己抗体や細胞傷害性 T 細胞がみられることがある.
- 腫瘍の発見前に発症する場合があり,急性・亜急性に出現する神経症候に注意が必要である.
- 治療は腫瘍に対する治療(外科的摘出,化学療法,放射線療法)が基本であるが,免疫療法としてステロイドパルス療法,免疫グロブリン大量静注療法,血液浄化療法,副腎皮質ステロイドなどが行われる.
- ランバート・イートン筋無力症候群では 3, 4-ジアミノピリジンが対症療法で用いられる場合がある.

MEMO

神経感染症

髄膜炎

> **POINT**
> ▶ 原因となる感染症によって,適切な治療薬(抗生剤)選択,変更が必要となる.
> ▶ 診断が確定する前から予防的(emperic)に治療を開始することが必要である.
> ▶ 診断に基づき治療を修正し,決定する.
> ▶ 脳血液関門(blood-brain barrier:BBB)により脳・髄液への薬剤移行が不良であるため,十分量の薬剤投与が必要である.

細菌性髄膜炎の治療

- 細菌性髄膜炎は予後が不良であり,未治療では致死的となる.そのため,治療のための抗生剤の選択は,培養結果などの検査結果を待たずに,予防的・経験的にできるだけ早く開始する.その後,起因菌の同定,抗生剤の感受性の結果に基づき変更をしてゆく(図1).
- 使用薬剤は,髄液移行や抗菌スペクトラムを考慮して,第3世代セフェム,カルバペネム系抗生剤,バンコマイシン塩酸塩,アンピシリン水和物,から多くの場合は選択される.
- 近年,薬剤耐性菌,低感受性菌の広がりを念頭に,より広範なスペクトラムの抗菌薬使用が初期治療には必要である.ステロイドの併用も治療初期には行う(先行抗生剤使用がある場合や敗血症から波及し,全身状態の悪い髄膜炎でない場合を除く).

●抗生剤の処方例(点滴静注)
ビクシリン　2g/回　4時間ごと/6回

治療のポイント

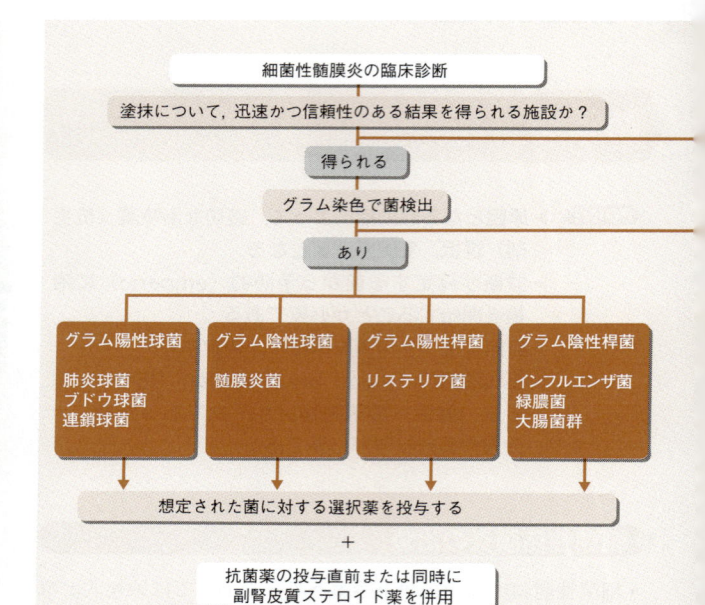

```
細菌性髄膜炎の臨床診断
        ↓
塗抹について，迅速かつ信頼性のある結果を得られる施設か？
        ↓
      得られる
        ↓
   グラム染色で菌検出
        ↓
       あり
        ↓
```

グラム陽性球菌	グラム陰性球菌	グラム陽性桿菌	グラム陰性桿菌
肺炎球菌 ブドウ球菌 連鎖球菌	髄膜炎菌	リステリア菌	インフルエンザ菌 緑膿菌 大腸菌群

↓

想定された菌に対する選択薬を投与する

＋

抗菌薬の投与直前または同時に副腎皮質ステロイド薬を併用

*慢性消耗性疾患や免疫不全状態を有する患者：糖尿病，アルコール依存症，摘脾後，悪性腫瘍術後，担癌状態，慢性腎不全，重篤な肝障害，心血管疾患，抗癌剤や免疫抑制剤の服用中，放射線療法中，先天性および後天性免疫不全症候群の患者

図1 細菌性髄膜炎における初期治療の標準的選択
（細菌性髄膜炎の診療ガイドライン作成委員会編，細菌性髄膜炎のガイドライン，医学書院；2007 より）

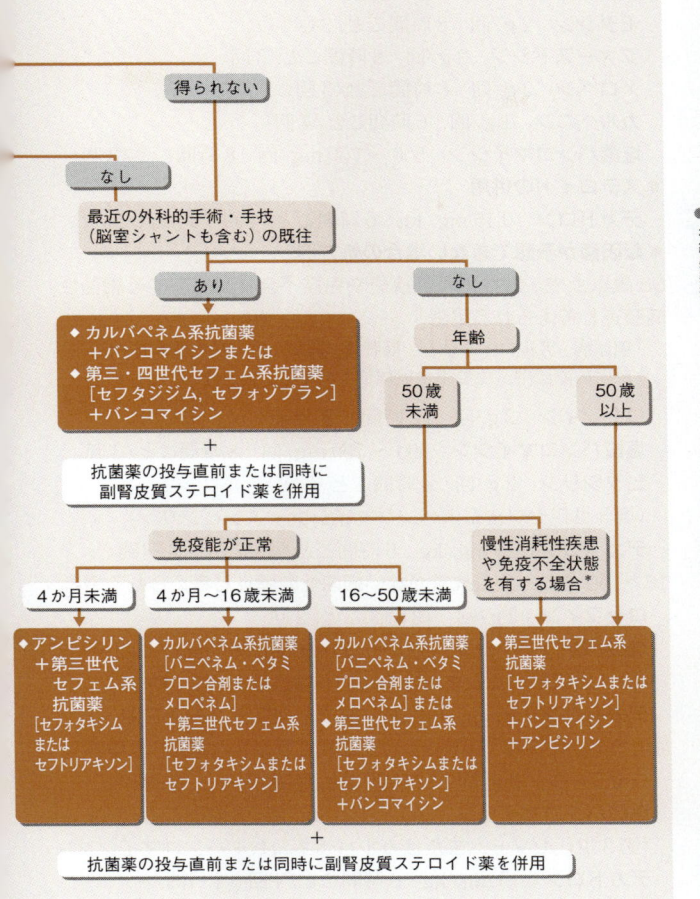

```
                                    得られない
                                         │
         ┌───────────────────────────────┤
        なし                              │
         │
最近の外科的手術・手技
(脳室シャントも含む)の既往
         │
    ┌────┴────┐
   あり        なし
    │          │
    │         年齢
    │          │
    │    ┌─────┴─────┐
    │  50歳         50歳
    │  未満         以上
```

あり:
- ◆ カルバペネム系抗菌薬
  +バンコマイシンまたは
- ◆ 第三・四世代セフェム系抗菌薬
  [セフタジジム, セフォゾプラン]
  +バンコマイシン

+

抗菌薬の投与直前または同時に
副腎皮質ステロイド薬を併用

免疫能が正常

4か月未満	4か月〜16歳未満	16〜50歳未満
◆ アンピシリン +第三世代 セフェム系 抗菌薬 [セフォタキシム または セフトリアキソン]	◆ カルバペネム系抗菌薬 [パニペネム・ベタミ プロン合剤または メロペネム] +第三世代セフェム系 抗菌薬 [セフォタキシムまたは セフトリアキソン]	◆ カルバペネム系抗菌薬 [パニペネム・ベタミ プロン合剤または メロペネム] または ◆ 第三世代セフェム系 抗菌薬 [セフォタキシムまたは セフトリアキソン] +バンコマイシン

慢性消耗性疾患や免疫不全状態を有する場合*:
- ◆ 第三世代セフェム系抗菌薬
  [セフォタキシムまたは
  セフトリアキソン]
  +バンコマイシン
  +アンピシリン

+

抗菌薬の投与直前または同時に副腎皮質ステロイド薬を併用

神経感染症

■ 治療のポイント

    ロセフィン　2 g/回　12時間ごと/2回
    クラフォラン　2 g/回　6時間ごと/4回
    モダシン　2 g/回　8時間ごと/3回
    ファーストシン　2 g/回　8時間ごと/3回
    メロペン　2 g/回　8時間ごと/3回
    カルベニン　1 g/回　6時間ごと/4回
    塩酸バンコマイシン　500〜750 mg/回　8時間ごと/3回

- **ステロイドの併用**

    デカドロン　0.15 mg/kg　6時間ごと/4回　3〜5日間

- **起因菌が予想できない場合の処方例**

50歳以上や，慢性消耗性疾患や免疫不全状態を有する細菌性髄膜炎と考えられる患者＊

  ＊糖尿病，アルコール依存，摘脾後，抗がん剤や免疫抑制剤内服中，放射線療法中，免疫不全症候群（先天性・後天性）など

    ロセフィン　2 g/回　12時間ごと/2回
    塩酸バンコマイシン　500〜750 mg/回　8時間ごと/3回
    ビクシリン　2 g/回　4時間ごと/6回
    （第3世代セフェム＋バンコマイシン＋アンピシリン）
    デカドロン 0.15 mg/kg　6時間ごと/4回　2〜4日間

16〜50歳の，免疫異常がない細菌性髄膜炎と考えられる患者

    ロセフィン　2 g/回　12時間ごと/2回
    塩酸バンコマイシン　500〜750 mg/回　8時間ごと/3回
    （第3世代セフェムまたはカルバペネム系＋バンコマイシン）
    デカドロン 0.15 mg/kg　6時間ごと/4回　2〜4日間

最近の外科的手術・手技を受けた細菌性髄膜炎と考えられる患者

    ロセフィン　2 g/回　12時間ごと/2回
    塩酸バンコマイシン　500〜750 mg/回　8時間ごと/3回
    （第3世代セフェムまたはカルバペネム系＋バンコマイシン）
    デカドロン 0.15 mg/kg　6時間ごと/4回　4日間

- **グラム陽性球菌に対する処方**

肺炎球菌が予想される患者（ペニシリン耐性または非感受性菌を含めて）

ロセフィン　2 g/回　12時間ごと/2回
　　塩酸バンコマイシン　500〜750 mg/回　8時間ごと/3回
　　（第3世代セフェムまたはカルバペネム系＋バンコマイシン）
　　デカドロン 0.15 mg/kg　6時間ごと/4回　2〜4日間

B群連鎖球菌が予想される患者
　　ロセフィン　2 g/回　12時間ごと/2回
　　（第3世代セフェムまたはアンピシリン）
　　デカドロン 0.15 mg/kg　6時間ごと/4回　2〜4日間

ブドウ球菌が予想される患者（MRSAを含む）
- MRSAが想定される場合は
　　塩酸バンコマイシン　500〜750 mg/回　8時間ごと/3回
または
　　ロセフィン　2 g/回　12時間ごと/2回
　　（第3・4世代セフェムまたはカルバペネム系）
- 感受性の結果に応じて変更が必要である．
　　デカドロン 0.15 mg/kg　6時間ごと/4回　2〜4日間

● グラム陰性球菌に対する処方

髄膜炎菌が予想される患者
　　ロセフィン　2 g/回　12時間ごと/2回
　　（第3世代セフェム）
　　デカドロン 0.15 mg/kg　6時間ごと/4回　2〜4日間

● グラム陽性桿菌に対する処方

リステリア菌が予想される患者
　　ビクシリン　2 g/回　4時間ごと/6回
　　デカドロン 0.15 mg/kg　6時間ごと/4回　4日間

表1　ペニシリン感受性・低感受性・抵抗性肺炎球菌

肺炎球菌	ペニシリンGに対する最小発育阻止濃度（MIC）
ペニシリン感受性肺炎球菌（PSSP）	< 0.06 μg/mL
ペニシリン低感受性肺炎球菌（PISP）	0.1〜1.0 μg/mL
ペニシリン抵抗性肺炎球菌（PRSP）	> 2.0 μg/mL

■治療のポイント

● **グラム陰性桿菌に対する処方**

インフルエンザ桿菌が予想される患者（BLNARなどの耐性菌を含む）

　メロペン　2 g/回　8時間ごと/3回
　ロセフィン　2 g/回　12時間ごと/2回
　（第3・4世代セフェムまたはメロペネムまたは両者併用）
　デカドロン 0.15 mg/kg　6時間ごと/4回

緑膿菌が予想される患者

　モダシン　2 g/回　8時間ごと/3回
　（セフタジジムまたはセフォゾプランなどの第3・4世代セフェム）

または

　メロペン　2 g/回　8時間ごと/3回
　（カルバペネム系）
　デカドロン 0.15 mg/kg　6時間ごと/4回

大腸菌群が予想される患者

　ロセフィン　2 g/回　12時間ごと/2回
　（第3・4世代セフェムまたはメロペネム，または両者併用）
　デカドロン 0.15 mg/kg　6時間ごと/4回

バンコマイシン耐性腸球菌（VRE）が予想される患者

- アンピシリン感受性のあるVRE

表2　薬剤耐性インフルエンザ桿菌

βラクタマーゼ産生アンピシリン耐性インフルエンザ桿菌　BLPAR
……セフォタキシム・セフトリアキソン感受性
βラクタマーゼ非産生アンピシリン耐性インフルエンザ桿菌　BLNAR
……セフトリアキソン感受性
βラクタマーゼ産生アモキシシリン/クラブラン酸耐性インフルエンザ桿菌　BLPACR
……セフトリアキソン感受性，ただしセフトリアキソンのMICが1.0以上であれば，メロペネムを用いる

ビクシリン　2 g/回　4時間ごと/6回
　　ゲンタシン　60～80 mg/回　8時間ごと
- アンピシリンに感受性のないVRE
　　ザイボックス　600 mg/回　12時間ごと/2回

[参考文献＜細菌性髄膜炎＞]

1) 細菌性髄膜炎の診療ガイドライン作成委員会編．細菌性髄膜炎の診療ガイドライン．医学書院；2007．

結核性髄膜炎の治療

- 結核性髄膜炎はヒト型結核菌（mycobacterium tuberculosis）によって生じる．
- 肺外結核の約5％を占める．
- 亜急性から慢性の経過をたどるものが多い．ただ，一部に（特に小児で）急性劇症型もある．

● 臨床症状

- 発熱，頭痛，髄膜刺激症状（項部硬直・ケルニッヒ徴候）
- 膿瘍や結核腫を形成していることがまれでなく，それによる脳神経症状や運動障害といった神経症状を高頻度で起こす．
- 治療後初期に適切な治療を行っているにもかかわらず，臨床的には一時的な悪化を来すことがある（paradoxical reaction：結核腫の増大による）．

● 治療の原則

- 薬剤耐性の問題・髄液移行の問題から標準的には4剤で開始し，ステロイドを併用する．
  ▶ イソニアジド（INH）300 mg　9～12か月
  ▶ リファンピシン（RFP）　450 mg　9～12か月
  ▶ ピラジナミド（PZA）　25 mg/kg　2か月
  ▶ エタンブトール（EB）　15 mg/kg　2か月
  ▶ **デキサメサゾン**　0.3 mg/kg/日で　3週間　以降漸減

● イソニアジド

- 細胞壁のミコール酸の合成阻害を経て作用する．

治療のポイント

- 体重あたり，成人では 5 mg/kg，小児では 8～15 mg/kg を 1 日 1 回．1 日最大量 300 mg．
- 副作用は，肝機能障害，末梢神経障害，発疹，発熱，白血球増多症がある．末梢神経障害には，ピリドキシン（ビタミン B_6）100～200 mg/日を併用する．全症例に予防的に投与することは，ガイドラインでは推奨されていない．

●リファンピシン
- 結核菌の RNA 合成阻害による殺菌作用．
- 用量は 10 mg/kg とする．
- 副作用は，発熱，発疹，悪心，嘔吐など．

●ピラジナミド
- 菌に殺菌的に作用する．
- 用量は，25 mg/kg，食後 1 回投与．
- 副作用は，肝機能障害，高尿酸血症である．高尿酸血症は服薬中止後，すみやかに改善する．痛風発作がなければ，ガイドラインでは，尿酸排泄薬の投与は不要とされる．

●エタンブトール
- 静菌作用を有する．
- 副作用として，球後視神経炎がある．多くは可逆性であるが，一部不可逆である場合がある．

●ストレプトマイシン
- リボゾームに作用して菌の蛋白合成阻害
- 15 mg/kg　週 2～3 回筋肉注射．
- 副作用は，聴神経障害，腎機能障害がある．聴神経障害は，高音領域から始まる聴力障害，耳鳴りや，めまい，眼振などがある．

●二次抗結核薬
- カナマイシン，エチオナミド，サイクロセリン，パラアミノサリチル酸，レボフロキサシンがある．

> **MEMO** **Quanti-FERON　T-SPOT**
> 　　血液を用いた結核菌の感染の迅速診断法．結核菌を構成する特異な蛋白抗原でリンパ球を刺激して，そこから放出されるインターフェロンγを測定する．結核菌感染の除外には有用であるが，活動性などの評価はできない．

[参考文献＜結核性髄膜炎＞]

1) 日本結核病学会編．結核診療ガイドライン，南江堂；2009.
2) The Sanford Guide To Antimicrobial Therapy 2012, 42nd ed, Antimicrobial Therapy；2012. p.130.

細菌性脳膿瘍の治療

- 脳周辺からの直接浸潤，または血行性に感染性梗塞から生じる．
- 頭痛・発熱に加え，膿瘍形成による神経学的局所徴候を来す．
- 鑑別に脳腫瘍（神経膠芽腫，転移性脳腫瘍）があり，MRIの拡散強調画像，ADC mapが有用である場合もある．

内科的治療
- 抗生剤は起因菌に応じて，細菌性髄膜炎に準じて選択する．
- グリセオール　200 mL　数回/日…脳浮腫対策
- 抗てんかん薬

外科的治療
- 排膿ドレナージ．

[参考文献＜細菌性脳膿瘍＞]

1) 青木眞．レジデントのための感染症診療マニュアル，第2版．医学書院；2008.

ウイルス性髄膜炎の治療

- ウイルス性髄膜炎は，発熱，頭痛，髄膜刺激症状を来すが，意識障害は伴わない（意識レベルの変動や神経局所徴候がある場合は，脳炎としての対応が必要）．

■ 治療のポイント

表3 細菌性脳膿瘍

原因となる感染源	原因菌	膿瘍の頻発部位
中耳炎	連鎖球菌 エンテロバクター 緑膿菌	側頭葉 小脳
副鼻腔炎	連鎖球菌 シュードモナス属 ヘモフィリア属	前頭葉 側頭葉
歯科領域	連鎖球菌,ブドウ球菌 嫌気性菌	前頭葉
脳外科術後 頭部外傷 (開放性・穿通性病変)	黄色ブドウ球菌 エンテロバクター シュードモナス属 クロストリジウム	外傷部位に隣接
感染性心内膜炎	黄色ブドウ球菌 連鎖球菌	血行性に播種 (分水嶺域などに散在性に)
膿胸	嫌気性菌 連鎖球菌,ブドウ球菌	
HIV感染	トキソプラズマ	基底核,前頭葉,後頭葉

(青木眞,レジデントのための感染症診療マニュアル,第2版,医学書院,2008を参考に作成)

表4 髄膜炎の原因となるウイルス

- エンテロウイルス
    コクサッキーウイルス
    エコーウイルス
- ムンプスウイルス
- 単純ヘルペスウイルス2型(HSV-2)
    水痘帯状疱疹ウイルス(Varicella-Zoster virus:VZV)
    サイトメガロウイルス(Cytomegalovirus:CMV)
    EBウイルス(Epstein-Bar virus:EBV)
    HHV-6(Human herpes virus-6)
- ヒト免疫不全ウイルス(HIV)
- リンパ球脈絡髄膜炎ウイルス

- 抗ウイルス薬は,有効なウイルス,また薬剤の種類が限られる.
- ヘルペス属以外のウイルスによる場合の多くは,有効な抗ウイルス薬がなく,対症療法となる.
- 感染ウイルスの確定には,①感染初期にウイルス特異的IgM抗体価上昇,②急性期と回復期の血清サンプルで抗ウイルス抗体価(IgG)が4倍以上の上昇,が有用であり,ほかには,PCRなどを利用したウイルス核酸検出などがある.

●HSV-2への処方例
ゾビラックス 250 mg+生食　100 mL　1時間　3回(5 mg/kg 3回/日)

脳炎

単純ヘルペス脳炎の治療

- 単純ヘルペス脳炎(主としてHSV-1による)は脳炎のなかで最も頻度が高く,重篤する症例が多い.
- 抗ウイルス薬アシクロビルの投与などによる治療を早期から開始しても,良い予後が得られないことがしばしばある.
- 成人の病態は,三叉神経節などに潜伏しているウイルスが再活性化し,脳への感染の拡大により,生じると考えられている.

●処方例
ゾビラックス　500 mg(10 mg/kg)3回/日

●診断の決め手
- 成人では頭痛(高頻度),発熱(高頻度),倦怠感に加え,下記の症状がある.
  - **髄膜刺激症候**:項部硬直,ケルニッヒ徴候(高頻度)
  - **急性意識障害**:覚醒度の低下,幻覚・妄想,錯乱などの意識の変容(高頻度):亜急性の人格変化や見当識障害で発症するものもある.

治療のポイント

表5　成人の単純ヘルペス脳炎治療指針（主として HSV-1 による）

1. 一般療法
気道の確保，栄養維持，二次感染の予防
2. 抗ヘルペスウイルス薬の早期投与
（1）単純ヘルペス脳炎「疑い例」の段階で抗ウイルス療法を開始する． 　　アシクロビル10 mg/kg，1日3回1時間以上かけて点滴静注14日間． 　（重症例ではアシクロビル20 mg/kgが使用されることもある） 　（2）アシクロビル不応例にはビダラビンの使用が勧められる． 　　ビダラビン15 mg/kg，1日1回点滴静注，10～14日間 　単純ヘルペス脳炎が否定された段階で抗ウイルス療法を中止する．
3. 痙攣発作，脳浮腫の治療
（1）痙攣発作にはジアゼパム・フェノバルビタール，フェニトインの静注・筋注を行う． 　（2）痙攣重積には呼吸管理下でミダゾラム，ペントバルビタールなどの持続点滴を行う． 　（3）脳浮腫に対してはグリセロール，マンニトールの点滴静注．
4. その他
脳幹脳炎，脊髄炎に対しては抗ウイルス薬に加えて副腎皮質ステロイドの併用を考慮する

（日本神経感染症学会，単純ヘルペス脳炎診療ガイドラインより）

- **痙攣**（中～高頻度）
- **局在徴候**（低～中頻度）：失語症，聴覚失認や幻聴などの聴覚障害，味覚障害，嗅覚障害，記銘障害，運動麻痺，視野障害，異常行動など
- **不随意運動**：ミオクローヌス（低頻度）
- **その他の症状**（まれ）：自律神経障害，脳神経麻痺，SIADH など

[参考文献＜単純ヘルペス脳炎＞]

1) 日本神経感染症学会．単純ヘルペス脳炎診療ガイドライン．
http://www.neuroinfection.jp/guideline001.html

表6 成人の単純ヘルペス脳炎診断基準（主として HSV-1 による）

1. 急性（時に亜急性）脳炎を示唆する症状・症候を呈する．

2. 神経学的検査所見

    (1) 神経放射線学的所見にて側頭葉・前頭葉（主として，側頭葉内側面・前頭葉眼窩・島回皮質・角回を中心として）などに病巣を検出する．
    A. 頭部コンピュータ断層撮影（CT）
    B. 頭部磁気共鳴画像（MRI）

    (2) 脳波：ほぼ全例で異常を認める．局在性の異常は多くの症例でみられるが，比較的特徴とされる周期性一側てんかん型放電（PLEDs）は約30％の症例で認めるにすぎない．

    (3) 髄液：通常，髄液圧の上昇，リンパ球優位の細胞増多，蛋白の上昇を示す．糖濃度は正常であることが多い．また，赤血球やキサントクロミーを認める場合もある．

3. ウイルス学的検査所見（確定診断）

    (1) 髄液を用いた polymerase chain reaction（PCR）法で HSV-DNA 検出されること．ただし，陰性であっても診断を否定するものでない．特に，治療開始後は陰性化する可能性が高いので，治療前の髄液の検査を行うことが望ましい．

    (2) 単純ヘルペスウイルス（HSV）抗体測定による検討
    髄液 HSV 抗体価の経時的かつ有意な上昇があり，または，髄腔内抗体産生を示唆する所見がみられること．

    (3) 髄液からのウイルス分離はまれである．

    上記の1，2から単純ヘルペス脳炎を疑う症例を「疑い例」，3のウイルス学的に確定診断された症例を「確定例」とする．

※判定にあたっては，抗体測定方法と測定結果表示法に留意する．CF，NT などでの2段階希釈法による表示抗体価の2管以上の上昇を有意の上昇とする．ELISA での吸光度測定結果の直接表示，ELISA での吸光度測定結果の任意的単位による表示では有意差の判定，髄腔内抗体産生の判定には慎重を要する．

† 血清/髄液抗体比 ≦ 20 または抗体価指数＝髄液抗体/血清抗体÷髄液アルブミン/血清アルブミン ≧ 2，ただし血清と髄液の抗体価は同一の方法で検査しなくてはならない．

（日本神経感染症学会，単純ヘルペス脳炎診療ガイドラインより）

■ 治療のポイント

HHV-6 脳炎の治療

- HHV-6 脳炎（human herpes virus-6 encephalitis）は，造血幹細胞移植後に高頻度で発生する脳炎である．特に，臍帯血移植，骨髄移植条件が悪く免疫抑制剤を多量に必要とする症例に，より発生しやすい．
- HHV-6 は乳児に発症する突発性発疹の原因ウイルスで，免疫系細胞と神経系細胞に親和性を持つ．

● 処方例
デノシン 5 mg/kg　12 時間ごと　2～3 週間投与
または
ホスカビル 90 mg/kg　12 時間ごと　2～3 週間

● 診断の決め手
- 移植後，数週～1 か月前後で発症．
- 見当識障害，記銘力低下で初発し，発熱，痙攣，意識障害を伴うことが多い．
- 髄液 HHV-6 DNA を PCR で検出（ウイルスコピー数と重症度の相関が示唆されている）．
- 頭部 MRI で，両側辺縁系，側頭葉内側に T2 高信号の病変が出現．

サイトメガロウイルス脳炎の治療

- 脳炎を発症する多くの症例は，HIV 感染，臓器移植後，免疫抑制剤使用中の日和見感染しての発症である（一部に健常者での発症例もある）．
- サイトメガロウイルス（cytomegalovirus：CMV）はヘルペス属に属するウイルスで，広範な組織に親和性がある．
- 通常免疫能があれば，CMV 初感染でも不顕性感染となる場合がほとんどで，その後ウイルスは潜伏感染をしている．

● 処方例
デノシン 5 mg/kg　12 時間ごと　2～3 週間投与
または

ホスカビル 90 mg/kg　12 時間ごと　2 ～ 3 週間
- **診断の決め手**
- 髄液所見：リンパ球優位の細胞増多と蛋白上昇．
- 血清・髄液抗体価測定で，IgG の上昇を確認．
- 末梢血白血球 CMV 抗原（アンチゲネミア法）の検出．
- PCR による CMV ウイルス核酸の検出．

日本脳炎の治療

- コガタアカイエカによって媒介される日本脳炎ウイルス（Japanese encephalitis）による脳炎である．
- ウイルスに感染しても，ほとんどが不顕性感染であり，発病するのは数百人に一人の割合にとどまる．ただ，発病した場合には致死率は 20 ～ 40 ％になる．
- **治療**
- 対症療法となる．
- **診断の決め手**
- 頭部 MRI で，視床＞基底核＞中脳黒質＞大脳白質の頻度で病変が出る．
- 髄液所見は細胞増多，蛋白上昇．
- 抗体検査：IgM 特異抗体陽性，またはペア血清で抗体価 4 倍以上（抗体測定に関しては，国立感染症研究所での抗体測定の依頼が望ましい）．

ウエストナイルウイルス脳炎の治療

- フラビウイルスに属するウエストナイルウイルスに感染した蚊により媒介され，2 ～ 6 日で急性発症する．3 ～ 15 日の潜伏期があり 80 ％は不顕性感染である．
- 症状は発熱，頭痛に加え，意識障害，痙攣を来す．
- 発症者は高齢に多く，イエカ，ヤブカを介して鳥から感染するが，人-人感染は確認されていない．
- ウエストナイルウイルスは日本には存在しない．自然界ではアフリカ，中近東，ヨーロッパ，北アメリカで鳥と蚊の感染

■治療のポイント

サイクルを形成している.

- **治療**
- 対症療法となる.
- **診断の決め手**
- 臨床症状は 39℃を超える発熱, 頭痛, 筋肉痛で始まり, 約 50％で発疹が胸部・背部・上肢に出現. 意識障害, 方向感覚の欠如, 痙攣発作を来すようになる.
- 髄液所見は, 細胞増多, 蛋白上昇.
- 血清・髄液からのウイルス RNA 分離.
- 血清・髄液でのウエストナイルウイルス特異的 IgM 検出.
- 血清で, ウエストナイルウイルス特異的 IgG の 4 倍以上の上昇を中和法を用いて確認（他のフラビウイルスとの交叉反応を示すため, 注意が必要であり, 中和法が最も特異度が高い. 国立感染症研究所, 長崎大学熱帯医学研究所で分析が可能である）.

真菌性髄膜脳炎

- 酵母系（クリプトコッカス, カンジダ）は菌の径が小さく, 血管を閉塞することは少ないため梗塞巣を伴わない髄膜炎の病型を示すことが多い.
- 糸状菌（アスペルギルス, 接合菌）は菌の径が大きく, 腫瘤状の病巣を形成する. 血管に達すると, 閉塞や破たんの原因となり, 脳梗塞や脳出血を合併する.

クリプトコッカス髄膜脳炎の治療

- 一般に, 鳥を介する感染が知られているが, 関連がない症例も多い.
- 細胞性免疫不全者に発症しやすいが, 健常者にも発症しうる.
- アムホテリシン B（AMPH-B）使用が推奨される. 副作用のために長期投与が困難な場合が多く, フルコナゾール

表7 深在性真菌症の確定診断と血清診断

	診断法	カンジダ	アスペル ギルス	クリプト コッカス	接合菌症 ムコール
確定診断法	培養検査	○〜◎	△〜○	○	×
	顕微鏡検査	×	×	◎	×
	病理組織学的検査	○〜◎	○	◎	○〜◎
血清診断法	特異抗原	○	○	○〜◎	×
	特異抗体	×	△	×	×
	(1→3)-β-D-グルカン	◎	△	×	×
	D-アラビニトール	△	×	×	×

(深在性真菌症のガイドライン作成委員会編，深在性真菌症の診断・治療ガイドライン 2007 を参考に作成)

患者背景

健常者にも発症，慢性腎不全 (透析中)，HIV 感染，悪性腫瘍，膠原病，糖尿病，ステロイド投与

臨床診断

- 臨床症状：性格変化，頭痛，嘔気・嘔吐，項部硬直，発熱
- 画像診断：頭部CT・MRI で髄膜肥厚，脳内腫瘤影
- 一般検査所見：髄液細胞数↑，糖↓，髄液の墨汁法
- 血清診断：髄液クリプトコッカス抗原陽性

確定診断

- 真菌学的検査：脳脊髄液 (CSF)
- 病理組織学的診断：上記検体の鏡検 (墨汁法)

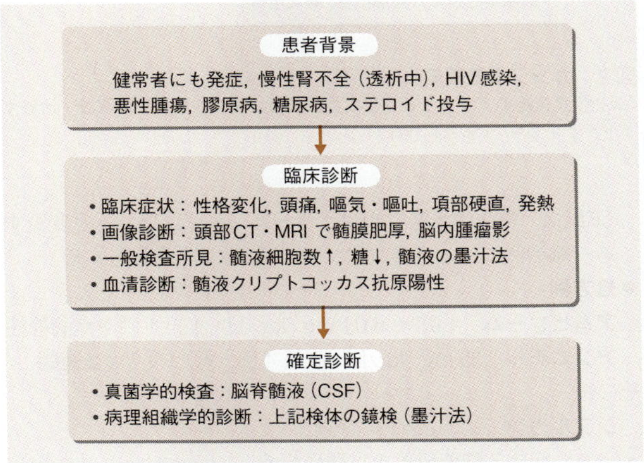

図2 クリプトコッカス髄膜脳炎
(深在性真菌症のガイドライン作成委員会編，深在性真菌症の診断・治療ガイドライン 2007 を参考に作成)

■ 治療のポイント

患者背景
- 遷延する好中球減少（好中球 < 500/μL が 10 日以上）
- 同種造血幹細胞移植
- 90 日以内に細胞性免疫抑制薬（シクロスポリン，プリンアナログなど）の投与歴
- 3 週間以上のステロイド（プレドニゾロン換算 0.3 mg/kg/日以上）の投与歴
- 中心静脈カテーテル留置

臨床診断
- 画像診断：CT, MRI
- 血清診断：β-D-グルカン
- 遺伝子診断：カンジダDNA

確定診断
- 真菌学的検査：血液培養，髄液培養

図3 カンジダ髄膜脳炎
（深在性真菌症のガイドライン作成委員会編，深在性真菌症の診断・治療ガイドライン 2007 を参考に作成）

（FLCZ）またはホスフルコナゾール（F-FLCZ）へと変更する．難治例には，ボリコナゾール（VRCZ）を投与する．

● 処方例
　アムビゾーム　4.0（〜6.0）mg/kg/日　1日1回　点滴静注
　アンコチル　25 mg/kg/回　1日4回　経口投与　2週間
その後
　ジフルカン　400 mg/日　8週

- 治療は症状と髄液所見を指標に行う．
- CD4 リンパ球数が減少している HIV 陽性患者で頭痛，発熱，意識障害，髄膜刺激症状などの中枢神経系感染症が疑われる場合には，クリプトコッカス髄膜脳炎の除外，鑑別が必須である．初期には頭痛，発熱のみの場合があり，脳脊髄液所見の正常な場合もあるので，クリプトコッカス抗原（グルクロ

ノキシロマンナン）の提出が必要である．陰性であれば，ほぼ否定できる．
- 長期（6〜10週間）の継続治療が必要である．

カンジダ髄膜脳炎の治療

- 院内血行感染により播種性カンジダ感染を来し，髄膜脳炎を合併する．
- 髄膜炎の形態が多いが，膿瘍形成や塞栓症，感染性動脈瘤からの出血を来すこともある．
- **処方例**
  ファンギゾン　1.0 mg/kg/日　1日1回点滴静注
  アムビゾーム　5.0 mg/kg/日　1日1回点滴静注

侵襲性アスペルギルス症の治療

- 肺から播種する形で血管に浸潤し，腫瘤形成や血管障害の形態で発症する．
- 症状としては痙攣，頭痛，意識障害，運動障害を伴うことが多い．
- 免疫不全状態，特に顆粒球減少症の患者で発症する．
- CT，MRIで骨破壊像や副鼻腔浸潤影を伴うことが多い．
- **処方例**
  ブイフェンド
  　初日：6 mg/kg　12時間ごと　2回
  　2日目以降：4 mg/kg　12時間ごと　2回
  ファンギゾン　1.0 mg/kg/日　1日1回点滴静注
  アムビゾーム　5.0 mg/kg/日　1日1回点滴静注
  いずれも極量の投与

接合菌症（ムコール症）の治療

- 鼻脳型の病態を取り，鼻腔やその周辺（副鼻腔や眼球など）から脳へ波及する場合が主である．
- 症状として，発熱・頭痛に加え，黒色鼻汁，顔面痛や眼周囲

■ 治療のポイント

```
┌─────────────────────────────────────┐
│        患者背景：血液疾患が主         │
├─────────────────────────────────────┤
│ 患者背景：血液疾患が主                │
│  ・遷延する好中球減少(好中球＜500/μLが10日以上) │
│  ・同種造血幹細胞移植                 │
│  ・90日以内に細胞性免疫抑制薬(シクロスポリン,プリンアナログなど)│
│    の投与歴                          │
│  ・3週間以上のステロイド(プレドニゾロン換算0.3 mg/kg/日以上)│
│    の投与歴                          │
│  ・移植片対宿主病(GVHD)合併           │
│  ・施設や建設工事などの環境要因        │
│  ・サイトメガロウイルス感染症(同種造血幹細胞移植例)│
└─────────────────┬───────────────────┘
                  ↓
┌─────────────────────────────────────┐
│             臨床診断                 │
├─────────────────────────────────────┤
│ ・画像診断：                         │
│   ・頭部CTにおける副鼻腔壁や頭蓋底部の破壊像│
│   ・髄膜炎, 脳膿瘍, 脳梗塞を示唆するMRIやCT像│
│ ・血清診断：                         │
│   ・ガラクトマンナン抗原(ELISA)       │
│    (髄液でのガラクトマンナン抗原陽性所見も診断上有用)│
│   ・β-D-グルカン                     │
│ ・遺伝子診断：                       │
│   ・アスペルギルスDNA                │
└─────────────────────────────────────┘
┌─────────────────────────────────────┐
│             確定診断                 │
├─────────────────────────────────────┤
│ ・真菌学的検査：髄液,血液の培養(血液培養の陽性率は非常に低い)│
│   副鼻腔吸引物の鏡検と培養の結果は,画像診断や臨床症状と併せ│
│   て判断する.                        │
│ ・病理組織学的診断：副鼻腔,脳などの生検│
└─────────────────────────────────────┘
```

図4 侵襲性アスペルギルス症
(深在性真菌症のガイドライン作成委員会編, 深在性真菌症の診断・治療ガイドライン2007を参考に作成)

蜂巣織炎を伴う場合がある.
- 基礎疾患として免疫抑制状態で生じうる.
- ハイリスク患者として糖尿病性ケトアシドーシス, 好中球減少, 臓器移植患者, 血液悪性疾患, 外傷に不潔な包帯の使用, 血液透析患者など.

- ●**診断例に対する処方例**
  ファンギゾン 1.0 mg/kg/日 1日1回点滴静注
  アムビゾーム 5.0 mg/kg/日 1日1回点滴静注
  いずれも極量の投与
- 治療に対する薬剤の効果は乏しく,外科的切除も考慮する必要があるが,予後はきわめて不良である.

[参考文献＜真菌症＞]

1) 深在性真菌症のガイドライン作成委員会編.深在性真菌症の診断・治療ガイドライン 2007.協和企画；2007.
   http://www.mycoses.jp/guideline/index.html

トキソプラズマ脳炎

- HIV 感染症末期（CD4 陽性リンパ球 < 50/μL）に,脳内に出現する多発性の占拠性病変として出現することが多い.
- 不顕性感染として潜在する *Toxoplasma gondii* の再燃による脳炎である.
- ●**治療**
  ピリメタミン + スルファジアジン 6 週間
- ●**診断の決め手**
- 血清トキソプラズマ抗体測定：初回 IgM 抗体上昇
  2 回の評価で IgG 抗体が 4 倍以上上昇
- 髄液所見：リンパ球優位の細胞増多,蛋白上昇（細胞増多などを伴わない場合もある）.髄液トキソプラズマ PCR は,感度は 50 % 前後と低いが,特異度は 100 %
- 頭部画像：造影 MRI で,リング状の造影を伴う膿瘍形成
- 脳生検

■ 治療のポイント

神経梅毒

- 梅毒は *Treponema pallidum*（TP）の感染による慢性の全身性感染症である.
- **無徴候性神経梅毒**：無症状. 髄液蛋白上昇，単核球軽度増多，ガラス板陽性
- **急性梅毒性髄膜炎**：頭痛，嘔吐，髄膜刺激症状. 髄液初圧の上昇，単核球の増多，蛋白上昇，ガラス板陽性.
- **髄膜血管梅毒**：小および中等度の径の動脈内膜を侵す炎症性の閉塞性血管内膜炎により，神経局所症状を来す. 硬膜血管の求心性狭窄，大脳動脈の近位部での閉塞.
- **脊髄癆**：脊髄後索と脊髄後根への炎症性細胞浸潤によって引き起こされる. 下肢の電撃性疼痛，進行性の失調症，振動覚・位置覚の消失，腱反射の消失，排尿障害，勃起不全，視神経萎縮. 瞳孔異常は，アーガイル ロバートソン瞳孔*を示す.
  *対光反射の消失を示すが，輻輳反射が保持される.

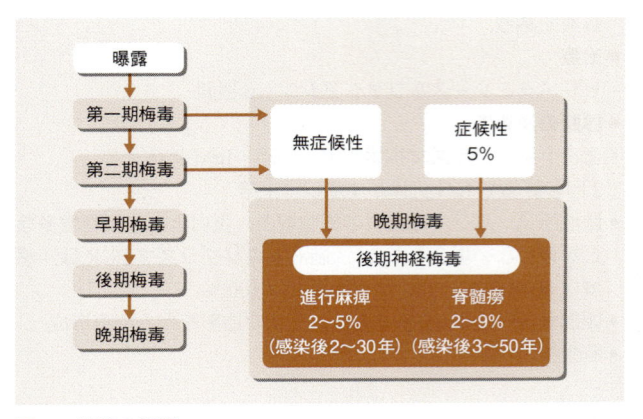

図5 梅毒の経過
(Golden MR, et al. JAMA 2003；290 (11)：1510-4. より改変)

表8 非TP抗原検査とTP抗原検査の結果解釈

検査の方法		結果の解釈
非TP抗原法	TP抗原法	
陰性	陰性	梅毒 非感染 梅毒感染の極初期(きわめてまれ)
陰性	陽性	梅毒治癒・治療後の抗体保因者 TP抗原に関する偽陽性
陽性	陰性	梅毒感染の初期 生物学的偽陽性
陽性	陽性	梅毒非治癒 梅毒治癒後の抗体保有

- **進行性麻痺**：緩徐進行性の認知機能障害を来す．もの忘れと性格変化が出現する．記銘力障害，判断力の喪失，嚥下障害，筋力低下，瞳孔異常，膀胱直腸障害が出現する．
- **肉芽腫性神経梅毒**：占拠性病変や脳神経症状を来すが，非常にまれである．出現する場合は，頭蓋底に認められることが多く，脳神経を巻き込むことで症状を来す．

● **TPの感染経路**
- 性行為によりヒトからヒトに感染する．
- 性行為以外では，経胎盤的に感染すること，初期の播種性梅毒患者からの輸血，針刺し事故で感染することもある．

● **TP感染の診断**

非TP抗原に対する検査
- TPに感染するとレアギンと称される脂質と反応する抗体が産生される．その脂質抗原をプローブとして用いる抗体を検出する方法であり，VDRL，ガラス板，STS法（serological test for syphilis），RPR法（rapid plasma reagin test）がある．
- 特異性に弱点があり，生物学的偽陽性（biological false positive）を呈することがある（妊娠・自己免疫疾患・梅毒以外の感染症でも陽性となりうる）．

■ 治療のポイント

- 感度にも問題がある（感染していても陰性と出る場合：感染直後, 罹患して長期の患者）.

TP抗原による検査

- FTA-ABS TPHA (T. pallidum hemagglutination, TP抗原法) は, 梅毒既感染に対して特異性, 感度も高い.
- 一度陽性になると, 生涯にわたり陽性であり, 高値＝治療対象ではない.

● 神経梅毒のスクリーニング

- 非TP抗原検査陽性
- TP抗原検査陽性
- 髄液検査：リンパ球数増多, 蛋白増多, ガラス板陽性

● 神経梅毒の診断

HIV非感染

- 髄液非TP抗原検査陽性
- 髄液細胞＞5/μL, または髄液蛋白＞45 mg/dL
- 髄液TP抗原検査陽性

HIV感染

- 髄液非TP抗原検査陽性
- 髄液細胞＞20/μL
- 髄液TP抗原検査陽性

MEMO ITpA index（intrathecal T.pallidum antibody index）

$$\frac{髄液TPHA/髄液\text{ total IgG}}{血清TPHA/血清\text{ total IgG}}$$

髄液中のTPHA：髄液中の総IgG比を, 血清中のTPHA：血清中の総IgG比で除したもので, 3以上で髄腔内での梅毒抗体産生があることになり, 神経梅毒が確診となる.

（ただし, 血清IgG/髄液IgG＞144であることの確認が必要である. それ以下ではBBB（脳血管関門）の破壊がされている状況であり, 指標となりえない）

- ●治療
- TP は，一般細菌に比して倍加速度が極端に長く，抗生剤による治療効果を上げるために十分な期間の投与が必須である．
- TP はペニシリン耐性を獲得しえないため，アレルギーがない限り，ペニシリンで治療する．

●処方例

ペニシリンＧ　18～24万単位/日（持続または4時間ごと静注），10日～14日間

ペニシリンアレルギーの場合

ロセフィン2ｇ　静注または筋注24時間ごと，14日間
（治療効果は，報告では23％失敗）

[参考文献＜神経梅毒＞]

1) The Sanford Guide To Antimicrobial Therapy 2012, 42 nd ed, Antimicrobial Therapy；2012. p.24.

> **MEMO　ヤーリッシュ・ヘルクスハイマー（Jarish-Herxheimer）反応**
>
> 　梅毒に対する抗菌治療開始に際して，破壊された菌体成分が免疫応答を起こし，サイトカインを介した反応として出現する．発熱・悪寒・筋肉痛・頭痛・梅毒症状の一過性悪化が出現する．治療数時間後から始まり，半日から1日で消失する．

進行性核多巣性白質脳症

- 進行性核多巣性白質脳症（progressive multifocal leukoencephalopathy：PML）は免疫不全状態で発症する．
- 免疫抑制状態にある場合，常在型 JC ウイルスが変異し，脳白質に脱髄病巣を生じる．
- PML の発症頻度は100万人に1人以下．HIV 感染者で1,000

■ 治療のポイント

表9　進行性多巣性白質脳症（PML）の診断基準

Definite PML：下記基準項目の5を満たす
Probable PML：下記基準項目の1，2，3および4を満たす
Possible PML：下記基準項目の1，2および4を満たす
1. 成人発症の亜急性進行性の脳症
2. 脳MRIで，白質に脳浮腫を伴わない大小不同，融合性の病変が散在
3. 白質脳症を来す他疾患を臨床的に除外できる
4. 脳脊髄液からPCRでJCV-DNAが検出
5. 剖検または生検で脳に特徴的病理所見とJCV感染を証明

（プリオン病及び遅発性ウイルス感染症に関する調査研究班編．進行性多巣性白質脳症（PML）診療ガイドライン2013より）

人に1〜3人，natalizumab治療下では1,000人に1人，リツキシマブ治療下では数千人に1人の発症といわれている．
- 基礎疾患は，HIV感染，血液系悪性疾患，膠原病，血液透析，免疫抑制剤使用（特に生物学的製剤），糖尿病がある．
- 本邦では他国に比して，生物学的製剤による治療中に続発する症例が多い．
- 治療はいまだ確立されていないが，抗マラリア薬であるメフロキンの試験管内でのウイルス増殖抑制が確認され，臨床的にも効果が報告され，現時点では最も期待される薬剤である．

● **治療の考え方**

HIV感染者での発症の場合
- HIVに対してのHAART療法を行う．
- メフロキンを投与

非HIV患者でナタリズマブなどの生物学的製剤での治療中
- 免疫抑制療法を中止（または減量）する．
- 単純血漿交換療法を施行し，薬剤（モノクローナル抗体）の除外
- メフロキンを投与

非HIV患者で免疫抑制状態の場合
- 誘発薬剤の中止
- メフロキンを投与

```
                    PML 診断
              (CSFでのJCV検出, 生検)
                         │
          ┌──────────────┴──────────────┐
         あり        HIV感染           なし
          │                             │
      HIV-PML                       非HIV-PML
                                         │
                                    生物学的製剤使用
                                         │
                                  ┌──────┴──────┐
                                 あり           なし
                                  │             │
                          モノクローナル      その他の
                          抗体関連PML       非HIV-PML
          │                       │             │
       HAART                 生物学的         誘因薬剤の中止
         ±                  製剤の中止           +
       メフロキン                +             メフロキン
                            単純血漿交換
                                +
                             メフロキン
          │                       │             │
       重篤なIRIS              重篤なIRIS    重篤なIRIS
          │                       │             │
       ステロイド             ステロイド     ステロイド
       パルス療法             パルス療法     パルス療法
```

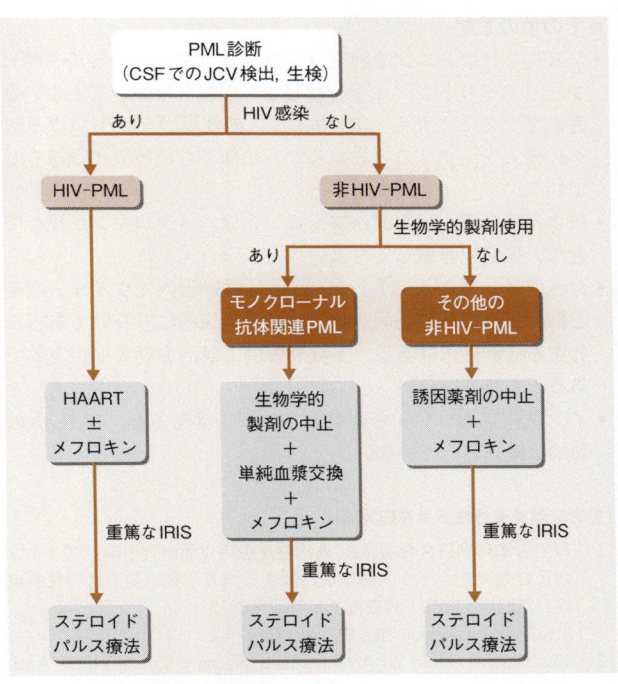

図6 PML治療アルゴリズム
(プリオン病及び遅発性ウイルス感染症に関する調査研究班編. 進行性多巣性白質脳症(PML)診療ガイドライン 2013 より)

> **MEMO** 免疫再構築症候群 (immune reconstitution infalammatory syndrome: IRIS)
>
> 免疫不全が進行した状態から免疫機能が改善するにともない (HIV感染者で免疫不全が進行した状態にHAART療法を開始した場合や免疫抑制剤や生物学的製剤の中断・除去により), 日和見感染が発症・再発・再増悪をすること. 日和見感染の原因病原体に対する免疫が急激に回復したために過度の炎症が惹起されて生じる.

■ 治療のポイント

● **その他の薬剤**
- 5-HT$_{2A}$セロトニン阻害薬(クロルプロマジン・ミルタザピン・リスペリドン・オランザピン)の投与は試みてもよいとされている.ただし,JCウイルスのオリゴデンドログリアへの侵入を阻止するとされるが,臨床的な治療効果は確立していない.
- 抗ウイルス薬,インターフェロンαは,メフロキンが投与できない場合に考慮してもよい.
- シタラビン(Ara-C),cidofovirは試験管内でウイルス増殖を抑制することが証明されていて,臨床的にも有効であったとする症例報告はある.多数解析例では治療効果は否定的であるとされている.
- インターフェロンαも有効とする報告はあるが,PMLへの効果は確立されていない.

[参考文献＜進行性多巣性白質脳症＞]
1) 厚生労働科学研究費補助金 難治性疾患等克服研究事業,プリオン病及び遅発性ウイルス感染症に関する調査研究班編.進行性多巣性白質脳症(PML)診療ガイドライン 2013
http://prion.umin.jp/file/PML2013.pdf
2) The Sanford Guide To Antimicrobial Therapy 2012, 42nd ed, Antimicrobial Therapy；2012. p.167.

ヒトTリンパ球向性ウイルス脊髄症

- ヒトTリンパ球向性ウイルス脊髄症(HTLV-1 associated myelopathy：HAM)は,ヒトTリンパ球向性ウイルス(human T-lymphotrophic virus type-I：HTLV-1)感染者の約 300 人に1人の割合(約 0.3 %)で発症する慢性の脊髄炎である.
- 下部胸髄を中心とする慢性炎症性脊髄症により,両側側索の神経線維の変性・脱落が生じる.
- 緩徐進行性の痙性麻痺を来し,両下肢痙性麻痺,膀胱直腸障

表10 HAM/TSP診断のためのWHO診断指針（1988）

I. 臨床診断

慢性痙性対麻痺の多彩な臨床像が初診時からそろっているとは限らず，発症初期のHAM/TSPでは単一の徴候または身体所見のみが認められることもある

A. 年齢ならびに性

多くは孤発例で成人期発症，時に家系内発症や小児期発症，女性に多い

B. 発症様式

通常緩徐な発症であるが，急激な発症のこともある

C. 主要な神経学的症候

1. 慢性痙性対麻揮，通常緩徐進行性．時に初め進行した後に症状の停止する例あり
2. 両下肢〈特に近位部〉の筋力低下
3. 膀胱障害は通常初期症状，便秘は通常後期症状，インポテンツや性欲減退もまれでない
4. 刺痛，ジンジン感，灼熱感などのような感覚症状のほうが他覚的身体所見よりも優位
5. 下肢に放散する下部腰痛がまれでない
6. 振動覚はしばしば障害されるが，固有感覚はより保たれる
7. 下肢反射充進．しばしば足クローヌスやバビンスキー徴候を伴う
8. 上肢反射充進．しばしばホフマン徴候やトレムナー徴候陽性・上肢脱力は認めないこともある
9. 下顎反射の亢進例も存在

D. より出現頻度の少ない神経学的所見

小脳症状・視神経萎縮・難聴・眼振・その他の脳神経障害・手指振戦・アキレス腱反射の減弱または消失（痙攣，認識力障害，痴呆，意識障害はほとんどみられることはない）

E. HAM/TSPに伴いうる他の神経学的症候

筋萎縮・筋束性攣縮（まれ）・多発筋炎・末梢神経障害・多発神経炎・脳神経炎・髄膜炎，脳症

F. HAM/TSPに伴いうる系統的症候

肺胞炎・ぶどう膜炎・シェーグレン症候群・関節障害・血管炎・魚鱗・クリオグロブリン血症，単クローン性免疫グロブリン血症・成人T細胞白血病

II. 実験室的診断

1. HTLV-1抗体または抗原が血清ならびに髄液に存在すること
2. 髄液に軽度のリンパ球性細胞増多をみることがある
3. 血液あるいは髄液中に核の分葉したリンパ球を認めることがある
4. 脳脊髄液中に軽度から中等度の蛋白増多を認めることがある
5. 可能なら血液あるいは脳脊髄液からのHTLV-1ウイルスの分離

■ 治療のポイント

　害，両下肢の感覚障害を主たる症状とする．
- 主症状は歩行障害（100 %），排尿障害（93 %），両下肢の感覚障害（56 %）である．
- 神経所見は典型例では両下肢の痙性が著明で，腸腰筋などの両下肢屈筋群での筋力低下が著明．感覚障害は，下肢遠位に強く，境界が不鮮明なことが多い．排尿障害は，90 %以上に認められ，頻尿，排尿困難，切迫性尿失禁などを示す．
- 腱反射は上下肢とも両側性に亢進し，病的反射（バビンスキー反射・チャドック反射）が陽性となる．
- 発汗障害が比較的特徴的であり，代償性に上半身での発汗過多を認める．
- 検査所見：血清・髄液中の抗 HTLV-1 抗体陽性．末梢単核球中の HTLV-1 ウイルス量高値．
- 髄液所見では，細胞数増多，蛋白軽度上昇，ネオプテリン軽度上昇を認める（髄液ネオプテリンは炎症，症状進行とよく一致するため，病勢の評価に有用である）．
- MRI では，慢性期（発症から数年たった時期）では，胸髄の萎縮が認められることが多い．
- 発症急性期（一年以内）の例では，脊髄の腫脹，T2 強調画像で頸髄から胸髄にかけてびまん性に高信号を認め，脊髄横断像では両側の側索・後索に高信号を認める．ガドリニウム造影で散在性に斑状に造影効果を示すことがある．その造影効果は，ステロイド治療で，数か月から数年で消失する．
- 慢性進行性の痙性対麻痺症状を診た場合には，血清 HTLV-1 抗体が陽性の場合は，本症を疑って髄液抗 HTLV-1 抗体を評価する．
- NMO（neuromyelitis optica）との鑑別は重要であり，発症形式の違いが目安となる．NMO は時間から日の単位で進行するのに対して，HAM は月の単位で進行する慢性急性進行型である．また，HAM では視神経炎や難治性吃逆をともなわない．以上をふまえて，抗体・画像評価での確定を行う
（Koga M, et al. *Intern Med* 2009 ; 48 : 1157-1159）．

● 治療

活動期・急性進行期
  プレドニン 20〜30 mg 隔日投与
  場合により
  ステロイドパルス（ミニパルス）療法として
  ソル・メドロール 1,000 mg（500 mg）3 日間

慢性進行期
  スミフェロン 300万単位 1日1回 皮下または筋注 4週間

インフルエンザ（関連）脳症

- インフルエンザ有熱期に意識障害，痙攣発作で発症する．
- 小児に好発するが，近年成人発症例も報告されてきている．
- 当疾患は単一の疾患ではなく，複数の症候群（亜型）の集合体である．

● 治療

① タミフル 2 mg/kg/回（最大 75 mg）を 1 日 2 回経口で投与（意識障害がある場合は胃管を使用）．
  ソル・メドロール 30 mg/kg/日（最大量 1 日 1 g）を 2 時間かけて点滴静注 3 日間投与

表 11 インフルエンザ脳症の病型

高サイトカイン血症型	急性の臨床経過，びまん性脳浮腫，多臓器障害・血液障害を伴いやすい脳症
痙攣重積型	亜急性・二相性の臨床経過，限局性脳浮腫，大脳皮質機能障害を伴いやすい脳症
先天代謝異常に合併する型	一部の症例に有機酸代謝異常症・脂肪酸代謝異常症が関与している可能性が指摘されている．
その他の型	いずれにも分類不能な症例が数十％存在する．

（厚生労働省インフルエンザ脳症研究班．インフルエンザ脳症ガイドライン改訂版，2009 を参考に作成）

神経感染症

■ 治療のポイント

表12 脳脊髄液所見と感染症

	正常	細菌	ウイルス	結核	真菌
外観	水様透明	混濁	水様透明	キサントクロミー	水様透明〜日光微塵
初圧 (mmH₂O)	70〜180	↑↑↑ 200〜800	↑ 200〜300	↑ 200〜500	↑ 200〜300
細胞数 (/μL)	0〜5	数百〜	↑ 正常〜数百	↑ 50〜500	↑ 25〜500
細胞種類	単球	多核球	単球	単球	単球
蛋白 (mg/dL)	15〜45	↑↑↑	↑	↑	↑
髄液糖/血糖	1/2〜2/3	↓↓↓	→〜	↓↓	↓
Cl (mEq/L)	120〜130	↓	→〜	↓↓	↓
検出・評価法		細菌培養 メニンギート	ウイルス抗体価 ウイルス核酸同定	ADA PCR(核酸同定) 抗酸菌培養	墨汁染色 髄液抗原 真菌培養
経過		急性		亜急性	

　ガンマグロブリン 1 g/kg を 10〜15 時間かけて点滴静注
またはタミフルに変えて
② **ラピアクタ** 300 mg（〜600 mg）15 分以上かけ　1 回のみ
　ソル・メドロール 30 mg/kg/日（最大量 1 日 1 g）を 2 時間かけて点滴静注　3 日間投与
　ガンマグロブリン 1 g/kg を 10〜15 時間かけて点滴静注

［参考文献＜インフルエンザ脳症＞］

1) 厚生労働科学研究費補助金 新興・再興感染症研究事業，インフルエンザ脳症の発症因子の解明とそれに基づく発症前診断方法の確立に関する研究班．インフルエンザ脳症ガイドライン，改訂版．2009
   http://www.mhlw.go.jp/kinkyu/kenkou/influenza/hourei/2009/09/dl/info0925-01.pdf

てんかん

てんかん重積発作

POINT
- 5分以上続く痙攣は重積とみなす．
- 30分以内に停止させることを第一の目標とする．

- 通常の痙攣発作は2分以内に治まる．5分以上持続する（あるいは，短い発作が十分な間欠期を有さずに5分以上にわたり反復する）場合はてんかん重積状態と見なして，すみやかに治療を開始する．
- てんかん重積状態とは，大脳におけるてんかん波の放電が重積していることを意味し，必ずしも痙攣があるとは限らない．痙攣性てんかん重積（convulsive status epilepticus：CSE）が約3/4を占めるが，残る1/4は非痙攣性てんかん重積（nonconvulsive status epilepticus：NCSE）である．遷延性意識障害を呈する疑わしき症例では脳波を確認する．
- 重積が長くなるほど，てんかん波を抑制するGABA受容体が減少し，抗てんかん薬に抵抗性となる．また，てんかん波の放電が30分以上持続すると過放電による脳損傷が生じることを念頭に，極力短期間（30分以内）に重積を解除することを第一の目標とする．

ビタミンB_1/ブドウ糖

- 外傷を予防するため，ベッド柵を立てるなどの安全確保を行う．咬舌予防のための口腔内へのガーゼ挿入などは事故のリスクが高く行わない．
- 嘔吐に備えて，可能であれば側臥位をとる．
- マスクを装着し酸素投与を行い，静脈路を確保する．
- 低血糖が否定できない場合は，ビタミンB_1（チアミン）静注

■ 治療のポイント

後にブドウ糖を静注する（低血糖による重積発作はしばしばアルコール依存症患者に認められ，ブドウ糖のみの投与でウェルニッケ脳症を来す可能性があるため）．

- ●ビタミンB_1/ブドウ糖の処方例
  アリナミンF注　100 mg 静注
  および
  50％ブドウ糖液　50 mL 静注

ジアゼパム/ミダゾラム

- 本邦ではベンゾジアゼピン系のジアゼパム（**セルシン，ホリゾン**）の静注が第一選択であるが，痙攣のために静脈路の確保が困難なこともある．
- ジアゼパムの筋注は効果発現に時間がかかり不安定であるため推奨されない．
- ジアゼパム注射液（注：坐剤ではない）の注腸は有効である．
- ミダゾラム（**ドルミカム**）の筋注はジアゼパムよりも有効性が高く，手技も簡便であるが，本邦では保険適用外である（10 mg 薬価：138円）．
- ●処方例
  セルシン注射液　10 mg ゆっくり静注（希釈しないこと）
  または
  セルシン注射液　10 mg 注腸
  または
  ドルミカム注射液　10 mg 筋注
- ジアゼパム（**セルシン，ホリゾン**）は5分あけて2回（総量20 mg）まで追加投与可能．ミダゾラム（**ドルミカム**）は10 mg 以上投与しない．ジアゼパムは結晶化するため希釈不可だが，ミダゾラムは希釈可能である．

フェニトイン

- ジアゼパムやミダゾラムは，てんかん波に対してブレーキの役割を持つGABA受容体を活性化するが，いずれの薬剤も

脂肪組織に再分布するなどにより効果は持続しない（半減期は長くとも臨床的効果は短い）．したがって，ジアゼパムないしミダゾラムの治療が奏効し痙攣が収束したとしても，さらなる治療を追加する必要がある（ジアゼパム・ミダゾラムが無効であった場合はなおさらである）．

- てんかん波に対してアクセルの役割を持つ電位依存性Naチャネルを阻害するフェニトインまたはホスフェニトインが選択される．
- フェニトイン（**アレビアチン**）は難溶性であり，溶解のためフェニトイン注射液は高アルカリ性（pH = 12）となっており，血管炎や血管外に漏れた際に組織壊死を起こしやすく，また緩徐に投与することが必要であった．
- ホスフェニトイン（**ホストイン**）はフェニトインのプロドラッグでpH = 8 〜 9に調整されており，これらの問題が改善されている（海外では筋注も可）．

> **MEMO** ホスフェニトイン1.5mgが体内ではフェニトイン1mg相当に変換されるので力価に注意する．

● **処方例**

アレビアチン注　250 mg
＋生理食塩水　100 mL　点滴静注（10分間かけて）
- **アレビアチン**必要量は個人差があり，5 〜 20 mg/kgBWの幅がある
- 発作停止を得ない場合，30分後に5 mg/kgBW追加投与する
- 点滴静注速度は**アレビアチン**として50 mg/分を超えないこと
- 混濁を防ぐため，単独ラインとし，溶解は生理食塩水のみ可
- 不整脈を生じることがあるため，必ず心電図モニターを装着する

または

■治療のポイント

　　ホストイン静注　1,125 mg（15 mL）※体重50 kgの場合
　　＋生理食塩水　60 mL　点滴静注（600 mL/時：7分30秒かけて）
　　● ホストイン必要量は22.5 mg/kgBW
　　● 発作停止を得なくても12時間は追加投与を行わない
　　● 溶解液は5％ブドウ糖液でも可
- 有効であった場合は，翌日から維持量として，**アレビアチン**5 mg/kgBW/日ないし**ホストイン**7.5 mg/kgBW/日を投与継続し，経口摂取可能となった時点で抗てんかん薬内服に移行する．

発作が止まらない場合（30分経過前）

- 重積開始から30分を経過している場合は，挿管・人工呼吸管理を開始し，次項の全身麻酔を試みるべきである．
- 重積開始から30分経過前ならば，いずれもてんかん波に対してブレーキの役割を持つGABA受容体を活性化するフェノバルビタール（**ノーベルバール**）点滴かミダゾラム（**ドルミカム**）静注を試みる（すでにミダゾラム筋注を行ったのであれば，フェノバルビタールを試すのが合理的である）．
- フェノバルビタール製剤のうち，**フェノバール**は筋注か皮下注に限られ，点滴には**ノーベルバール**を使用する．
- ミダゾラム（**ドルミカム**）は本邦では保険適用外である（10 mg薬価：138円）．

● **処方例**

　　ノーベルバール静注用　1,000 mg
　　＋生理食塩水　50 mL　点滴静注（10分間かけて）
　　● ノーベルバール必要量は15～20 mg/kgBW
　　● 投与速度は100 mg/分を超えないこと
　　または
　　ドルミカム注射液　10 mg　静注（ゆっくり）
　　● ドルミカム必要量は0.1～0.3 mg/kgBW

- フェノバルビタールは半減期が長く，数日間有効であるが，ミダゾラムの半減期は短く，臨床的効果は1時間以内に消失

する.
- ミダゾラムが有効であった場合は，**ドルミカム**注射液 0.05 〜 0.4 mg/kg/時で持続静注することが必要であり，最低 24 時間は痙攣消失を得た投与量で継続する（呼吸抑制に注意する）．その後，経口摂取可能になった時点で抗てんかん薬内服に移行する.

発作が 30 分以上止まらない場合

- 上述の治療でてんかん重積の停止を得ない場合は，挿管・人工呼吸器装着のうえ，全身麻酔が必要となる．一般に集中治療室での管理が必要となり，治療反応性を評価するため，脳波測定は必須である.
- 治療の目標は全身麻酔により脳波上のてんかん波の消失を確認し（burst-supression と呼ばれる），その状態を 12 〜 48 時間維持したうえで，全身麻酔を解除する，いわば脳波の「リセット」である.
- てんかん重積治療に推奨される全身麻酔薬はチオペンタール（**ラボナール**）またはプロポフォール（**ディプリバン**）である.
- チオペンタールは脳幹網様体賦活系を抑制し麻酔効果を示すと同時に，てんかん波に対してブレーキの役割を持つ GABA 受容体を活性化する．一方プロポフォールは GABA 受容体活性化に加えて，てんかん波に対してアクセルの役割を持つ NMDA 受容体を抑制する作用を持つ．いずれも静脈麻酔薬であり，強力な抗てんかん作用を有するが，全身状態が不安定である患者ではプロポフォールのほうが麻酔中の副作用が少なく，覚醒も早いことからより推奨される（ただし本邦ではてんかん重積治療としては保険適用外である）.

●処方例
ラボナール注射用（2.5 ％水溶液）　250 mg/10 mL　静注（20 秒程度で）
　→ 3 〜 5 mg/kgBW/時で持続投与（12 〜 48 時間維持する）
または

■ 治療のポイント

　　ディプリバン注（1％）　100 mg/10 mL　静注（40秒程度で）
　　→2～5 mg/kgBW/時で持続投与（12～48時間維持する）
- いずれの場合も脳波で burst-supression を確認する
- burst supression を12～48時間維持したところで漸減し，人工呼吸器離脱・抜管を図る．

> **MEMO**　48時間を超えるプロポフォールの使用は，致死性合併症（プロポフォール注入症候群）の発生リスクが上昇するため勧められない．

- なお，全身麻酔を要する症例では痙攣による脳浮腫を考慮し，グリセロール液の投与を検討してもよい．
- ● 処方例
　　グリセオール　200 mL　点滴静注（90分程度で）・8時間ごと

抗てんかん薬の使い方

POINT
▶ 十分量の抗てんかん薬を少ない種類で投与する．
▶ 部分発作にはカルバマゼピン（テグレトール）が第一選択，全般発作（二次性全般化傾向の強い部分発作を含む）にはバルプロ酸ナトリウム（デパケン，セレニカ）が第一選択．
▶ バルプロ酸ナトリウムは催奇形性がある．若年女性にはラモトリギン（ラミクタール）が推奨される．

- 1剤目で約50％，2剤目追加で約15％の症例で発作消失が得られるが，3剤目以上の追加で発作消失が得られる可能性は少ない．発作消失が得られない場合は安易に複数種類の抗てんかん薬を使用せず，個々の血中濃度を高めて効果を判定するべきである．
- 約80％の症例は薬物療法で寛解に至るが，残る20％の症例

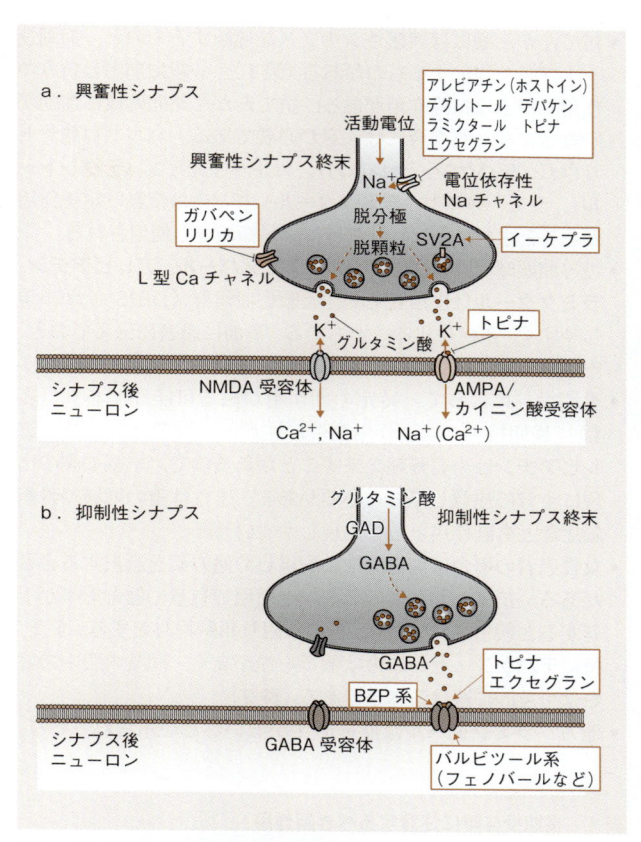

図1 抗てんかん薬の主な作用部位

a. 興奮性シナプス

- 活動電位
- 興奮性シナプス終末
- Na⁺ / 電位依存性Naチャネル
  - アレビアチン（ホストイン）
  - テグレトール　デパケン
  - ラミクタール　トピナ
  - エクセグラン
- 脱分極
- 脱顆粒
- L型Caチャネル（ガバペン、リリカ）
- SV2A（イーケプラ）
- グルタミン酸
- K^+　K^+（トピナ）
- シナプス後ニューロン
- NMDA受容体 → Ca^{2+}, Na^+
- AMPA/カイニン酸受容体 → $Na^+ (Ca^{2+})$

b. 抑制性シナプス

- グルタミン酸
- GAD
- GABA
- 抑制性シナプス終末
- GABA
- BZP系
- トピナ、エクセグラン
- バルビツール系（フェノバールなど）
- シナプス後ニューロン
- GABA受容体

では難治性となる．難治てんかんは，主な抗てんかん薬2〜3種類以上の単剤ないし多剤併用で十分量使用しても，2年間以内に発作の寛解を得ないものと定義される．

- 難治てんかんでは外科的治療も考慮され，てんかん専門医による診断が望ましい．

治療のポイント

- 抗てんかん薬には興奮性シナプスを遮断するものと,抑制性シナプスを強化するものがある(図1).一般に前者は抗うつ作用,後者は抗躁作用がある.抗てんかん薬開始後に情動が不安定になった場合には注意が必要である.バルプロ酸ナトリウム(デパケン,セレニカ),カルバマゼピン(テグレトール),ラモトリギン(ラミクタール)などには情動安定化作用があるとされ,しばしば精神神経科領域でも使用される.
- 投与開始時に,**テグレトール,フェノバール,アレビアチン,ラミクタール**は皮疹(薬剤性過敏症症候群〈DIHS〉)が出現しやすく,重症化することもある.事前に患者に伝えておき,皮疹出現時は休薬しすみやかに受診させる.
- 長期投与によって,特定の副作用が出る可能性があり(表1),長期投与中は副作用発現に注意が必要である.特に**アレビアチン**は小脳萎縮を来すことがあるので,小脳失調の出現に十分に注意しておく必要がある.また体重の増減や骨粗鬆症なども副作用として出現しやすい.
- 女性患者の場合は催奇形性に配慮して処方薬を選択する必要がある.抗てんかん薬の2剤以上使用で有意に催奇形率が上昇すると報告されており,可能な限り単剤投与とする.また,特に**デパケン・セレニカ**は催奇形性が高く,同薬内服中の妊娠は可及的に避けるべきである(表2).
- 他方,**ラミクタール**は催奇形性が低いことが示されており,

表1 長期投与時に注意するべき副作用

カルバマゼピン(テグレトール)	骨粗鬆症
バルプロ酸(デパケン,セレニカ)	骨粗鬆症,体重増加
フェニトイン(アレビアチン)	骨粗鬆症,小脳萎縮,歯肉増殖
フェノバルビタール(フェノバール)	骨粗鬆症,認知機能低下
ガバペンチン(ガバペン)	体重増加
トピラマート(トピナ)	体重減少,尿路結石
ゾニサミド(エクセグラン)	体重減少,尿路結石

表2 抗てんかん薬の概算催奇形率

正常女性	3%
ラモトリギン（ラミクタール）	2〜3%
カルバマゼピン（テグレトール）	3〜6%
フェニトイン（アレビアチン）	3〜7%
フェノバルビタール（フェノバール）	6〜7%
バルプロ酸（デパケン，セレニカ）	5〜11%

表3 血中濃度の定期的測定（TDM）の必要な抗てんかん薬

バルプロ酸（デパケン・セレニカ）	治療域：40〜125 μg/mL（トラフ）
カルバマゼピン（テグレトール）	治療域：5〜8 μg/mL（トラフ）
フェニトイン（アレビアチン）	治療域：10〜20 μg/mL（トラフ）
フェノバルビタール（フェノバール）	治療域：10〜35 μg/mL（トラフ）

表4 一般にTDMが不要な抗てんかん薬

ラモトリギン（ラミクタール）	血中濃度と薬効/副作用の関連乏しい
レベチラセタム（イーケプラ）	血中濃度と薬効/副作用の関連乏しい
トピラマート（トピナ）	適正治療域が不明確である
ゾニサミド（エクセグラン）	血中濃度と薬効/副作用の関連乏しい
ガバペンチン（ガバペン）	血中濃度と薬効/副作用の関連乏しい
クロナゼパム（リボトリール）	適正治療域が不明確である
クロバザム（マイスタン）	適正治療域が不明である
ニトラゼパム（ベンザリン・ネルボン）	適正治療域が不明確である

妊娠可能性のある女性には勧められる（ただし高価であり，本書作成時点ではいまだ単剤投与は保険適用となっていない）．
- **ラミクタール**は皮疹を防止するために漸増法が必須で，有効量に達するまでには相応の時間を要することに留意する．
- 抗てんかん薬には併用禁忌の設定も多い．代表的なものとして，**デパケン・セレニカ**はカルバペネム系抗生物質（**メロペ**

■ 治療のポイント

ン，フィニバックスなど）と併用禁忌，テグレトールは抗真菌薬のボリコナゾール（**ブイフェンド**）と併用禁忌である．

> **MEMO ワルファリンと抗てんかん薬**
> 多くの抗てんかん薬はワルファリンの効果を変動させる．併用時はワルファリンの調節が必要となることが多い．

- **デパケン・セレニカ**使用時に**ラミクタール**は半減期が2倍に伸びるので，注意が必要である．
- 中毒を防ぐために，血中濃度の定期的測定（TDM）が重要である．**デパケン・セレニカ**についてはアンモニア値の測定も必要である（高アンモニア血症を来した場合には，他剤への変更か，L-カルニチン製剤（**エルカルチン**）の併用が推奨される）．

部分発作

- 部分発作には**テグレトール**が第一選択である．**アレビアチン**，**エクセグラン**，**デパケン・セレニカ**が第二選択である．
- なお，単剤処方が認められていない新規抗てんかん薬ではあるが，**ラミクタール**，**イーケプラ**，**トピナ**も有効である．

● 処方例

テグレトール 200 mg 錠 2 錠・分 2 朝・夕 （最大 1,200 mg/日まで）

または

エクセグラン 100 mg 錠 1 錠・分 1 夕 （最大 600 mg/日まで）

または

デパケン R 200 mg 錠/100 mg 錠 各 2 錠（合計 600 mg）・分 2 朝・夕（最大 1,200 mg/日まで）

> **MEMO ミオクロニー発作と欠神発作とテグレトール**
> テグレトールやガバペンはミオクロニー発作（脳波異常を伴うミオクローヌス）や欠神発作（意識消失＋軽微な自動症が主体で複雑部分発作と見極めが難しい場合もあり，脳波で3Hz棘徐波の確認が望ましい）を悪化させるため，これらの発作を慎重に鑑別する．

全般発作

- 全般発作（実臨床では二次性全般化発作か区別できない発作も含む）は**デパケン・セレニカ**が第一選択である．
- 第二選択は発作型によって区別され，強直間代発作は**フェノバール**，欠神発作は**ザロンチン**，ミオクロニー発作は**リボトリール**が推奨される．
- なお，単剤処方が認められていない新規抗てんかん薬では，強直間代発作・欠神発作には**ラミクタール**，ミオクロニー発作には**イーケプラ**が推奨される．

●処方例
デパケンR　200 mg錠/100 mg錠　各2錠（合計600 mg）・分2朝・夕（最大1,200 mg/日まで）

> **患者さんへの注意 セレニカRと便中の白い「殻」**
> バルプロ酸ナトリウムの徐放製剤の**セレニカR**は1日1回の内服でよく利便性が高いが，徐放用の「殻」が便中に排出されるので事前に説明しておく．

高齢（65歳以上）発症の抗てんかん薬選択

- 高齢発症の部分発作で合併症がない場合は，**テグレトール**が第一選択であるが，合併症がある場合は，**イーケプラ**が第一選択となる．
- 高齢発症の全般発作は**ラミクタール**，次いで**デパケン・セレニカ**が推奨される．ただし，**イーケプラ**や**ラミクタール**は現

在単剤での処方は保険上認められていない．

二剤併用する際

- 単剤で十分な量を投与しても，コントロール不良の場合は二剤併用療法が考慮される．この際には，相互作用により加えた薬剤によって，一剤目の血中濃度が変化することがあることを留意する必要がある．
- **イーケプラ**と**ガバペン**は相互作用が少なく，二剤目として使用しやすい．
- **処方例（二剤目として）**
  イーケプラ　500 mg 錠　2錠・分2朝・夕　（最大 3,000 mg/日まで）

抗てんかん薬の漸減・中止

- 十分なエビデンスはないが，一般に2年以上発作がない状態（寛解期）が続いた場合は，抗てんかん薬の漸減を考慮してもよい．
- 寛解期間が短いほど，抗てんかん薬漸減中止時の再燃率が高い．また，脳波異常が残存する症例，多剤併用投与を行っていた症例，強直間代発作の既往がある症例，ミオクロニー発作の既往がある症例，神経学的異常を伴う症例では，再燃率が高い．
- 適切な漸減速度についてのエビデンスはないが，**フェノバール**や**リボトリール**は特に慎重に漸減することが必要である．
- 抗てんかん薬を漸減ないし中止する際には，減量中ならびに中止後3か月間は自動車運転を禁ずると指針に定められている．

頭痛

片頭痛

> **POINT**
> ▶ 片頭痛の薬物療法は急性期治療と予防療法に分類される．
> ▶ 急性期治療→片頭痛を消失させることが目的
> ▶ 予防療法→発作頻度・重症度の軽減，急性期治療反応性の改善などが目的

片頭痛の急性期治療

- **どのような種類の薬剤があるか**
- アセトアミノフェンやNSAIDs（非ステロイド系抗炎症薬）などの鎮痛薬，エルゴタミン製剤，トリプタンおよび制吐薬など．
- **どの薬剤を選択するか**
- 軽度～中等度の頭痛にはアスピリンやナプロキセンなどのNSAIDs．
- 中等度～重度の頭痛，また以前にNSAIDsで効果がない症例ではトリプタンを用いる．
- いずれの場合も制吐薬の併用で効果の増強が認められている．
- エルゴタミン製剤は，すでに投与され効果が得られている患者やトリプタンを用いることができない患者に使用する．
- **鎮痛薬の処方例**

アセトアミノフェン	1回 0.3～0.5 g，1日3回
アスピリン	1回 0.5～1.5 g，1日1～4.5 gまで
ポンタール	1回 250 mg，1日3回まで
ロキソニン	1回 60 mg，1日3回まで
ボルタレン	1回 25～50 mg，1日2回まで
ブルフェン	1回 200 mg，1日3回まで
ナイキサン	1回 300 mg，1日2回まで

■ 治療のポイント

表1 トリプタンの処方例

一般名	商品名	用量・用法
スマトリプタン	イミグラン錠50	成人1回50 mg　200 mg/日以内
		50 mgで効果不十分のとき次回より100 mg投与可
		追加投与間隔　2時間以上
	イミグランキット皮下注3 mg	成人1回3 mg　6 mg/日以内
		追加投与間隔　1時間以上
	イミグラン点鼻液20	成人1回20 mg　40 mg/日以内
		追加投与間隔　2時間以上
ゾルミトリプタン	ゾーミッグ錠2.5 mg	成人1回2.5 mg　10 mg/日以内
		追加投与間隔　2時間以上
	ゾーミッグRM錠2.5 mg	成人1回2.5 mg　10 mg/日以内
		追加投与間隔　2時間以上
エレトリプタン	レルパックス錠20 mg	成人1回20 mg　40 mg/日以内
		追加投与間隔　2時間以上
		次回発作以降1回40 mg投与可
リザトリプタン	マクサルト錠10 mg	成人1回10 mg　20 mg/日以内
		追加投与間隔　2時間以上
	マクサルトRPD錠10 mg	成人1回10 mg　20 mg/日以内
		追加投与間隔　2時間以上
ナラトリプタン	アマージ錠2.5 mg	成人1回2.5 mg　5 mg/日以内
		追加投与間隔　4時間以上

RM：口腔内速溶，RPD：口腔内崩壊

● トリプタンの使い方
- トリプタンのなかで，アマージは速効性に欠けるため第一選択になりにくい．
- それ以外のトリプタンのなかでどの薬剤を第一選択とするかについて十分な根拠はない．
- 臨床現場では，処方可能なトリプタンのなかから1種類を抽出して最少量から投与を開始し，頭痛発作に対する効果について経過観察を行う（表1）．

- イミグランは，点鼻薬と注射剤がある．片頭痛発作が重症で社会生活に著しく支障を来す場合は注射剤が，また嘔吐が頻回のため内服が難しい症例では点鼻薬や注射剤が用いられる．

> **MEMO トリプタンの味**
> ゾーミッグ RM 錠はオレンジ味，マクサルト RPD 錠はミント味である．患者さんによっては嗜好に合わないこともあるので処方する際にはよく相談するとよい．

> **患者さんへの注意 トリプタン服用のタイミング**
> トリプタンは服用のタイミングが重要で，頭痛が起きはじめたときに使用すると効果がある．頭痛がかなり強くなってから服用しても効果はない．なお，前兆期に服用しても効果はないとされているが，時に前兆期に使用したほうが効果を認める症例もある．

● **エルゴタミン製剤の処方例**
　クリアミン配合錠 A1.0　　1 錠/回，1 日 2 〜 3 回，1 週間 10 錠まで
● **制吐剤の処方例**
- 制吐剤のみでは片頭痛の治療効果はない．鎮痛薬やトリプタンといっしょに処方する．
　プリンペラン　　　10 mg
　ナウゼリン　　　　10 mg　頓用

片頭痛の予防療法

● **どのような患者さんに行うか**
- 片頭痛発作が月に 2 回以上ある場合
● **どの薬剤を選択するか**
- ロメリジン塩酸塩またはバルプロ酸ナトリウムが第一選択となる．
- 効果がない場合は両者を併用することもある．

治療のポイント

- これらを用いて効果がなければ専門医に相談する．
- **処方例**
- Ca拮抗薬（ロメリジン）
  テラナスまたはミグシス錠（5 mg）　2錠　分2食後
- 抗てんかん薬（バルプロ酸，トピラマート）
  デパケンR錠（200 mg）　2錠　分2食後
  セレニカR錠（400 mg）　1錠　分1食後
  トピナ錠（50 mg）　　　1～2錠　分1～2食後
- β遮断薬（プロプラノロール）
  インデラル錠（10 mg）　2～3錠　分2～3食後
- 抗うつ薬（アミトリプチリン）
  トリプタノール錠（10 mg）1錠　分1就眠前

> **患者さんへの注意！　予防薬を内服する意味**
>
> 予防薬は片頭痛の痛みを消失させるものではなく，発作回数を減少させたり，頭痛の重症度を軽減させる作用のあることを説明する．これらの効果が発現するまでには2か月以上要することが多く，このため内服を継続する必要があることを説明する．

緊張型頭痛

POINT ▶ 急性期治療薬として鎮痛薬，予防療法として筋弛緩薬および抗不安薬などが用いられる．

緊張型頭痛の急性期治療

- **鎮痛薬（頭痛時頓用）の処方例**
  アセトアミノフェン　1回 0.3～0.5 g，1日 3回
  アスピリン　　　　　1回 0.5～1.5 g，1日 1～4.5 gまで
  ポンタール　　　　　1回 250 mg，1日 3回まで

ロキソニン	1回60 mg，1日2回まで
ボルタレン	1回25〜50 mg，1日2回まで
ブルフェン	1回200 mg，1日3回まで
ナイキサン	1回300 mg，1日2回まで

緊張型頭痛の予防療法

処方例
- 筋弛緩薬（チザニジン，エペゾリン）
  テルネリン（1 mg）　3錠　分3
  ミオナール（50 mg）　3錠　分3
- 抗不安薬（エチゾラム）
  デパス（0.5 mg）　2錠　分2

> **患者さんへの注意**　鎮痛薬などを過剰に漫然と使用すると薬物乱用頭痛になる可能性を説明する．このため鎮痛薬の使用頻度は月に10日以内にとどめるよう注意する．

群発頭痛

群発頭痛の急性期治療

- 群発頭痛には**イミグラン**の皮下注射が効果を示す．注射剤が使えない場合はイミグランの点鼻またはゾーミッグ内服を用いる．

トリプタンの処方例
イミグラン注3　　　　1回3 mg（6 mg/日以内　追加投与間隔　1時間以上）
イミグランキット皮下注（3 mg）は自己注射用，用法用量は，イミグラン注3と同じ
イミグラン点鼻液20　1回20 mg（40 mg/日以内　追加投与

■ 治療のポイント

　　　　　　　　　　　　　間隔　2時間以上）
　ゾーミッグRM錠 2.5 mg
　　　　　　　　　　　成人1回 2.5 mg　10 mg/日以内
　　　　　　　　　　　追加投与間隔　2時間以上

● **酸素投与例**
　純酸素（7 L/分で 15〜20分間）

群発頭痛の予防療法

● **処方例**（ロメリジン，ベラパミル，プレドニゾロン）
　テラナスまたはミグシス（5 mg）　　2錠　分2
　ワソラン（40 mg）　3錠　分3
　プレドニン　　　　　30 mg/日くらいから開始し，1〜2週間で漸減中止する．

> **患者さんへの注意**
> 群発頭痛の誘発および増悪因子としては，アルコール飲料がある．このため群発期には発作誘発予防のためアルコール多飲を避けるように指導する．

三叉神経痛

POINT ▶ 鎮痛剤などは効果がなくカルバマゼピンを用いる．

● **カルバマゼピン処方例**
　テグレトール　　　　1日 100〜200 mg から開始し，症状を見ながら調節．最大1日 800 mg まで．

発作性片側頭痛，持続性片側頭痛

POINT ▶ インドメタシンが著効する．

● **インドメタシン処方例**
インテバンSP　1回25 mg，1日3回まで
インテバン坐薬　1回25〜50 mg，1日100 mgまで

慢性連日性頭痛（慢性片頭痛，慢性緊張型頭痛，新規発症持続性連日性頭痛），薬物乱用頭痛

- 発作回数が月15日以上の頭痛が3か月以上継続している症例は，専門医への紹介が望ましい．

MEMO

めまい

良性発作性頭位めまい症

POINT
- ▶頭位治療と薬物療法がある.
- ▶頭位治療:病因が半規管内(またはクプラ)の耳石(デブリ)であるとの考えから,頭部の運動により耳石を半規管内から卵形囊へ移動させることを想定して行われている.
- ▶薬物療法:自然治癒例が少なくないことから,治癒するまで対症療法を行うことも可能.

頭位治療

- 後半規管型か水平(外側)半規管型か,病態が半規管結石かクプラ結石か,などによりいくつかの方法が提唱されている.
- 後半規管型に対する頭位治療は Epley 法,Semont 法などがある.
- 水平(外側)半規管型の半規管結石に対する頭位治療として Lempert 法がある.

●有効性

- 後半規管型に対する頭位治療の有効率は約 60 ～ 80 % 程度.
- 水平(外側)半規管型に対する頭位治療は有効性はあるが,後半規管型と比べて低率.

●頭位治療施行上の注意点

- 治療前にフレンツェル眼鏡または赤外線 CCD カメラを確実に装着して眼振の観察が可能なようにする.
- 患者に治療の意味,施行中(症例によっては施行後)にめまいが発現すること,めまい以外の異常が出現したら直ちに訴

えること，などを説明する．
- 頸椎病変の可能性がある場合，中枢性めまいの可能性，高度の動脈硬化の可能性がある場合は慎重に施行．施行中にめまい以外の意識障害，頸部痛，感覚障害などの症状が発生した場合は直ちに中止．

● Epley 法

- 頻度の高い後半規管型に対して有効率が高い Epley 法について解説する．Epley 法は単回の施行で効果が発現することが多く，頭位治療の運動速度が比較的低速で患者負担が少ない．
- 頭位変換眼振検査で決定した患側が左の例では，次の手順で患者の頭位を変化させる（図1）．
  ① 坐位から左（患側）45°頸部捻転位とし，頭位変換眼振検査と同様に②へ移行．
  ② 左（患側）45°懸垂頭位→眼振消失まで頭位を維持する．
  ③ 右（健側）45°懸垂頭位→眼振が発現している場合は消失まで，発現しない場合は2分程度頭位を維持．
  ④ 懸垂頭位を維持したまま，体全体を右（健側）に回転，頭部を③よりさらに90°右下（頭位は右下135°）に捻転，維持時間は②，③と同じ．
  ⑤ 坐位に戻し，速やかに⑥へ．
  ⑥ 坐位で頭部を45°前屈，2分程度．
- ⑥の後①→②を反復，眼振が消失していれば成功，終了．
- 眼振が消失していなければ失敗，患者の状況を判断して可能なら③以下を再試行．
- なお，この治療後に発作性のめまいは消失しても，軽度の浮動感，ふらつきを訴える場合があり，1週間程度の抗めまい薬，抗不安薬などの薬物治療を行ったほうがよい．

薬物治療

- 他の原因によるめまいに対する薬物治療と変わるものではない（☞ p.364）．
- 薬物療法の適応

■治療のポイント

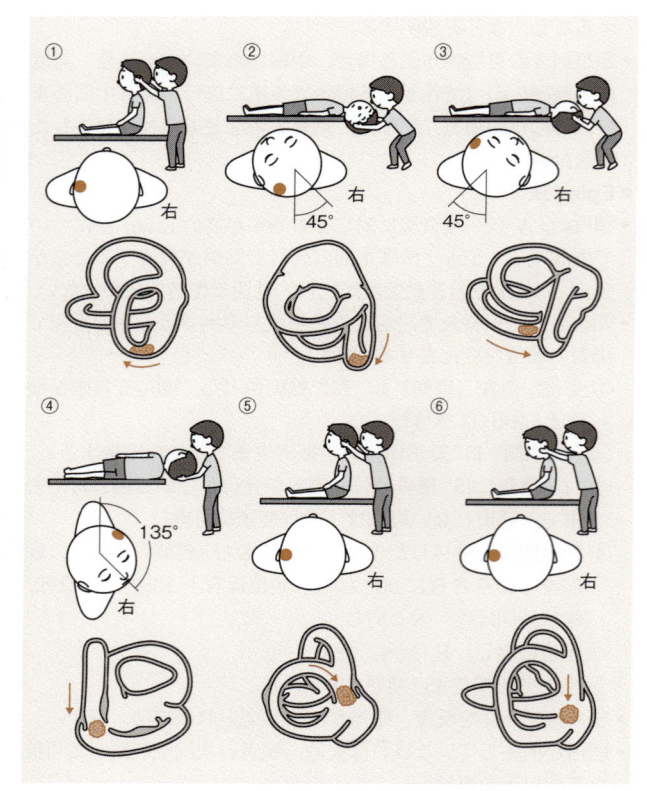

図1　後半規管型良性発作性頭位めまい症（左側）に対するEpley法
Epley法の頭部の動きと，これに伴う後半規管内の耳石の動き．
（日本めまい平衡医学会診断基準化委員会編．良性発作性頭位めまい症診療ガイドライン（医師用），2009より）

・自然治癒までの対症療法として行う場合
・頸椎異常などのために頭位治療を行うことができない症例
・頭位治療を希望しない症例
・頭位治療後の軽度めまい症状

- 原因を除去する治療ではないので治療効果が上がらない場合があり，1〜2週程度で改善徴候がない場合は，可能であれば頭位治療への移行を検討したほうがよい．

参考文献

1) 日本めまい平衡医学会診断基準化委員会編．良性発作性頭位めまい症診療ガイドライン（医師用）．Equilibrium Res 2009；68：218-225.

メニエール病

- 急性期の治療，発作予防のための治療に分けられる．

急性期めまい症例の治療

- 抗めまい，制吐，鎮静が基本になる．
- めまいが高度の場合は原則入院加療とし，まず7％重曹水の点滴静注を行う．これとともに，鎮吐薬の使用，抗不安薬（または睡眠薬）による鎮静を図る．
- めまい症状が比較的軽度の場合は，重曹水点滴静注後に抗めまい薬などの処方で帰宅させることも可能．

> **MEMO** 治療の過程で，患者・家族にはめまいがあっても重大な後遺症発生の可能性が少ないことと，めまい鎮静後に必要な検査を受ける必要があることを説明する．

- 急性期めまいの鎮静後，検査可能となった段階で精密平衡機能検査を行う．中枢障害の可能性が出た場合は頭部画像検査を行う．自覚的な難聴の有無にかかわらず聴力検査を行う．
- 聴力検査の結果，感音難聴を示した場合は難聴に対する治療をできるだけ早めに開始する（**表1**）．このとき，難聴がめまいに関連した急性発症であるかの確認が必要．
- 初回発作時はまだ疑い例であり，めまいを伴う突発性難聴などの疾患の存在も考慮しつつ診療を進めることが推奨される．

■ 治療のポイント

- **治療例1** **注射による急性期めまい治療**
① メイロン　250 mL　点滴静注（急速静注での血管痛に注意）
② 生理食塩水 500 〜 1,000 mL（必要に応じて適宜）
- 悪心・嘔吐に対して：鎮吐薬（筋注/静注：**プリンペラン** 10 mg）/（坐薬：**ナウゼリン**　60 mg）
- 不安が強いとき：**セルシン**　5 mg または 10 mg　筋注

※入院加療の場合，2日目以降は状況に応じて上記の補液（生食）と対症治療を行う．

※メニエール病発作時など急性感音難聴を随伴している場合は，**表1**の急性感音難聴治療薬と適宜併用する．

- **治療例2** **在宅加療（メイロン点滴静注後帰宅例を含む）**

① 抗めまい薬
- 以下のいずれかを単独または併用
  セファドール　25 mg　3 錠/日　分3
  メリスロン　6 mg　3 錠/日　分3

② 内耳循環改善薬
- 以下のいずれかを単独または併用
  アデホスコーワ顆粒　10 %　300 mg/日　分3
  ユベラ　50 mg　3 錠/日　分3
  カルナクリン　50 単位　3 錠/日　分3

③ 患者の不安要因が強い場合，抗めまい薬で効果不十分な場合は適宜抗不安薬を追加する．

※ ①〜③はおおむね1〜4週間程度とし，状況に応じて適宜延長する．

④ 抗ヒスタミン薬
- 症状により適宜．
  トラベルミン　1 錠（めまい時頓用：1 日 3 回まで）

発作予防のための治療

- 薬物治療の基本は利尿薬による膜迷路の水腫軽減．浸透圧利尿薬であるイソソルビドを使用する．
- 低侵襲の治療から開始し，有効性が確認されない場合に次段

表1　めまいに難聴が随伴した場合の急性感音難聴の治療

下記薬剤を静注または内服で使用する．投与量が多い場合は点滴静注とする．薬剤を経静脈的に使用した場合の試用期間は1週間程度で，その後は内服治療に移行する

- 副腎皮質ステロイド（1週間程度での漸減が多用されている）

デカドロン　8/4 mg より漸減
プレドニン　60/30 mg より漸減
※胃保護のために H_2 ブロッカーを併用する場合がある

- 内耳循環改善薬（アデホス，ナイクリン）
- ビタミン B_{12}（メチコバール）
- 浸透圧利尿薬（イソソルビド）：内リンパ水腫の可能性が高い場合に使用

※上記薬剤を急性期めまい治療薬と適宜併用

表2　メニエール病の発作予防対策

1. 保存的治療
1）生活指導（ストレス軽減，過労防止，適当な運動など），心理的アプローチ
　ストレス軽減，適当な運動の例として有酸素運動などが提唱されている
2）薬物治療
- 浸透圧利尿薬：
　　イソソルビド　90〜120 mL/日　分3で開始，状況を見て適宜減量．
　　減量は60 mL/日までとし，最終的に30 mL/日にて発作が起きないことを確認した時点で終了とする．服用期間は連続して年単位の長期から，数か月程度の断続的投与までさまざまで，発作の抑制状況から判断して使用．
- 内耳循環改善薬，抗不安薬，ビタミン B_{12}，漢方薬（治療例2，表1を参照）

上記の薬剤は併用される場合が多い
薬物ではないが水分を多量に摂取する水分摂取療法が提唱されている

2. 中耳加圧治療
3. 内リンパ嚢解放術
4. 選択的前庭機能破壊法（術）

内耳中毒物質（ゲンタマイシン，硫酸ストレプトマイシン）鼓室内注入
前庭神経切断術

■治療のポイント

階へ進む(**表2**の1から順に4まで).
- 長期的な聴覚障害に対する対策は,基本的に**表2**に示したすべての発作予防対策が適用となる.
- メニエール病の難聴は罹病期間が長期化するにしたがって不可逆的となっていくことが多く,両側化する場合もある.進行すると難治であり,発症初期の時点から積極的に発作予防を行うべきである.

参考文献
1) 厚生労働省難治性疾患克服研究事業 前庭機能異常に関する調査研究班 (2008〜2010年度)(編). メニエール病診療ガイドライン2011年版.

MEMO

しびれ・痛み

しびれ

- しびれの原因は，中枢神経系あるいは末梢神経系の感覚に関連した部位の何らかの異常によって生じると考えられる．中枢神経系の原因疾患としては視床梗塞が，末梢神経系の原因疾患としてはシスプラチンなどの抗癌剤による末梢神経障害が代表例である．
- 治療としては，Naチャネル遮断薬のほか，GABA機能を活性化するベンゾジアゼピン系薬剤が使用される．それ以外に後述の鎮痛薬の一部も使用されることがある．

処方例

ナトリウムチャネル遮断薬

テグレトール 200 mg，分2
- 注意点：眠気・めまい・白血球減少などの副作用あり．

メキシチール 300 mg，分3
- 注意点：胃腸障害・振戦・めまい・幻覚・肝機能障害などの副作用あり．2週間使用して効果なければ中止する．

ベンゾジアゼピン系薬剤

レキソタン 2 mg，分2
- 注意点：依存性があるほかに，眠気・ふらつきなどの副作用あり．

その他

オパルモン 15 μg，分3
- 注意点：比較的軽症の腰部脊柱管狭窄によるしびれに適応あり．発疹・掻痒感・下痢・肝機能障害などの副作用に注意．

■治療のポイント

疼痛

- 神経内科医が遭遇する疼痛は，炎症性疼痛と神経障害性疼痛である．
- 炎症性疼痛は，関節リウマチや髄膜炎などの炎症性疾患による痛みである．
- 神経障害性疼痛は，「体性感覚系の障害や病態によって起こる疼痛」である．中枢神経系病変が原因となる典型例は，視床梗塞後の疼痛である．末梢神経損傷に起因するものとしては，帯状疱疹後の疼痛や糖尿病性神経障害による疼痛が代表例である．

病態

● 炎症性疼痛
- 炎症によって，好中球・マクロファージ・肥満細胞が病変部に浸潤し，ブラジキニン・プロスタグランジン・セロトニン・ヒスタミン・プロトンなどの内因性発痛物質や発痛増強物質が産生される．
- 炎症性疼痛治療の中心は，非ステロイド系抗炎症薬（NSAIDs）であり，シクロオキシゲナーゼ-1 あるいは-2（COX-1 あるいは COX-2）によるプロスタグランジン産生を抑制する．
- プロスタグランジンそのものは発痛物質ではないが，ブラジキニンによる発痛作用を増強する発痛増強物質である．その一方で，プロスタグランジンには消化管粘膜微小循環維持や血小板機能調節などの重要な生理学的作用もあるので，治療においてはそれに対する考慮が必要である．

● 神経障害性疼痛
- 末梢神経損傷が起こると，その損傷部に神経腫（neuroma）が発生する．すると Na チャネルの過剰興奮や脊髄後根（三叉神経）神経節での異常発芽（sprouting）が生じる．これらは感覚ニューロンの異常放電の原因となる．

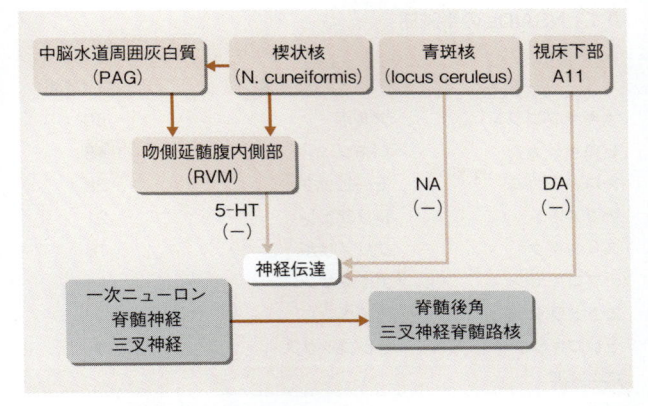

図1 下行性疼痛抑制系

- また，末梢神経線維が損傷されると，末梢から各種の疼痛信号（セロトニン，興奮性アミノ酸など）が中枢側に送られ，脊髄後角レベルではさまざまな遺伝子発現・NMDA受容体の賦活・蛋白質リン酸化が促進される．同時に，脊髄後角や三叉神経脊髄路核ではミクログリアの浸潤や活性化によるサイトカイン産生が認められる．
- これらの複雑な変化によって，自発疼痛やアロディニア（異痛症：通常は疼痛を引き起こさない触覚刺激などが疼痛を起こす現象）を生じると考えられている．また，脳内では脊髄後角や三叉神経脊髄路核における神経伝達を調節する下行性疼痛抑制系が存在する（図1）．

炎症性疼痛の治療

- NSAIDsを用いるときは，COX-2選択性や半減期を考慮する．セレコキシブはCOX-2阻害選択性が高い．NSAIDsの血中半減期を表1に示す．また，NSAIDsにはさまざまな副作用がある（表2）．

■治療のポイント

表1 NSAIDs の半減期

長半減期

一般名	商品名	半減期（時間）
オキサプロジン	アルボ	50
ピロキシカム	バキソ	48
メロキシカム	モービック	28
ナブメトン	レリフェン	21
スリンダク	クリノリル	18
ナプロキセン	ナイキサン	14
エトドラク	ハイペン	7
セレコキシブ	セレコックス	7

短半減期

一般名	商品名	半減期（時間）
プラノプロフェン	ニフラン	5
ロルノキシカム	ロルカム	2.5
イブプロフェン	ブルフェン	2
チアプロフェン酸	スルガム	2
ロキソプロフェン	ロキソニン	1.3
ジクロフェナク	ボルタレン	1.3

表2 NSAIDs の注意すべき副作用

過敏症　発疹　ショック
消化性潰瘍　胃腸出血
浮腫　腎障害
肝障害
出血傾向　骨髄障害
眠気　めまい　耳鳴り
アスピリン喘息（アスピリンに限らず）

- 表3には，NSAIDs 使用にリスクのある病態を示した．これらに該当する患者では，慎重に使用する必要がある．なお，アセトアミノフェンには COX 阻害作用や抗炎症作用はないと考えられ，NSAIDs ではなく鎮痛薬として分類される．

表3 NSAIDs投与に際して注意すべき病態

消化性潰瘍
高齢者
抗凝固薬併用
ステロイド併用
高用量または複数のNSAIDs併用
重篤な全身疾患

●処方例（1回量）

アスピリン	0.5〜1.5 g
ポンタール	500 mg
ボルタレン	25〜50 mg
インダシンまたはインテバンSP	25〜37.5 mg
インフリー	200 mg
ナイキサン	300 mg
ブルフェン	200 mg
ロキソニン	60 mg
セレコックス	100 mg
アセトアミノフェン	300〜500 mg

神経障害性疼痛の治療

- 神経障害性疼痛の治療法については，日本ペインクリニック学会が2011年に発表したガイドラインが存在する（図2）．主に，帯状疱疹後神経痛や糖尿病性神経障害による疼痛に対する治療効果を考慮して定められた．
- 三環系抗うつ薬は，前述の下行性疼痛抑制系を増強することを目的に使用されるが，抗コリン作用などがあり副作用発現に注意が必要である（表4）．その点は，セロトニン・ノルアドレナリン選択的再取り込み阻害薬（SNRI）のデュロキセチンのほうが使用しやすい．
- プレガバリンとガバペンチンはCaチャネル $\alpha 2\delta$ リガンドである．

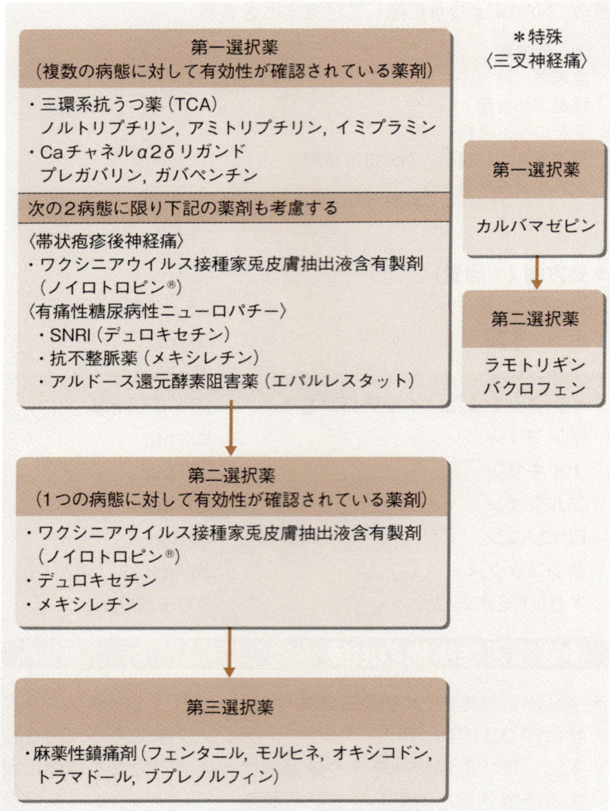

治療のポイント

第一選択薬
（複数の病態に対して有効性が確認されている薬剤）

- 三環系抗うつ薬（TCA）
  ノルトリプチリン，アミトリプチリン，イミプラミン
- Caチャネルα2δリガンド
  プレガバリン，ガバペンチン

次の2病態に限り下記の薬剤も考慮する

〈帯状疱疹後神経痛〉
- ワクシニアウイルス接種家兎皮膚抽出液含有製剤（ノイロトロピン®）

〈有痛性糖尿病性ニューロパチー〉
- SNRI（デュロキセチン）
- 抗不整脈薬（メキシレチン）
- アルドース還元酵素阻害薬（エパルレスタット）

↓

第二選択薬
（1つの病態に対して有効性が確認されている薬剤）

- ワクシニアウイルス接種家兎皮膚抽出液含有製剤（ノイロトロピン®）
- デュロキセチン
- メキシレチン

↓

第三選択薬

- 麻薬性鎮痛剤（フェンタニル，モルヒネ，オキシコドン，トラマドール，ブプレノルフィン）

＊特殊
〈三叉神経痛〉

第一選択薬
カルバマゼピン

↓

第二選択薬
ラモトリギン
バクロフェン

図2　神経障害性疼痛薬物療法の推奨アルゴリズム

末梢性神経障害性疼痛全般に対する薬物療法の第一選択薬から第三選択薬までを示す．帯状疱疹後神経痛（PHN）と糖尿病性ニューロパチーでは，選択順位や薬剤が異なる．三叉神経痛だけは他の神経障害性疼痛疾患とはまったく異なる薬物療法が推奨される．
（日本ペインクリニック学会．神経障害性疼痛治療ガイドライン，2011[2]より）

> ### 薬剤性過敏症症候群
> drug-induced hypersensitivity syndrome（DIHS）の日本語訳であり，三叉神経痛治療に用いられるカルバマゼピンなどで時に認められる副作用である．原因薬剤投与4～6週後に，全身の皮疹・高熱・白血球増多・肝腎機能障害・リンパ節腫大が出現する．ヒトヘルペスウイルス6型（HHV-6）の再活性化が認められる．薬剤投与中止後もすぐには改善せず，しばしばステロイド投与などの免疫療法が必要である．

- オピオイドは内科医には使用しづらいが，最近になりトラマドールとアセトアミノフェンの合剤である**トラムセット**が発売された．

●処方例

三環系抗うつ薬
トリプタノール 10 mg 分1で開始して，75 mg 分3まで増量可．
ノリトレン 10 mg 分1で開始して，75 mg 分3まで増量可．

SNRI
サインバルタ 1日20 mg 朝食後1回で開始し，1週間以上間隔をあけて20 mgずつ増量して60 mgまで増量可．

Caチャネルα2δリガンド
リリカ 75 mg 1日2回 その後1週間以上かけて300 mgまで増量．
ガバペン 初日600 mg，2日1,200 mg，3日1,200～1,800 mgに増量する．最高量2,400 mgまで投与可．両薬ともにめまいや眠気などの副作用に注意．

ワクシニアウイルス接種家兎炎症皮膚抽出液
ノイロトロピン 4錠，分2

- 注意点：注射薬もあり．過敏症・胃部不快感・眠気などの副作用あり．

表4 疼痛疾患に使用される抗うつ薬の副作用

薬剤名		薬理作用				
		再取り込み阻害		副作用		
		NA	5-HT	抗コリン作用	鎮静(眠気)	起立性低血圧
TCA	イミプラミン	++	+++	++++	+++	++
	アミトリプチリン	+	++++	+++++	++++	+++
	クロミプラミン	++	+++++	++++	++	++
	ノルトリプチリン	+++	++	+++	++	+
	アモキサピン	++++	+	++	++	+
SSRI	フルボキサミン	−	+++++	−	++	±
	パロキセチン	−	+++++	−	++	−
	セルトラリン	−	++++	−	++	−
SNRI	ミルナシプラン	++++	++++	±	+	−

NA:ノルアドレナリン,5-HT:セロトニン・
(武田泰子ほか.*Brain Medical* 2009[3] より)

●オピオイドの使い方

トラムセット(トラマドール塩酸塩/アセトアミノフェン配合錠)
- 非癌性慢性疼痛に保険適用あり.
- 通常,成人には,1回1錠,1日4回経口投与する.投与間隔は4時間以上空ける.なお,症状に応じて適宜増減するが,1回2錠,1日8錠を超えて投与しない.また,空腹時の投与は避ける.

投与の継続
- 慢性疼痛患者において,本剤投与開始後4週間を経過してもなお期待する効果が得られない場合は,他の適切な治療への変更を検討すること.また,定期的に症状および効果を確認し,投与の継続の必要性について検討すること.

投与の中止
- 慢性疼痛患者において,本剤の投与を必要としなくなった場合は,退薬症候の発現を防ぐために徐々に減量すること.

- また，てんかんの既往のある患者には慎重投与である．
- 副作用は，傾眠・浮動性めまい・悪心・便秘・肝機能障害などがある．

参考文献

1) O'Connor AB, Dworkin RH. Treatment of neuropathic pain：An overview of recent guidelines. Am J Med 2009；122：S22-S32.
2) 日本ペインクリニック学会 神経障害性疼痛薬物療法ガイドライン作成ワーキンググループ（編）．神経障害性疼痛薬物療法ガイドライン．真興交易医書出版部；2011.
3) 武田泰子，井関雅子．鎮痛補助薬による神経障害性疼痛の治療新情報．Brain Medical 2009；32：273-278.

MEMO

不随意運動

> **POINT**
> ▶ ほとんどすべての種類の不随意運動は薬剤で誘発されうる.
> → 薬剤性の除外が必要.
> → 現在使用中の薬剤の聴取が重要となる.

本態性振戦の治療

> **POINT**
> ▶ 基本的には, 対症療法となる.
> ▶ 保険適用があるものはβ遮断薬に限られる.

● 処方例

β遮断薬

　アロチノロール (10 mg) 1錠　分1 (3錠分3まで増量可)
　インデラル (10 mg) 1錠〜増量 (90 mg分3まで)

抗てんかん薬

　プリミドン　12.5〜25 mg　分1　就寝前
　　悪心, ふらつき, めまいなどの副作用がなければ増量して250 mgまで投与可能. 最大750 mg
　リボトリール　0.5 mg　分1 (〜6 mgまで増量可)
　エクセグラン　100 mg　分1 (〜200 mg分2まで増量可)
　ガバペン (200 mg) 3錠　分3 (〜6錠分3まで増量可)
　トピナ (50 mg) 1錠　分1 (〜200 mg分2まで増量可)

- 軽症時は必要時のみの頓用で対応する.
- 中等度以上になり日常生活に障害が出るようになれば, 常時内服とする.
- 薬剤治療抵抗性の中等度から高度の振戦には, ボツリヌス療法・手術療法 (視床破壊術〈thalamotomy〉, 視床刺激術〈thalamic stimulation〉), ガンマナイフによる視床破壊術が

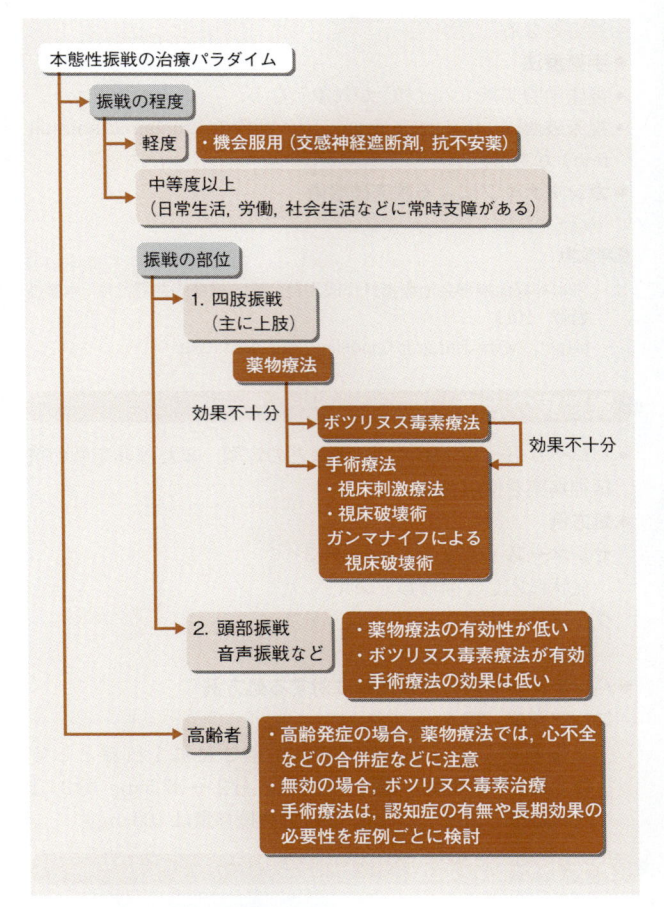

```
本態性振戦の治療パラダイム
├─ 振戦の程度
│   ├─ 軽度 ─ ・機会服用(交感神経遮断剤,抗不安薬)
│   └─ 中等度以上
│       (日常生活,労働,社会生活などに常時支障がある)
│
├─ 振戦の部位
│   ├─ 1. 四肢振戦
│   │   (主に上肢)
│   │       └─ 薬物療法
│   │           ─ 効果不十分 ─┬─ ボツリヌス毒素療法 ─┐
│   │                         │                      │ 効果不十分
│   │                         └─ 手術療法 ←──────────┘
│   │                             ・視床刺激療法
│   │                             ・視床破壊術
│   │                             ガンマナイフによる
│   │                             視床破壊術
│   │
│   └─ 2. 頭部振戦    ・薬物療法の有効性が低い
│       音声振戦など  ・ボツリヌス毒素療法が有効
│                     ・手術療法の効果は低い
│
└─ 高齢者  ・高齢発症の場合,薬物療法では,心不全
            などの合併症などに注意
           ・無効の場合,ボツリヌス毒素治療
           ・手術療法は,認知症の有無や長期効果の
            必要性を症例ごとに検討
```

図1 本態性振戦の治療パラダイム

(日本神経治療学会治療指針作成委員会編. 標準的神経治療:本態性振戦. 2011 より. 図中「薬物療法」の詳細は本文に記載)

■ 治療のポイント

適応となる．
- **手術療法**
- 視床中腹側核（Vim 核）が対象となる．
- 視床破壊術（thalamotomy），視床刺激術（thalamic stimulation）がある．
- **ガンマナイフによる視床破壊術**

参考文献
1) 日本神経治療学会治療指針作成委員会編．標準的神経治療：本態性振戦．2011．
   https://www.jsnt.gr.jp/guideline/img/hontai.pdf

舞踏病の治療

- ハロペリドール，チアプリドなどの定型，または非定型の抗精神病薬を使用する．
- **処方例**
  セレネース　0.75〜6 mg　分3
  　症状に応じて漸増していく．
  グラマリール　75〜150 mg　分3
  　25 mg 分1から漸増していく．
- **ハンチントン病の舞踏運動に対する処方例**
  コレアジン　12.5 mg　分1
  　以後漸増して，量を定める．1週ごとに1日量として12.5 mg ずつ増量．（例：→ 25 mg 分2 → 37.5 mg 分3，1回最高投与量は 37.5 mg，1日最高投与量は 100 mg）

アテトーゼの治療

- ハロペリドール，チアプリドなどの定型，または非定型の抗精神病薬を使用する．
- **処方例**
  セレネース　0.75〜6 mg　分3
  　症状に応じて漸増していく．

グラマリール　75〜150 mg　分3
25 mg 分1から漸増していく．

バリズムの治療

- 舞踏病・アテトーゼに倣い，ハロペリドール，チアプリドなどの定型または非定型の抗精神病薬を使用する．それでコントロールが困難な場合は，バルプロ酸などのGABA系神経作用を増強する薬剤を試みる．
- **処方例**

  セレネース　0.75〜2.25 mg　分3で開始して，3〜6 mgで維持

  グラマリール　75〜150 mg　分3

ジストニーの治療

- 各病態に応じての治療が必要であり，難渋することも少なくない．
- **処方例**

  アーテン　2〜8 mg　分1〜4　漸増
- ボトックス皮下注，MAB療法，深部脳刺激療法，なども考慮する．

ミオクローヌスの治療

- **処方例**

  リボトリール　0.5〜4 mg　分1〜2から漸増

  他には

  デパケンR（200）400〜800 mg　分1〜2（1,200 mgまで増量可）

  イーケプラ　1,000〜3,000 mg　分2

  トピナ　200〜600 mg　分2

  ミオカーム　36〜63 mL　分3

  なども有効とされる．

■ 治療のポイント

- ●しゃっくり（吃逆）に対する処方例
  ウインタミンまたはコントミン 25〜50 mg 1回 筋注・静注または 75 mg 分3内服
  ギャバロン 15 mg 分3
  ガバペン 600 mg 分3
- 逆流性食道炎などによる場合は，それに対してプロトンポンプ阻害薬などの投与を考慮する．

むずむず脚症候群の治療

- ●処方例

ドパミン作用薬
  ビ・シフロール 0.125 mg（〜0.75 mg）就寝前

抗てんかん薬
  レグナイト 600 mg 分1夕食後

ベンゾジアゼピン系薬物
  リボトリール/ランドセン 0.5〜2 mg 就寝前

- 二次性のもののなかで鉄欠乏を伴うものは鉄剤の補充を優先する．

発作性運動誘発性舞踏アテトーゼ／ジスキネジアの治療

- 抗てんかん薬が少量で著効する．
- ●処方例
  テグレトール 50〜100 mg 分1
  エクセグラン 100 mg 分1

瀬川病の治療

- L-ドパが著効し，効果が永続する．
- L-ドパ単剤では4〜5 mg/kg/日で開始．20 mg/kg/日が維持量．
- L-ドパ＋DCI製剤では，1/4〜1/5量が目安．

代謝性疾患

水溶性ビタミン欠乏症

治療のスタンダード

- 水溶性ビタミンは,吸収が良好である反面,排出も良好であるため,容易に欠乏を起こしうるが過剰症は生じにくい.
- 水溶性ビタミン欠乏症の治療の原則はビタミンの補充療法であり,偏食によるものは食事指導が大切である.ただし,吸収障害が原因である場合は点滴静注,筋注などによる治療が必要である.
- 今までに,投与量を分けて治療効果を比較したような大規模臨床群間比較試験などは行われていない.

ウェルニッケ脳症(ビタミン B_1 欠乏)の治療

- 意識障害,眼球運動障害,失調の3徴すべてを認めるものは20%未満である.投与が遅れると後遺症が残るため,臨床経過・症状から本症が疑われたら早急にチアミン投与を開始することが強く推奨される.
- 適切な投与経路,量,期間については明確にされていない.
- チアミンはグルコースの輸液に先行して投与する.
- マグネシウム欠乏が疑われる場合は補充する(マグネシウムはチアミン依存性酵素の補因子).
- 治療により眼球運動障害は数時間から数日,意識障害は数日から数週間で改善し,続いて失調性歩行が回復するとされるが,治療が遅れると小脳失調やコルサコフ症候群などの後遺症が残る.後遺症が残った症例であっても,数か月はチアミン 100 mg/日の投与を続けることが推奨されている.
- 偏食によるものは食事指導も大切.

■ 治療のポイント

● 処方例
アリナミンＦ 100 mg　緩徐に静注　5日間
経口摂取可能となった場合：**ノイビタ** 100 mg　分 2

ペラグラ（ナイアシン欠乏）の治療

- ナイアシン欠乏を採血で証明するのは容易ではなく，特徴的な画像所見もないため，病歴と臨床症候から疑われたら，速やかにニコチン酸アミドを投与する．
- 他のビタミンB群も同時に投与することが推奨される．
- 摂取不足を解消する（ほとんどが低栄養状態のアルコール乱用者）．
- トリプトファン代謝異常を来す疾患（悪性カルチノイド腫瘍，ハートナップ病），イソニアジド長期投与中の場合も発症しうるので注意する．
- 治療が遅れると予後不良．精神症状や舌炎の回復は早いが，末梢神経障害や記憶障害は後遺症として残ることが多い．
- 処方例を示すが，脳症などの重症にはニコチン酸アミド 500～1,000 mg/日が必要で，慢性期においても減量したうえで半年以上続けたほうがよいとする報告もある[1]．

● 処方例 1
ナイクリン注　100 mg　1日1～3回　皮下注・筋注・静注
● 処方例 2
ナイクリン　150 mg　分3　経口（経口可能な場合）
※いずれも他のビタミンB群も同時に投与する．

ビタミン B_6 欠乏症の治療

- イソニアジド内服時には，あらかじめビタミン B_6 製剤を併用する．
- 妊娠中，経口避妊薬やキレート剤投与中の場合も発症しうるので注意する．
- 痙攣に対しては，バルプロ酸ナトリウムなどの GABA 濃度を上昇させる抗痙攣薬を用いる．

- 処方例
  ピドキサール　60 mg　分3/日　内服

亜急性脊髄連合変性症（ビタミン B_{12} 欠乏）の治療

- 吸収障害の場合にはビタミン B_{12} の非経口投与を行う．治療開始初期には造血亢進とともに鉄が欠乏するので鉄剤も併用する．
- 摂取不足による欠乏であれば経口摂取でもよいが，胃酸分泌を抑制する H_2 受容体拮抗薬やプロトンポンプ阻害薬はビタミン B_{12} の吸収を阻害するため併用を避ける．

- 処方例1
  メチコバール 1,000 μg 筋注/日　2週間，その後1か月は週2回，以後毎月2回生涯継続

- 処方例2
  メチコバール 1,500 μg　分3　経口

肝性脳症

- 肝性脳症の治療法は一般療法と薬物療法に分けられる．
- 治療の基本はアンモニアを中心とした中毒物質の除去と，アミノ酸などの代謝の是正．

一般療法：誘因の除去，栄養管理

- 誘因：蛋白質の過剰摂取，消化管出血，便秘，脱水，感染症，鎮静薬・鎮痛薬の過剰投与，電解質異常など．
- 栄養管理：経口摂取が可能となった場合には，肝不全用経腸栄養剤で開始し，徐々に低蛋白食（0.4～0.6 g/kg 標準体重）を上乗せする．

薬物療法

- 合成二糖類を投与し，蛋白制限食とともに窒素平衡の維持を

治療のポイント

目的とした分子鎖アミノ酸（BCAA）の補充を行う．
- 脳症 III 〜 IV 度では BCAA 輸液製剤を投与するが，その覚醒効果は肝の予備能に依存する．
- これら治療に不応性の肝性脳症では，非吸収性抗菌薬や亜鉛製剤の投与を行う．

●脳症出現時の処方例

分子鎖アミノ酸製剤

アミノレバン（あるいはモリヘパミン）200 〜 500 mL　1 日 1 回点滴静注（1,000 mL まで増量可）

- 投与期間は 1 週間を目安にし，それを過ぎても肝性脳症が改善しない場合は急性肝不全に準じた治療法も考慮する必要がある．

合成二糖類

ラクツロースシロップ　30 〜 90 mL　分 3
または
ポルトラック（粉末）は 3 〜 6 包分 3

- 血液アンモニア濃度と便の性状（軟便で日に 2 回程度を目安）を参考に投与量を決める．経口摂取が困難な場合は，**ラクツロースシロップ** 50 〜 150 mL を同量ないし倍量の微温湯に希釈して 1 日 2 回程度の高圧浣腸を行うなど，経口摂取量の 3 〜 10 倍の量を希釈溶解して浣腸投与する．

●非脳症時の処方例

分子鎖アミノ酸製剤

アミノレバン EN　2 〜 3 包分 2 〜 3
または
ヘパン ED　1 〜 2 包分 1 〜 2
または
リーバクト　3 包分 3

合成二糖類

ラクツロースシロップ　30 〜 90 mL　分 3
または
ポルトラック（粉末）は 3 〜 6 包分 3

- **難治症例の処方例**
- 非吸収性抗菌薬の①か②を追加する.
① **硫酸ポリミキシンB**（100万単位）3錠　分3（保険適用外）
② **カナマイシンカプセル**（250 mg）8カプセル分4（保険適用外）
- 合成二糖類で高アンモニア血症が改善されない場合に併用するが，副作用の問題もあり長期投与はできない．

生活指導

- 外来での経過観察中に軽度の脳症が持続する場合，栄養指導を受け，低蛋白食（0.4〜0.6/kg標準体重）とともに肝不全用経腸栄養剤を継続する．本剤は1包約200〜300 kcalのカロリーがあるので，食事中の総カロリーからその分を減らすよう指導する．
- 便秘は軟便が1日2〜3回あるように，繊維の多い食物を摂取するとともに，ラクツロースの量を調節し，必要があれば緩下剤も併用する．発熱時や利尿薬服用時には脱水に注意する．
- 不眠に対しては，日常に軽い運動などを取り入れ，睡眠・覚醒のリズムを整え，入眠導入剤の処方はできるだけ控える．

参考文献
1) 石川良樹.〈日本臨牀別冊 領域別症候群シリーズ〉No. 29 神経症候群Ⅳ.日本臨牀社；2000.pp.91-93.
2) 日本消化器病学会編.肝硬変診療ガイドライン.南江堂；2010.

MEMO

顔面神経麻痺

ベル麻痺

- ベル麻痺は比較的予後良好な疾患であり,無治療でも 70 % 以上が後遺症を残さずに寛解する.
- ラムゼイ ハント症候群の除外は重要である.

内科的治療

- 急性期治療として経口副腎皮質ホルモンおよび抗ウイルス薬の使用が多く推奨されているが,明確なエビデンスが存在せず,薬剤の至適投与量も十分に明らかにされていない.
- 副腎皮質ホルモン療法の作用機序については神経浮腫とそれ

表1 ベル麻痺の内科的治療の指標

I. 経口副腎皮質ホルモン
・発症後 3 日以内にが望ましいが,遅くとも 10 日以内に開始する
・成人ではプレドニゾロン 1 mg/kg/日 or 60 mg/日を 5〜7 日間投与し,その後 1 週間で漸減中止する
・中等症以下の症例および高齢者ではプレドニゾロン 0.5 mg/kg/日 or 30 mg/日を 5〜7 日間投与し,その後 1 週間で漸減中止する

II. 経口副腎皮質ホルモンと抗ウイルス薬の併用療法
副腎皮質ホルモン投与とともに以下の抗ウイルス薬を開始する(①もしくは②)
① バラシクロビル塩酸塩 1,000 mg/日 分 2,5〜7 日間投与
② アシクロビル 1,000〜2,000 mg/日 分 2〜4,5〜7 日間投与
抗ウイルス薬の単独療法は推奨されない

III. メチルコバラミン 1,500 μg/日 分 3
寛解または発症後 8 週間まで投与することが推奨される

(日本神経治療学会治療指針作成委員会編.標準的神経治療:Bell 麻痺,2008 より)

に伴う神経内圧の軽減および二次的に得られる血流改善が推測されている．
- 抗ウイルス薬の使用については賛否両論ある．HSV-1との関係を強く示唆する報告がなされていること，少数だが一部に皮疹を伴わないラムゼイ ハント症候群（zoster sine herpete）が含まれている可能性があることが，推奨の根拠となっていると考えられている．
- ベル麻痺に対するアシクロビル単独の効果は否定的．
- 治療開始時期に関しては発症3日以内が推奨されているが，発症10日以内でも有効であることが報告されている．

リハビリテーション

- ベル麻痺に対する理学療法の有用性に関するエビデンスについては論議がある．
- ベル麻痺が発症して数日以内は，リハビリテーションより副腎皮質ホルモン投与をより早期に行うことが重要である．急性期は積極的にリハビリテーションを受ける時期ではないが，拘縮予防目的で温熱療法やマッサージを行うことが多い．軽症例では，積極的なリハビリテーションを行う必要はない．
- 電気刺激療法や粗大で強力な随意運動を行う筋力訓練は，病的共同運動の誘因となる可能性があり，行わないことが重要であるとの指摘がある．
- 鏡を用いた顔面筋のバイオフィードバック訓練は麻痺後の病的共同運動を予防する効果がある．

予備知識

局所の温熱治療は蒸しタオルで温めて血流の改善や顔面のこわばりの改善を目的とし，マッサージあるいは運動の前に行われる．マッサージは，麻痺した顔面筋の収縮方向に揉むことで血行を改善し，拘縮を予防する可能性があり，顔面筋のこわばりやそれによる痛みを軽減することを目的とする．

■ 治療のポイント

ボツリヌス毒素療法

- ベル麻痺後遺症としての不随意な攣縮，拘縮，病的共同運動に対して，A型ボツリヌス神経毒素製剤（**ボトックス**）を使用することがある（ベル麻痺後遺症においては片側顔面痙攣と同様の病態を生じているため，同病名で登録を行うことになる）．

その他

- 顔面神経麻痺後遺症に対して外科手術が行われることがある．

参考文献
1) 日本神経治療学会治療指針作成委員会編．標準的神経治療：Bell麻痺，2008．
   https://www.jsnt.gr.jp/guideline/img/bell.pdf

MEMO

- Japan Coma Scale
- Glasgow Coma Scale
- NIH Stroke Scale
- UPDRS
- Hoehn & Yahrの重症度分類
- QMG score
- EDSS

巻末付録

付録

■ Japan Coma Scale（JCS）

III. 刺激をしても覚醒しない状態（3 桁の点数で表現） （deep coma, coma, semicoma）	
300.	痛み刺激に全く反応しない
200.	痛み刺激で少し手足を動かしたり顔をしかめる
100.	痛み刺激に対し，払いのけるような動作をする
II. 刺激すると覚醒する状態（2 桁の点数で表現） （stupor, lethargy, hypersomnia, somnolence, drowsiness）	
30.	痛み刺激を加えつつ呼びかけを繰り返すと辛うじて開眼する
20.	大きな声または体を揺さぶることにより開眼する
10.	普通の呼びかけで容易に開眼する
I. 刺激しないでも覚醒している状態（1 桁の点数で表現） （delirium, confusion, senselessness）	
3.	自分の名前，生年月日が言えない
2.	見当識障害がある
1.	意識清明とは言えない

注　R：Restlessness（不穏），I：Incontinence（失禁），A：Apallic state または Akinetic mutism

たとえば 30R または 30 不穏とか，20I または 20 失禁として表す．
（太田富雄，和賀志郎，半田肇，他．急性期意識障害の新しい grading とその表現法．（いわゆる 3-3-9 度方式）第 3 回脳卒中の外科研究会講演集 1975；pp61-69）

■ Glasgow Coma Scale（GCS）

1. 開眼（eye opening, E）	E
自発的に開眼	4
呼びかけにより開眼	3
痛み刺激により開眼	2
なし	1
2. 最良言語反応（best verbal response, V）	V
見当識あり	5
混乱した会話	4
不穏当な発語	3
理解不明の音声	2
なし	1
3. 最良運動反応（best motor response, M）	M
命令に応じて可	6
疼痛部へ	5
逃避反応として	4
異常な屈曲運動	3
伸展反応（除脳姿勢）	2
なし	1

正常ではE，V，Mの合計が15点，深昏睡では3点となる．

(Teasdale G, Jennett B. Assessment of coma and impaired consciousness. A practical scale. *Lancet* 1974；2：81-84)

📗 付録

National Institutes of Health Stroke Scale (NIHSS)

1a. 意識水準	□0：完全錯覚　□1：簡単な刺激で覚醒 □2：繰り返し刺激，強い刺激で覚醒 □3：完全に無反応
1b. 意識障害—質問 (今月の月名及び年齢)	□0：両方正解　□1：片方正解 □2：両方不正解
1c. 意識障害—従命 (開閉眼，「手を握る・開く」)	□0：両方正解　□1：片方正解 □2：両方不可能
2. 最良の注視	□0：正常　□1：部分的注視視野 □2：完全注視麻痺
3. 視野	□0：視野欠損なし　□1：部分的半盲 □2：完全半盲　□3：両側性半盲
4. 顔面麻痺	□0：正常　□1：軽度の麻痺 □2：部分的麻痺　□3：完全麻痺
5. 上肢の運動（右） ＊仰臥位のときは 　45度右上肢 □9：切断，関節癒合	□0：90度＊を10秒保持可能（下垂なし） □1：90度＊を保持できるが，10秒以内に下垂 □2：90度＊の挙上または保持ができない □3：重力に抗して動かない □4：全く動きがみられない
上肢の運動（左） ＊仰臥位のときは 　45度左上肢 □9：切断，関節癒合	□0：90度＊を10秒保持可能（下垂なし） □1：90度＊を保持できるが，10秒以内に下垂 □2：90度＊の挙上または保持ができない □3：重力に抗して動かない □4：全く動きがみられない
6. 下肢の運動（右） □9：切断，関節癒合	□0：30度を5秒間保持できる（下垂なし） □1：30度を保持できるが，5秒以内に下垂 □2：重力に抗して動きがみられる □3：重力に抗して動かない □4：全く動きがみられない
下肢の運動（左） □9：切断，関節癒合	□0：30度を5秒間保持できる（下垂なし） □1：30度を保持できるが，5秒以内に下垂 □2：重力に抗して動きがみられる □3：重力に抗して動かない □4：全く動きがみられない
7. 運動失調 □9：切断，関節癒合	□0：なし　□1：1肢　□2：2肢

8. 感覚	☐ 0：障害なし ☐ 1：軽度から中等度 ☐ 2：重度から完全
9. 最良の言語	☐ 0：失語なし ☐ 1：軽度から中等度 ☐ 2：重度の失語 ☐ 3：無言，全失語
10. 構音障害 ☐ 9：挿管または身体的障壁	☐ 0：正常 ☐ 1：軽度から中等度 ☐ 2：重度
11. 消去現象と注意障害	☐ 0：異常なし ☐ 1：視覚，触覚，聴覚，視空間，または自己身体に対する不注意，あるいは1つの感覚様式で2点同時刺激に対する消去現象 ☐ 2：重度の半側不注意あるいは2つ以上の感覚様式に対する半側不注意

合計 ＿＿＿＿＿＿＿点／42点

リストの順に15項目について判定し，合計点で評価する．0点が正常で点数が高いほど重症である．
(Brott T, et al. Measurements of acute cerebral infarction : A clinical examinationscale. *Stroke* 1989 ; 20 : 864-870)

◆評価時の注意点

- 失語症の患者に対して，「1b. 意識障害（質問）」では，2点を与えることになっている．「1c. 意識障害（命令）」では，パントマイムで示しても良いことになっている．それでも出来なければ，2点を与える．
- 「3. 視野」では1/4盲，または同時刺激して片方を無視することがあれば1点を入れるという解説がされている．
- 「5. 上肢の運動」「6. 下肢の運動」は失語症の患者でも評点する．9点は合計点には加えない．
- 「8. 感覚」では全く正常であれば0点で，全く解らないのは2点であり，その中間は全て1点となる．
- 「9. 最良の言語」では失語がなければ0点，軽度から中等度の失語は1点，重度の失語は2点，全くの失語や昏迷は3点となる．
- 「10. 構音障害」は挿管をしている場合は9点となるが合計点には加えない．
- 「11. 消去現象と注意障害」は失語があっても両側に注意を向けているようにみえれば0点を与える．視野刺激で問題があった時には1点を与える．

(日本脳卒中学会 脳卒中医療向上・社会保険委員会 rt-PA（アルテプラーゼ）静注療法指針改訂部会．rt-PA（アルテプラーゼ）静注療法適正治療指針第二版．脳卒中 2012；34：443-480 を参考に作成)

付録

■ Unified Pakinson's Disease Rating Scale (UPDRS)

UPDRS Part I (精神機能, 行動および気分)					
1	知的機能障害	0	1	2	3	4
2	思考障害	0	1	2	3	4
3	抑うつ状態	0	1	2	3	4
4	意欲, 自発性	0	1	2	3	4

UPDRS Part II (日常生活動作)		on 時	off 時
5	会話	0 1 2 3 4	0 1 2 3 4
6	流涎	0 1 2 3 4	0 1 2 3 4
7	嚥下	0 1 2 3 4	0 1 2 3 4
8	書字	0 1 2 3 4	0 1 2 3 4
9	食事と食器の扱い	0 1 2 3 4	0 1 2 3 4
10	着衣	0 1 2 3 4	0 1 2 3 4
11	入浴・トイレ	0 1 2 3 4	0 1 2 3 4
12	寝返りおよび布団直し	0 1 2 3 4	0 1 2 3 4
13	転倒 (すくみによらない)	0 1 2 3 4	0 1 2 3 4
14	歩行中のすくみ	0 1 2 3 4	0 1 2 3 4
15	歩行	0 1 2 3 4	0 1 2 3 4
16	ふるえ	0 1 2 3 4	0 1 2 3 4
17	パーキンソニズムに関連した感覚症状	0 1 2 3 4	0 1 2 3 4

UPDRS Part III (運動能力検査)								
18	言語			0	1	2	3	4
19	顔の表情			0	1	2	3	4
20	安静時振戦	顔面		0	1	2	3	4
		左手		0	1	2	3	4
		右手		0	1	2	3	4
		左足		0	1	2	3	4
		右足		0	1	2	3	4
21	手の動作時振戦または姿勢振戦	左		0	1	2	3	4
		右		0	1	2	3	4

22	固縮	頸部	0	1	2	3	4
		左上肢	0	1	2	3	4
		右上肢	0	1	2	3	4
		左下肢	0	1	2	3	4
		右下肢	0	1	2	3	4
23	指タップ	左	0	1	2	3	4
		右	0	1	2	3	4
24	手の運動	左	0	1	2	3	4
		右	0	1	2	3	4
25	手の回内回外運動	左	0	1	2	3	4
		右	0	1	2	3	4
26	下肢の敏捷性	左	0	1	2	3	4
		右	0	1	2	3	4
27	椅子からの立ち上がり		0	1	2	3	4
28	姿勢		0	1	2	3	4
29	歩行		0	1	2	3	4
30	姿勢の安定性		0	1	2	3	4
31	動作緩慢と運動減少		0	1	2	3	4

UPDRS Part IV（治療の合併症）

A．ジスキネジア

32	ジスキネジアの出現時間	0	1	2	3	4
33	ジスキネジアに起因する障害	0	1	2	3	4
34	痛みを伴うジスキネジア	0	1	2	3	4
35	早期のジストニア		0		1	

B．症状の日内変動

36	服薬時間から予想できる off 期間の有無	0	1
37	服薬時間から予想できない off 期間の有無	0	1
38	数秒間の中に突然起きる off 期間の有無	0	1
39	起きている時間の何％が off 期間か？	0	1	2	3	4

C．その他の合併症状

40	食欲低下，吐き気，嘔吐の有無	0	1

| 41 | 不眠,眠気などの睡眠障害の有無 | 0 | 1 |
| 42 | 起立性低血圧による立ち眩み・失神の有無 | 0 | 1 |

| 総計 | | | |

0は正常,4は最大の障害
(Fahn S, Elton RL, and members of the UPDRS Development Committee. Unified Parkinson's Disease Rating Scale. In : Recent Development in Parkinson's Disease, vol 2 (Fahn S, Marsden CD, Calne DB, Goldstein M, editors). Florham Park, NJ : Macmillan Health Care Information ; 1987. pp153-164/折笠秀樹,久野貞子,長谷川一子,水野美邦.Parkinson病の重症度を測る日本語版 unified Parkinson's disease rating scale (UPDRS) の信頼性評価.神経治療学 2000 ; 17 : 577-591)

※なお,本表の改訂版となる MDS-UPDRS は下記で入手できる.
http://www.movementdisorders.org/MDS/Education/Rating-Scales/Rating-Scales-By-Disorder.htm

■ Hoehn & Yahr の重症度分類

0度	パーキンソニズムなし
1度	一側性パーキンソニズム
2度	両側性パーキンソニズム
3度	軽〜中等度パーキンソニズム.姿勢反射障害あり.日常生活に介助不要
4度	高度障害を示すが,歩行は介助なしにどうにか可能
5度	介助なしにはベッド又は車椅子生活

(Hoehn MM, Yahr MD. Parkinsonism : onset, progression and mortality. *Neurology* 1967 ; 17 (5) : 427-442)

■Quantitative Myasthenia Gravis Score for Disease Severity (QMG score)

方法	状態			
グレード	0	1	2	3
右,または左を見て2重に見えるまでの時間(秒)	61	11-60	1-10	常時
上を見たときに瞼が下がるまでの時間(秒)	61	11-60	1-10	常時
顔面筋力	正常閉眼	抵抗を加えると開眼	抵抗を加えなければ閉眼できる	不完全
100ccの水を飲んだ場合	正常	軽度の誤飲,咳払い	強い誤嚥,むせ,鼻への逆流	飲めない
1～50まで数え,正しく発音できなくなるまで	50まで言える	30～49	10-29	9
座った状態で右手を水平に上げ,維持できる時間(秒)	240	90-239	10-89	9
座った状態で左手を水平に上げ,維持できる時間(秒)	240	90-239	10-89	9
予測肺活量(%VC)	80以上	65-79	50-64	50未満
握力(kg) 右手 男性	45以上	15-44	5-14	0-4
握力(kg) 右手 女性	30以上	10-29	5-9	0-4
握力(kg) 左手 男性	35以上	15-34	5-14	0-4
握力(kg) 左手 女性	25以上	10-24	5-9	0-4
仰向けに寝た状態で頭を45°上げ,維持できる時間(秒)	120	30-119	1-29	0
仰向けに寝た状態で足を45°上げ,維持できる時間(秒) 右足	100	31-99	1-30	0
仰向けに寝た状態で足を45°上げ,維持できる時間(秒) 左足	100	31-99	1-30	0

(Jaretzki A 3rd, et al. Myasthenia gravis: recommendations for clinical research standards. Task Force of the Medical Scientific Advisory Board of the Myasthenia Gravis Foundation of America. *Neurology* 2000;55(1):16-23/日本神経治療学会・日本神経免疫合同神経免疫疾患治療ガイドライン委員会.重症筋無力症(myasthenia gravis:MG)の治療ガイドラインより)

■ 付録

■ Expanded Disability Status Scale (EDSS)

EDSS	0	1.0	1.5	2.0	2.5	3.0	3.5	4.0	4.5	5.0	5.5

歩行可能(補助なし歩行)
神経学的所見

正常　ごく軽い徴候　軽度障害　　　　　中等度障害　比較的高度障害　　高度障害

歩行可動域(約)
補助無し・休まず

　　　　　　　　　　　　　　　　　　>500m　500m　300m　200m　100m

終日の十分な活動
出来る　　　　　　　　　出来ない
自分で出来る　最小限の補助が必要　特別な設備が必要

		FS0	8コ	7コ	6コ	7コ	6コ	4~5コ	5~6コ	6コ	3コ	7コ	8コ組合せ 3.5超↓	7コ	8コ組合せ 4.0超↓	7コ	8コ組合せ 4.0超↓	7コ	8コ組合せ 4.0超↓
E		FS1	*	1コ*	2コ*															
D S S と F S 組 合 わ せ		FS2				1コ	2コ	3~4コ	1~2コ		5コ								
		FS3						1コ	1コ	2コ									
		FS4								1コ	1コ								
		FS5										1コ		1コ					
		FS6																	

*他に精神機能は1(FS)でもよい　**非常に稀であるが錐体路機能5(FS)のみ

(Kurtzke JF. Rating neurologic impairment in multiple sclerosis: An expanded disability status scale (EDSS). *Neurology* 1983; 33: 1444-1452)

6.0	6.5	7.0	7.5	8.0	8.5	9.0	9.5	10
補助具歩行		車イス生活				ベッド生活		Death (MSのため)
補助具必要 100m (片側)	補助具必要 100m (両側)	車イスへの乗降 一人で出来る(補助あっても5m以上歩けず)	車イスへの乗降 助け必要な時あり(2、3歩以上歩けず)	1日の大半 ベッド外	1日の大半 ベッド内	体の自由がきかずベッドで寝たきり		
				身の回りのこと 多くの事が出来る	身の回りのこと ある程度出来る	意思伝達・飲食 出来る	意思伝達・飲食 出来ない	
								FS0
								FS1
								FS2
								FS3
↓ 3コ以上組合わせ**	↓ 3コ以上組合わせ	↓ 2コ以上組合わせ	↓ 2コ以上組合わせ	↓ 数個組合わせ	↓ 数個組合わせ	↓ ほとんど組合わせ	↓ ほとんどすべて組合わせ	FS4
								FS5
								FS6

〈EDSS評価上の留意点〉
○ EDSSは，多発性硬化症により障害された患者個々の最大機能を，神経学的検査成績をもとに評価する．
○ EDSS評価に先立って，機能別障害度(FS)を次頁の表により評価する．
○ EDSSの各グレードに該当するFSグレードの一般的な組合せは中段の表に示す．歩行障害がない（あっても＞500m歩行可能）段階のEDSS（≦3.5）は，FSグレードの組合せによって規定される．またEDSS≧4.0では，ADLのみによって規定される．しかし前者のEDSS（≦3.5）評価上，とくに視覚機能（FS）のグレードのみは，次のように実際のグレードを1/2にして算出する．

実際に7段階に判定された視覚機能(FS)グレード	0	1	2	3	4	5	6
EDSS評価上算出する視覚機能(FS)グレード	0	1		2		3	

○ FS及びEDSSの各グレードにぴったりのカテゴリーがない場合は，一番近い適当なグレードを採用する．

付録

機能別障害度（FS：Functional system）の評価基準

FS	錐体路機能	小脳機能	脳幹機能	感覚機能
0	◎ 正常	◎ 正常	◎ 正常	◎ 正常
1	① 異常所見あるが障害なし	① 異常所見あるが障害なし	① 異常所見のみ	① 1～2肢
2	② ごく軽い障害	② 軽度の失調	② 中等度の眼振	② 1～2肢
			軽度の他の脳幹機能障害	3～4肢
3	③ 軽度～中等度の対麻痺・片麻痺	③ 中等度の躯幹または四肢の失調	③ 高度の眼振	③ 1～2肢
	高度の単麻痺		高度の外眼筋麻痺	3～4肢
			中等度の他の脳幹機能障害	
4	④ 高度の対麻痺・片麻痺	④ 高度の四肢全部の失調	④ 高度の構音障害	④ 1～2肢
	中等度の四肢麻痺		高度の他の脳幹機能障害	2肢以上
	完全な四肢麻痺			3肢以上
5	⑤ 完全な対麻痺・片麻痺	⑤ 失調のため協調運動全く不能	⑤ 嚥下または構音全く不能	⑤ 1～2肢
	高度の四肢麻痺			顎以下
6	⑥ 完全な四肢麻痺			⑥ 顎以下

小脳機能：脱力（錐体路機能〔grade 3 以上〕により判定困難な場合，grade とともにチェックする．

	膀胱直腸機能	視覚機能	精神機能	その他
	◎ 正常	◎ 正常	◎ 正常	◎ なし
① 振動覚または描字覚の低下	① 軽度の遅延・切迫・尿閉	① 暗点があり, 矯正視力0.7以上	① 情動の変化のみ	① あり
② 軽度の触・痛・位置覚の低下 中等度の振動覚の低下 振動覚のみ低下	② 中等度の遅延・切迫・尿閉 希な尿失禁	② 悪い方の眼に暗点あり, 矯正視力0.7〜0.3	② 軽度の知能低下	
③ 中等度の触・痛・位置覚の低下 完全な振動覚の低下 軽度の触・痛覚の低下 中等度の固有覚の低下	③ 頻繁な失禁	③ 悪い方の眼に大きな暗点 中等度の視野障害 矯正視力0.3〜0.2	③ 中等度の知能低下	
④ 高度の触・痛覚の低下 固有覚の消失（単独 or 合併） 中等度の触・痛覚の低下 高度の固有覚の消失	④ ほとんど導尿を要するが, 直腸機能は保たれている	④ 悪い方の眼に高度視野障害 矯正視力0.2〜0.1 悪い方の眼は〔grade 3〕で良眼の視力0.3以下	④ 高度の知能低下（中等度の慢性脳徴候）	
⑤ 全感覚の消失 中等度の触・痛覚の低下 ほとんどの固有覚の消失	⑤ 膀胱機能消失	⑤ 悪い方の眼の矯正視力0.1以下 悪い方の眼は〔grade 4〕で良眼の視力0.3以下	⑤ 高度の痴呆 高度の慢性脳徴候	
⑥ 全感覚消失	⑥ 膀胱・直腸機能消失	⑥ 悪い方の眼は〔grade 5〕で良眼の視力0.3以下		

視覚機能：耳側蒼白がある場合, grade とともにチェックする.

事項索引

● 和文索引 ●

あ

アーガイル ロバートソン瞳孔　330
亜急性脊髄連合変性症　101, 383
圧迫性病変　100
アテトーゼ　146, 378
アテローム血栓性脳梗塞　241
アヒル歩行　171, 196
歩きにくい　190
アルツハイマー病　223, 253
アルツハイマー病の診断基準　232
アロディニア　369
アントン症候群　108, 227

い

意識障害　3, 4
一次性ジストニー　148
一次性頭痛　52
異痛症　369
一過性意識障害　16
一過性黒内障　106
一過性全健忘　222, 247
一過性脳虚血発作　246
遺伝子組み換えプラスミノーゲンアクチベーター　240
意味記憶　221
陰性ミオクローヌス　152
インフルエンザ（関連）脳症　339

う

ウイルス性髄膜炎　317
ウィルソン病　141
ウエストナイルウイルス脳炎　323
ウェルニッケ脳症　26, 216, 342, 381
ウェルニッケ・マン肢位　171
兎の口症候群　142
うつ　271
腕木信号現象　177
ウトホフ徴候　106
運動緩慢　174, 178, 181
運動時振戦　140
運動失調　159, 280
運動失調性歩行　194
運動ニューロン疾患　210, 286
運動麻痺　115

え

エピソード記憶　221
遠隔記憶　221
鉛管様筋強剛　169, 177
嚥下障害　197, 202, 288
炎症性疼痛　368, 369
延髄外側症候群　76, 93
円背　179

お

横断性脊髄炎　93
折りたたみナイフ現象　170, 283
オリーブ橋小脳萎縮症　280
音楽家振戦　142
温度眼振検査　13

か

下位運動ニューロン　126
開眼失行　113
カイザー・フライシャー角膜輪　142

外側側頭葉てんかん 39
回転性めまい 64
過活動膀胱 282
踵膝試験 164
かかと歩行 191
架橋静脈 251
拡大胸腺摘除術 301
下行性疼痛抑制系 369
下肢静止不能症候群 156
下垂体卒中 51
加速歩行 178, 194
カーテン徴候 204
仮面様顔貌 178
加齢によるもの忘れ 222
ガワーズ徴候 196
眼咽頭型筋ジストロフィー 113, 212
感覚解離 92
感覚障害 81
眼球浮き運動 14
眼球彷徨 13
間欠性跛行 196
眼瞼下垂 112, 298
眼瞼攣縮 113
カンジダ髄膜脳炎 327
感情失禁 208
緩徐言語 203
眼振 68
肝性脳症 383
観念運動失行 226
観念失行 226
ガンマナイフ 378
顔面痙攣 156
顔面神経麻痺 386

■ き ■

記憶障害 219
疑核 207

偽性アテトーゼ 88
偽性球麻痺 208, 211
吃逆 152, 380
企図振戦 140
機能別障害度 404
急性期めまい 363
急性散在性脳脊髄炎 24, 294
急性症候性発作 30
急性梅毒性髄膜炎 330
急性緑内障発作 51
球脊髄性筋萎縮症 130, 290
球麻痺 211
強制泣き 289
強制笑い 289
強直間代発作 38
虚血性神経障害 101
ギラン・バレー症候群 124, 213, 304
ギラン・モラレの三角 143
起立性低血圧 17, 79, 274, 281
筋萎縮 115, 130
筋萎縮性側索硬化症 130, 286
筋強剛 169, 177, 181
筋強直性ジストロフィー 113, 132, 212
筋緊張 168
筋緊張亢進 168
筋緊張低下 169
筋痙攣 151
筋原性筋萎縮 131
近時記憶 221
筋生検 132
緊張型頭痛 53, 58, 356
筋力低下 115

■ く ■

草刈り歩行 171
首下がり 179

クプラ結石症　72
くも膜下出血　49, 250
クリーゼ　301
クリプトコッカス髄膜脳炎　324
群発頭痛　59, 357

け

脛骨神経麻痺　122
傾斜試験　21
痙縮　168, 283, 287
痙性斜頸　148
痙性対麻痺　124, 172, 291
痙性対麻痺歩行　171, 193
痙性片麻痺歩行　171, 192
痙性歩行　171, 192
痙性麻痺　123, 167
頸動脈ステント留置術　244
頸動脈洞マッサージ　21
頸動脈内膜剥離術　244
軽度認知障害　221
軽度認知障害の診断基準　233
鶏歩　195
痙攣　27, 28
痙攣性てんかん重積　341
血液浄化療法　300, 305, 306
結核性髄膜炎　315
血管炎　100
血管迷走神経性失神　17
欠神発作　351
血栓除去療法　240
血栓溶解療法　240
ケトアシドーシス　25
ケネディ・オルター・ソン病　130
ケネディ病　290
ゲルストマン症候群　227
ケルニッヒ徴候　48
幻覚　272

見当識障害　223

こ

抗アクアポリン4（AQP4）抗体　294
構音障害　197, 199
光覚弁　105
抗血小板薬　243
高血糖　25
高血糖性高浸透圧症候群　25
構成失行　226
交代性片麻痺　123
抗てんかん薬　41, 346, 380
抗てんかん薬の漸減・中止　352
後頭葉てんかん　40
高度便秘　283
向反発作　40
項部硬直　11, 48
硬膜動静脈瘻　101
小刻み歩行　195
語義失語　225
呼吸苦　289
呼吸困難　288
腰曲がり　179
コルサコフ症候群　381
コレア　143
昏睡患者　5

さ

細菌性髄膜炎　309
細菌性脳膿瘍　317
催吐反射　205
サイトメガロウイルス脳炎　322
サドル状感覚消失　95
三環系抗うつ薬　272
三叉神経痛　358
三叉神経・自律神経性頭痛　55

し

シェロング起立試験　79
視覚障害　103
視覚性失認　227
弛緩性麻痺　123
自己免疫性重症筋無力症　128, 298
四肢麻痺　123
視床下核刺激術　271
歯状核赤核淡蒼球ルイ体萎縮症　145
視床刺激術　378
視床障害　92
視床症候群　92
視床痛　92
視床破壊術　378
視神経脊髄炎　293
指数弁　104
ジスキネジア　150, 269
ジストニー（ジストニア）　147, 379
ジストニー歩行　195
姿勢異常　179
姿勢時振戦　140
姿勢ジストニー　149
姿勢歩行障害　174
姿勢保持障害　178, 181
肢節運動失行　92, 226
持続性片側頭痛　60, 359
失語　223
失行　225
失神　17
失調の鑑別　163
失認　227
シデナム舞踏病　146
自動症　38
自発疼痛　369

しびれ　82, 367
シャイ・ドレーガー症候群　280
尺骨神経麻痺　122
視野障害　107
しゃっくり（吃逆）　152, 380
しゃべりにくい　198
周期性四肢麻痺　125
重症筋無力症　211, 298
手回内外試験　164
手根管症候群　124
手指失認　227
手動弁　104
上位運動ニューロン障害　119
状況失神　17
上行性網様体賦活系　4
小字症　178
小脳性失調　160
小舞踏病　146
書字振戦　142
除脳硬直　14
除皮質硬直　14
自律神経障害　281
視力低下　104, 105
心因性振戦　142
新規発症持続性連日性頭痛　60, 359
真菌性髄膜脳炎　324
神経感染症　309
神経原性筋萎縮　130
神経根炎　99
神経根痛　95
神経腫　368
神経障害性疼痛　368, 371
神経梅毒　330
心原性脳塞栓症　242
進行性核上性麻痺　186, 275
進行性核多巣性白質脳症　333
進行性筋ジストロフィー　132

進行性非流暢性失語 225
進行性麻痺 331
深在性真菌症 325
侵襲性アスペルギルス症 327
振戦 139, 176
心停止蘇生後低酸素血症 25

す

髄液検査 230
髄液排除試験 257
錐体外路障害 168
錐体外路症状 173
錐体外路性歩行 194
錐体路 119
錐体路障害 168
髄内/髄外腫瘍 100
髄膜炎 23, 50, 309
髄膜血管梅毒 330
睡眠時の喘鳴 200
水溶性ビタミン欠乏症 381
すくみ足 195, 270
すくみ足歩行 178
頭痛 43, 353
頭痛の発作頻度 52
ステロイドパルス療法 294
スパズム 151
すり足歩行 171

せ

静止時振戦 139, 174, 181
正常圧水頭症 257
声帯疾患 216
正中神経麻痺 122
生理的振戦 142
瀬川病 148, 380
赤核振戦 143
脊髄炎 101
脊髄空洞症 101

脊髄後根障害 95
脊髄障害 93
脊髄小脳変性症 78, 279
脊髄性筋萎縮症 289
脊髄性失調 161
脊髄癆 101, 330
舌咽神経 206
接合菌症 327
閃輝暗点 108
前向性健忘 221
線条体黒質変性症 186, 280
前脊髄動脈症候群 101
尖足歩行 171
前兆のない片頭痛 58
前庭神経炎 73
前庭性失調 162
前頭側頭葉変性症 223, 257
前頭側頭葉変性症の診断基準 236
前頭葉性失調 162
前頭葉てんかん 40
全般発作 36, 351

そ

相貌失認 227
即時記憶 220
側頭動脈炎 50
側頭葉てんかん 38
続発性パーキンソン症候群 183
側彎 179

た

代謝性疾患 381
大脳障害 92
大脳皮質基底核変性症 187, 276
大脳盲 108
多系統萎縮症 186, 214, 279
多巣性運動ニューロパチー 131,

307
脱髄性疾患 100
タップテスト 257
多発筋炎 132, 302
多発神経炎 95
多発性硬化症 296
多発性神経障害 95
多発性単神経炎 95
垂れ足 195
単一末梢神経障害 95
単純ヘルペス脳炎 319
単神経炎 95
弾性ストッキング 282
淡蒼球刺激術 271
単麻痺 122

ち

力がはいらない 116
蓄尿障害 282
地誌失認 227
チック 151
遅発性ジスキネジア 151
遅発性脳血管攣縮 251
着衣失行 226
チャドック反射 338
中枢性めまい 66, 70
中脳振戦 143
聴神経腫瘍 78
チルトテーブル 21
陳述記憶 221

つ

対麻痺 123
継ぎ足歩行 164, 191
つま先歩行 191

て

低活動膀胱 283

低血糖 25
手口症候群 93
手首固化徴候 140
デジュリン症候群 210
テタヌス 157
手続記憶 221
電解質異常 25
てんかん 28, 34, 341
てんかん患者の運転免許 42
てんかん重積 33
てんかん重積発作 341
てんかん発作 20

と

頭位変換眼球反射 13
橈骨神経麻痺 122
動作がおそい 174
動作時振戦 140
動作ジストニー 150
頭頂葉てんかん 40
疼痛 368
頭部外傷 23
動揺性歩行 196
兎眼 123
トキソプラズマ脳炎 329
特発性顔面神経麻痺 123
特発性正常圧水頭症 187
特発性正常圧水頭症の診断基準 237
特発性パーキンソン症候群 181
徒手筋力検査 118
突進現象 178, 194
ドパミン補充療法 266

な

ナイアシン欠乏 382
内頸動脈海綿静脈洞瘻 250
内側側頭葉てんかん 39

に

軟口蓋振戦　143
軟口蓋ミオクローヌス　143

に

肉芽腫性神経梅毒　331
二次性ジストニー　148
二次性頭痛　46
二次性全般化発作　37
日本脳炎　323
人形の目現象　111
認知症によるもの忘れ　222
認知症を伴うパーキンソン病　277

の

脳炎　23, 50, 319
脳幹障害　93
脳血管障害　23, 50, 76, 99, 210, 240
脳血管性認知症の診断基準　234
脳血管性パーキンソニズム　183, 195
脳梗塞　240
脳室ドレナージ術　245
脳出血　245
脳腫瘍　23, 50, 78, 100
脳静脈血栓症　248
脳静脈洞血栓症　50, 248
脳静脈・静脈洞閉塞症　248
脳槽ドレナージ留置　251
脳卒中後抑うつ　244
脳卒中治療ガイドライン2009　250
脳卒中発症予防　243
脳動脈瘤　250
脳動脈瘤頸部クリッピング術　251
脳膿瘍　100

脳浮腫　242
脳保護薬　243

は

敗血症　25
排尿障害　275, 282
排便障害　283
パーキンソニズム　174, 216, 281
パーキンソン症候群　175
パーキンソン病　140, 181, 259
パーキンソン病治療ガイドライン2011　259
パーキンソン病にみられる非運動症状　260
パーキンソン歩行　194
歯車様筋強剛　169, 174, 177
はさみ脚歩行　171
長谷川式簡易知能評価スケール　228
ハチドリ徴候　111
鼻マスク　288
バビンスキー反射　338
針筋電図診断　127
針先瞳孔　11
バリズム　147, 379
バリズムス　147
半規管結石症　72
反射性失神　17
半側視空間無視　227
ハンチントン（舞踏）病　144, 378

ひ

ピアノ弾き運動　88
非外傷性意識障害　16
非癌性慢性疼痛　374
非痙攣性てんかん重積　341
腓骨神経麻痺　122

膝打ち試験　164
皮質盲　108
ヒステリー歩行　196
ビタミンB_1欠乏　381
ビタミンB_6欠乏症　382
ビタミンB_{12}欠乏　383
非陳述記憶　221
ヒトTリンパ球向性ウイルス脊髄症　336
皮膚筋炎　132, 302
ヒペルパチー　92
病態失認　227
頻発反復性緊張型頭痛　59

ふ

不安　289
フィッシャー症候群　124, 304
フェンシングスタイル　40
複雑部分発作　38
複視　109, 298
不随意運動　135, 376
舞踏運動　143
浮動性めまい　64
ブドウ糖　341
舞踏病　378
部分発作　36
部分麻痺　122
踏みつけ歩行　165, 194
ブラウン-セカール症候群　93
ふらつく　160
フラビウイルス　323
ブルンス眼振　78
フレンツェル眼鏡　360
フロマン徴候　177

へ

閉眼足踏み試験　70
ペニシリンアレルギー　333

ペラグラ　382
ベル麻痺　123, 386
変形視　108
片頭痛　53, 58, 353
便秘　274
片麻痺　122

ほ

傍腫瘍性神経症候群　307
歩行失行　196
歩行障害　178, 189
発作性運動誘発性舞踏アテトーゼ　155, 380
発作性片側頭痛　359
ボツリヌス中毒　212
ボツリヌス毒素療法　388
ホームズ振戦　143
ホルネル症候群　11, 77
本態性振戦　140, 376

ま

マイアーソン徴候　179
マシャド・ジョセフ病　214, 279
まつ毛徴候　123
末梢神経圧迫病変　101
末梢性めまい　66, 70
末梢前庭障害　66
慢性炎症性脱髄性多発ニューロパチー　131, 305
慢性緊張型頭痛　359
慢性硬膜下血腫　50, 251
慢性疼痛　374
慢性片頭痛　60, 359
慢性連日性頭痛　55, 60, 359

み

ミオクロニー発作　32, 351
ミオクローヌス　32, 151, 379

ミオトニア 132
眉間反射 179
ミトコンドリア脳筋症 133
ミヤール・ギュブレール・フォヴィル症候群 111
ミラー・フィッシャー症候群 214

む

ムコール症 327
矛盾性運動 178, 195
むずむず脚症候群 156, 380
むせる 201
無徴候性神経梅毒 330
無動 174, 178, 181
夢様状態 38

め

迷走神経 206, 209
酩酊歩行 165
メガパルス療法 294
メージュ症候群 113
メニエール病 75, 363
めまい 63, 360
めまいを起こしうる薬剤 79
免疫グロブリン大量静注療法（IVIg） 300, 303, 304, 306, 307
免疫再構築症候群 335
免疫抑制剤 303

も

妄想 272
もの忘れ 220

や

薬剤性過敏症症候群 373
薬剤性振戦 142
薬剤性パーキンソニズム 184
薬剤性ミオクローヌス 154
薬物乱用頭痛 61, 359
ヤーリッシュ・ヘルクスハイマー反応 333

ゆ

有棘赤血球舞踏病 146
指鼻指試験 164

よ

陽性ミオクローヌス 152
抑うつ 289

ら

雷鳴頭痛 47
ラクナ梗塞 242
ラゼーグ徴候 95
ラムゼイ ハント症候群 386
ランバート・イートン筋無力症候群 129, 308

り

リチャードソン症候群 187
流涎 289
良性遺伝性舞踏病 146
良性発作性頭位めまい症 72, 360

れ

レビー小体型認知症 187, 277
レビー小体型認知症の診断基準 235
レム睡眠行動異常症 271
攣縮性斜頸 148

ろ

老人性舞踏病 146
ロンベルク試験 70, 191

ロンベルク徴候　90, 161, 165　　腕偏倚試験　69

わ

ワレンベルク症候群　76, 203, 210

● 欧文索引 ●

A

ADEM　294
agnosia　227
AICA 症候群　77
akinesia　174
amaurosis fugax　106
amenestic MCI　221
amyotrophic lateral sclerosis (ALS)　130, 286
antecollis　179
aphasia　223
apraxia　225
athetosis　146
autoimmune myasthenia gravis (MG)　298

B

ballism　147
ballismus　147
Battle sign　11
bradykinesia　174
bridging vein　251

C

Caloric テスト　13
camptocormia　179
carotid artery stenting (CAS)　244
carotid endarterectomy (CEA)　244
cheiro-oral syndrome　93
CHESS　22
chorea　143
chorea minor　146
chronic inflammatory demyelinating polyneuropathy (CIDP)　131, 305
cortical spreading depression　248
corticobasal syndrome (CBS)　187, 276
cramp　151

D

delayed on　268
dementia with Lewy bodies (DLB)　187, 277
dentato-rubro-pallido-luysian atrophy (DRPLA)　145
dermatome　88
dermatomyositis (DM)　132
dextromethorphan　208
diphasic dyskinesia　269
Doll head reflex　13
dreamy state　38
drug-induced hypersensitivity syndrome (DIHS)　373
duck gait　171
dyskinesia　150
dystonia　147

E

edrophonium test 128
Emergency Coma Scale (ECS) 7
Epley 法 360, 361
Expanded Disability Status Scale (EDSS) 398
extracranial-intracranial (EC-IC) bypass 術 244

F

facial spasm 156
Floppy epiglottis 285
Froment sign 177
frozen gait 178
FS (Functional system) 400
Full Outline of UnResponsiveness (FOUR) Score 8

G

Glasgow Coma Scale (GCS) 7, 391
Guillain-Barré syndrome (GBS) 124, 304

H

HHV-6 脳炎 322
Hoehn & Yahr の重症度分類 183, 396
HTLV-1 (human T-lymphotrophic virus type-I) 336
HTLV-1 associated myelopathy (HAM) 336
hyperpathia 92
hypotonia 169

I

idiopathic normal pressure hydrocephalus (iNPH) 187
involuntary movement 136
ITpA index 332

J

Japan Coma Scale (JCS) 6, 390

K

kinésie paradoxale 178, 195
KSS/CPEO 133

L

Lambert-Eaton myasthenic syndrome (LEMS) 129
Lempert 法 360
lower body parkinsonism 183, 195

M

mask-like face 178
MELAS 133
Merci リトリーバー 240
MERRF 133
micrographia 178
midbrain ptosis 112
mild cognitive impairment (MCI) 221
Mini-Mental State Examination (MMSE) 228
mitochondrial encephalomyopathy 133
MSA-C 280
MSA-P 280
multifocal motor neuropathy (MMN) 131, 307

multiple system atrophy (MSA) 186, 214, 279
muscle rigidity 169
muscle tonus 168
myoclonus 151
myotonic dystrophy 132

N

National Institutes of Health Stroke Scale (NIHSS) 392
neuroma 368
neuromyelitis optia (NMO) 293
NMO-spectrum disorder 294
no on 268
Nucleus ambiguus 207

O

ocular bobbing 14
on-off 268
oral dyskinesia 150
oro-lingual dyskinesia 150

P

paraneoplastic neurologic syndrome (PNS) 307
Parkinson disease (PD) 181, 259
Parkinson's complex 183, 259
Parkinson's disease with dementia (PDD) 277
paroxysmal kinesigenic choreoathetosis 155
peak dose dyskinesia 269
piano playing finger 165
PICA 領域の小脳梗塞 77
pill-rolling tremor 140, 176
pinpoint pupil 11
polymyositis (PM) 132

posterior reversible encephalopathy syndrome (PRES) 109
progressive multifocal leukoencephalopathy (PML) 333
progressive muscular dystrophy 132
progressive supranuclear palsy (PSP) 186, 275
pseudoathetosis 88, 165
pull test 179
push test 179
push & release test 179

Q

Quanti-FERON 317
quantitative MG (QMG) score 128, 397

R

rabbit syndrome 142
racoon eyes 11
RAVLT 228
re-emergent tremor 140, 177
REM sleep behavior disorder (RBD) 271
restless legs syndrome (RLS) 156
reversible vasoconstriction syndrome (RVCS) 109
Rey の 15 語記銘 228
Rey の複雑図形 229
ROCFT 229
roving eye movement (REM) 13
rt-PA 240

S

sacral sparing 94

saddle anesthesia 95
San Francisco Syncope Rule 22
SCA6 78
scissors gait 171
scoliosis 179
Semont 法 360
sensory dissociation 92
signpost phenomenon 177
spasm 151
spasticity 168
spinal and bulbar muscular atrophy (SBMA) 130, 290
spinal muscular atrophy (SMA) 289
SSRI 272
stooped posture 179
striatal foot 179
striatal hand 179
Sydenham chorea 146

T

T-SPOT 317
tetanus 157
thalamic pain 92
tic 151
transient ischemic attack (TIA) 246
tremor 139
Treponema pallidum (TP) 330
triple H 療法 251
triplet-repeat disease 130
Tsui 評価スケール 150

U

Unified Pakinson's Disease Rating Scale (UPDRS) 183, 394

V

VSRAD 229

W

walking SAH 49
warm shock 10
wearing off 266
wing-beating tremor 141
writhing movement 146

薬剤索引

太字は製品名，カッコ内は一般名．製品名と一般名が同一の場合は製品名のみ記載

■ あ行 ■

アーテン（トリヘキシフェニジル塩酸塩） 265, 379
アクチバシン（アルテプラーゼ） 240
アスピリン 241, 247, 353, 356, 371
アセトアミノフェン 353, 356, 371
アデホスコーワ（アデノシン三リン酸二ナトリウム水和物） 364
アポカイン（アポモルヒネ塩酸塩水和物） 267
アボネックス（インターフェロンベータ-1a〈IFN β-1a〉） 296
アマージ（ナラトリプタン塩酸塩） 354
アミノレバン（アミノ酸配合製剤） 384
アムビゾーム（アムホテリシンB） 326, 327
アムホテリシンB 324
アリセプト（ドネペジル塩酸塩） 253, 277
アリナミンF（フルスルチアミン） 382
アルガトロバン（水和物） 241, 247
アルテプラーゼ 240
アレビアチン（フェニトイン） 343, 348
アロチノロール塩酸塩 376
アロフト（アフロクアロン） 287, 292
アンコチル（フルシトシン） 326

イーケプラ（レベチラセタム） 351, 379
イーシー・ドパール（レボドパ・ベンセラジド（4：1）配合剤） 265, 281
イクセロン（リバスチグミン） 253
イソニアジド 315
イミグラン（スマトリプタン） 354, 355, 357
イムセラ（フィンゴリモド塩酸塩） 297
イムラン（アザチオプリン） 295
インダシン（インドメタシン） 371
インテバン（インドメタシン） 359, 371
インデラル（プロプラノロール塩酸塩） 356, 376
インドメタシン 359
インフリー（インドメタシンファルネシル） 371

ウインタミン（クロルプロマジン塩酸塩） 380
ウブレチド（ジスチグミン臭化物） 283
ウリトス（イミダフェナシン） 282

エクセグラン（ゾニサミド） 376, 380
エダラボン 243
エタンブトール（塩酸塩） 316
エフピー（セレギリン塩酸塩） 265

エリル（ファスジル塩酸塩水和物） 251
エルカルチン（レボカルニチン塩化物） 350
エレトリプタン（臭化水素酸塩） 354
塩酸バンコマイシン（バンコマイシン塩酸塩） 312

オザグレルナトリウム 241, 247, 251
オパルモン（リマプロストアルファデクス） 367
オピオイド 374

■ か行 ■

ガスモチン（モサプリドクエン酸塩水和物） 265
カタクロット（オザグレルナトリウム） 241, 247, 251
カナマイシン（カナマイシン硫酸塩） 385
カバサール（カベルゴリン） 263
ガバペン（ガバペンチン） 373, 376, 380
ガランタミン（臭化水素酸塩） 253
カルシニューリン阻害薬 299
カルナクリン（カリジノゲナーゼ） 364
カルバマゼピン 348, 358
カルベニン（パニペネム・ベタミプロン（1：1）配合剤） 312
ガンマグロブリン（人免疫グロブリン） 340

キサンボン（オザグレルナトリウム） 241, 247, 251

ギャバロン（バクロフェン） 292, 380

クエチアピン（フマル酸塩） 273
クラフォラン（セフォタキシムナトリウム） 312
グラマリール（チアプリド塩酸塩） 378
クリアミン（エルゴタミン配合剤） 355
グルトパ（アルテプラーゼ） 240
クロピドグレル（硫酸塩） 243

献血ヴェノグロブリンIH（ポリエチレングリコール処理人免疫グロブリン） 300, 303

高張グリセロール 242
コムタン（エンタカポン） 266
コリンエステラーゼ阻害薬 255
コレアジン（テトラベナジン） 378
コントミン（クロルプロマジン塩酸塩） 380

■ さ行 ■

ザイボックス（リネゾリド） 315
サインバルタ（デュロキセチン塩酸塩） 373
ザロンチン（エトスクシミド） 351

ジアゼパム 342
ジェイゾロフト（塩酸セルトラリン） 256
シクロスポリン 299
ジヒデルゴット（ジヒドロエルゴタミンメシル酸塩） 282

ジフルカン（フルコナゾール） 326
ジプレキサ（オランザピン） 256
ジレニア（フィンゴリモド塩酸塩） 296
シロスタゾール 243
シンメトレル（アマンタジン塩酸塩） 265, 270

ストレプトマイシン（硫酸塩） 316
スマトリプタン 354
スミフェロン（インターフェロンα） 339
スロンノン HI（アルガトロバン水和物） 241, 247

セファドール（ジフェニドール塩酸塩） 364
セルシン（ジアゼパム） 287, 292, 342
セレコキシブ 369
セレコックス（セレコキシブ） 371
セレジスト（タルチレリン水和物） 280
セレニカ R（バルプロ酸ナトリウム徐放剤） 348, 351, 356
セレネース（ハロペリドール） 378

ゾーミッグ（ゾルミトリプタン） 354, 357
ゾビラックス（アシクロビル） 319
ソル・メドロール（メチルプレドニゾロンコハク酸エステルナトリウム） 294, 296, 302, 339

ゾルミトリプタン 354

た行

タクロリムス（水和物） 299
ダビガトラン（エテキシラートメタンスルホン酸塩） 243
タミフル（オセルタミビルリン酸塩） 339
ダントリウム（ダントロレンナトリウム水和物） 287, 292

チアミン（塩化物塩酸塩） 381
チオペンタールナトリウム 345
チクロピジン（塩酸塩） 243

ディプリバン（プロポフォール） 345
デカドロン（デキサメタゾン） 312
デキストロメトルファン（臭化水素酸塩水和物） 208
テグレトール（カルバマゼピン） 348, 358, 367, 380
デノシン（ガンシクロビル） 322
デパケン（バルプロ酸ナトリウム） 256, 348, 356, 379
デパス（エチゾラム） 357
テラナス（ロメリジン塩酸塩） 356, 358
テルネリン（チザニジン塩酸塩） 287, 291, 357

ドネペジル（塩酸塩） 253
ドパミンアゴニスト 261
トピナ（トピラマート） 356, 376, 379
ドプス（ドロキシドパ） 270, 274, 282

トラベルミン（ジフェンヒドラミン・ジプロフィリン配合剤）364

トラムセット（トラマドール塩酸塩・アセトアミノフェン配合剤）373

トリプタノール（アミトリプチリン塩酸塩）356, 373

トリプタン　354

ドルミカム（ミダゾラム）342, 344

トレリーフ（ゾニサミド）266

な行

ナイキサン（ナプロキセン）353, 357, 371

ナイクリン（ニコチン酸）382

ナウゼリン（ドンペリドン）265, 364

ナラトリプタン（塩酸塩）354

ニュープロ（ロチゴチン）263

ネオーラル（シクロスポリン）300

ネオドパストン（レボドパ・カルビドパ（10：1）配合剤）265, 281

ノイビタ（オクトチアミン）382

ノイロトロピン（ワクシニアウイルス接種家兎炎症皮膚抽出液）373

ノウリアスト（イストラデフィリン）266

ノーベルバール（フェノバルビタールナトリウム）344

ノバスタンHI（アルガトロバン水和物）241, 247

ノリトレン（ノルトリプチリン塩酸塩）373

は行

パーロデル（ブロモクリプチンメシル酸塩）263

バイアスピリン（アスピリン）241

パキシル（パロキセチン塩酸塩水和物）256

バクロフェン　284, 287, 292

麦角系ドパミンアゴニスト　264

バップフォー（プロピベリン塩酸塩）282

バナルジン（チクロピジン塩酸塩）243

ハルナール（タムスロシン塩酸塩）283

バルプロ酸ナトリウム　348

ビクシリン（アンピシリン水和物）309

ビ・シフロール（プラミペキソール塩酸塩水和物）380

ビタミンB_1　341

ビドキサール（ピリドキサールリン酸エステル水和物）383

非麦角系ドパミンアゴニスト　264

ピラジナミド　316

ヒルトニン（プロチレリン酒石酸塩水和物）280

ファーストシン（セフォゾプラン塩酸塩）312

ファスジル（塩酸塩水和物）251

ファンギゾン（アムホテリシンB）

327
ブイフェンド（ボリコナゾール）327
フィンゴリモド（塩酸塩）296
フェニトイン 342
副腎皮質ステロイド 298, 302, 306
ブラザキサ（ダビガトランエテキシラートメタンスルホン酸塩）243
ブラダロン（フラボキサート塩酸塩）282
プラビックス（クロピドグレル硫酸塩）243
フリバス（ナフトピジル）283
プリミドン 376
プリンペラン（メトクロプラミド）364
フルコナゾール 324
ブルフェン（イブプロフェン）353, 357, 371
プレタール（シロスタゾール）243
プレドニン（プレドニゾロン）294, 299, 302, 339, 358
プログラフ（タクロリムス水和物）300
プロポフォール 345
フロリネフ（フルドロコルチゾン酢酸エステル）274, 282

ベサコリン（ベタネコール塩化物）283
ベシケア（コハク酸ソリフェナシン）282
ベタフェロン（インターフェロンベータ-1b〈IFN β-1b〉）296
ヘパリンナトリウム 241, 247, 249
ペルマックス（ペルゴリドメシル酸塩）263

ホスカビル（ホスカルネットナトリウム水和物）322
ホストイン（ホスフェニトインナトリウム水和物）343
ホスフェニトイン（ナトリウム水和物）343
ボツリヌス毒素 284
ボトックス（A型ボツリヌス毒素）284, 287, 292, 388
ポラキス（オキシブチニン塩酸塩）282
ホリゾン（ジアゼパム）287, 292, 342
ボルタレン（ジクロフェナクナトリウム）353, 357, 371
ポルトラック（ラクチトール水和物）384
ポンタール（メフェナム酸）353, 356, 371

ま行

マクサルト（リザトリプタン安息香酸塩）354
マンニトール 242

ミオカーム（ピラセタム）379
ミオナール（エペリゾン塩酸塩）287, 291, 357
ミグシス（ロメリジン塩酸塩）356, 358
ミダゾラム 342
ミラペックス（プラミペキソール塩酸塩水和物）263

ムスカルム（トルペリゾン塩酸塩）　287, 292

メイロン（炭酸水素ナトリウム）　364

メキシチール（メキシレチン塩酸塩）　367

メスチノン（ピリドスチグミン臭化物）　298

メチコバール（メコバラミン）　383

メトリジン（ミドドリン塩酸塩）　274, 282

メフロキン（塩酸塩）　334

メマリー（メマンチン塩酸塩）　253

メマンチン（塩酸塩）　253, 277

メリスロン（ベタヒスチンメシル酸塩）　364

メロペン（メロペネム水和物）　312

モダシン（セフタジジム水和物）　312

モリヘパミン（アミノ酸配合剤）　384

や行

ユベラ（トコフェロール酢酸エステル）　364

抑肝散　256

ら行

ラクツロース　384
ラジカット（エダラボン）　243
ラピアクタ（ペラミビル水和物）　340
ラボナール（チオペンタールナトリウム）　345
ラミクタール（ラモトリギン）　348
ラモトリギン　348
ランドセン（クロナゼパム）　380

リーバクト（分岐鎖アミノ酸製剤）　384
リオレサール（バクロフェン）　287, 292
リザトリプタン（安息香酸塩）　354
リスパダール（リスペリドン）　256
リズミック（アメジニウムメチル硫酸塩）　282
リバスタッチ（リバスチグミン）　253
リバスチグミン　253, 277
リファンピシン　316
リボトリール（クロナゼパム）　271, 351, 376, 379, 380
硫酸ポリミキシンB（ポリミキシンB硫酸塩）　385
リュープリン（リュープロレリン酢酸塩）　290
リリカ（プレガバリン）　373
リルテック（リルゾール）　130, 286

レキソタン（ブロマゼパム）　367
レキップ（ロピニロール塩酸塩）　263
レグナイト（ガバペンチン エナカルビル）　380
レミニール（ガランタミン臭化水素酸塩）　253

レルパックス（エレトリプタン臭化水素酸塩） 354

ロキソニン（ロキソプロフェンナトリウム水和物） 353, 357, 371

ロセフィン（セフトリアキソナトリウム水和物） 312

■ わ・欧 ■

ワーファリン（ワルファリンカリウム） 242, 247

ワソラン（ベラパミル塩酸塩） 358

ワルファリンカリウム 242, 247, 350

L-ドパ 261, 380

NSAIDs 353

中山書店の出版物に関する情報は,小社サポートページを御覧ください.
http://www.nakayamashoten.co.jp/bookss/define/support/support.html

---

症候からみる神経内科　診断のコツ 治療のポイント

2014年6月5日　初版第1刷発行 ©
〔検印省略〕

編　集	鈴木則宏
発行者	平田　直
発行所	株式会社 中山書店
	〒113-8666 東京都文京区白山1-25-14
	TEL 03-3813-1100（代表）
	振替 00130-5-196565
	http://www.nakayamashoten.co.jp/

装丁・本文デザイン ── 臼井弘志＋藤塚尚子（公和図書デザイン室）

印刷・製本　　　株式会社 真興社

Published by Nakayama Shoten Co.,Ltd.
ISBN 978-4-521-73960-1　　　　　　　　　　　　　　　　　　　　　　　　Printed in Japan
落丁・乱丁の場合はお取り替え致します.

- 本書の複製権・上映権・譲渡権・公衆送信権（送信可能化権を含む）は株式会社中山書店が保有します.
- **JCOPY**　〈（社）出版者著作権管理機構 委託出版物〉
  本書の無断複写は著作権法上での例外を除き禁じられています.複写される場合は,そのつど事前に,（社）出版者著作権管理機構（電話 03-3513-6969, FAX 03-3513-6979, e-mail:info@jcopy.or.jp）の許諾を得てください.

本書をスキャン・デジタルデータ化するなどの複製を無許諾で行う行為は,著作権法上での限られた例外（「私的使用のための複製」など）を除き著作権法違反となります.なお,大学・病院・企業などにおいて,内部的に業務上使用する目的で上記の行為を行うことは,私的使用には該当せず違法です.また私的使用のためであっても,代行業者等の第三者に依頼して使用する本人以外の者が上記の行為を行うことは違法です.